dr., med. ulrich
strunz

laufend
gesund

so mobilisieren Sie
die heilende kraft des körpers

Impressum

Originalausgabe
© 2012 by Wilhelm Heyne Verlag, München
in der Verlagsgruppe Random House GmbH
www.heyne.de

Redaktion: Ernst Dahlke
Bildredaktion: Christa Jaeger
Layout: Katharina Schweissguth, München
Coverdesign: Martina Eisele, Grafik-Design, München;
unter Verwendung eines Fotos von mauritius images bridges
Satz und Lithos: Buch-Werkstatt GmbH, Bad Aibling / Kim Winzen
Druck und Bindung: Druckerei Uhl, Radolfzell

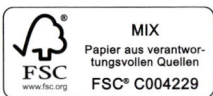

MIX
Papier aus verantwor-
tungsvollen Quellen
FSC
www.fsc.org FSC® C004229

Verlagsgruppe Random House FSC®-DEU-0100
Das für dieses Buch verwendete
FSC®-zertifizierte Papier *Hello Fat Matt 1,1*
liefert Condat, Le Lardin Saint-Lazare, Frankreich.

ISBN: 978-3-453-20011-1

Danksagung

Mein besonderer Dank gilt Marion Grillparzer und Holle Bartosch für ihre großartige Unterstützung.

Haftungsausschluss

Die Ratschläge in diesem Buch sind vom Autor und vom Verlag sorgfältig erwogen und geprüft. Sie bieten jedoch keinen Ersatz für kompetenten medizinischen Rat. Jede Leserin und jeder Leser ist für sein eigenes Handeln selbst verantwortlich. Alle Angaben in diesem Buch erfolgen daher ohne jegliche Gewährleistung oder Garantie seitens des Autors und des Verlages. Eine Haftung des Autors bzw. des Verlages und seiner Beauftragten für Personen-, Sach- und Vermögensschäden ist ausgeschlossen.

Bildnachweis

akg-images: 76; **Boxler, Frank:** 188; **Corbis:** 108 (Mika), 202 (Chris Langridge/Sygma); **Getty Images:** 16, 28 (Monkey Business Images Ltd.), 33, 60 (AFP), 66 (Image source), 89 (Fuse), 100 (Eric Hood), 118 (Martin Puddy), 122 (Rob Melnychuk), 134 (Jean-Christophe Riou), 159 o. (Chris Stein), 180 (OJO Images/Sam Edwards), 190 (Digital Vision); **F1online:** 172 (Pallaske); **Fotolia:** 210; 214 (Daniel Bujack); **imago:** 46 (Thomas Frey), 54 (Icon SMI), 81 (Werner Schulze), 136 (AFLOSPORT), 208 (Zuma Press); **iStockphoto:** 53; **Jump fotoagentur:** 11, 12, 82, 161, 194 (Stefan Eisend), 21 (Martina Sandkühler), 102 (Tina Pfannenberg), 117, 148, 153, 154 (Kristiniane Vey); **Lizenzfrei:** 142, 159 o., 159 u.; **mauritius images:** 63 (Alamy); **picture-alliance:** 34 (WILDLIFE), 42, 114 (dpa), 126 (GES_Sportfoto), 132 (Bildagentur-online/Tet-01), 158 o. (APA/picturedesk.com), 158 u. l. (BREUEL-Bild), 158 u. r. (abaca), 159 M. (Eventpress), 158 u. r. (ZB); **privat:** 8, 13, 128, 206, 230, 232; **Südwest-Verlag, München:** 168 (Gerd Heidorn); **Superbild:** 95 (Jacques Alexandre), 138, 162 (PHANIE)

dr. med. ulrich
strunz

laufend
gesund

**so mobilisieren Sie
die heilende kraft des körpers**

HEYNE ‹

Vorwort Seite 8

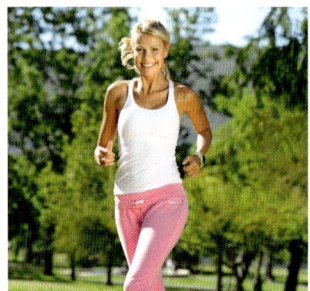

Vom ersten Schritt bis zum Höhenflug
Seite 10

Inhalt

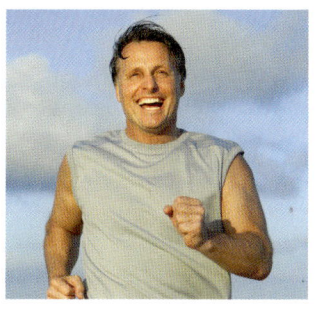

Laufen ist die Pille, für die Sie ein Vermögen zahlen würden ...
Seite 52

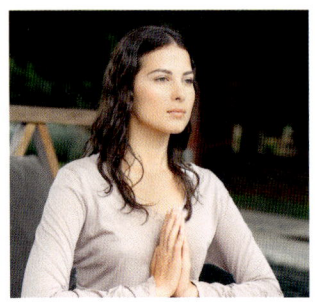

Meditation ist die zweite Pille, für die Sie ein Vermögen zahlen würden ...
Seite 116

Inhalt

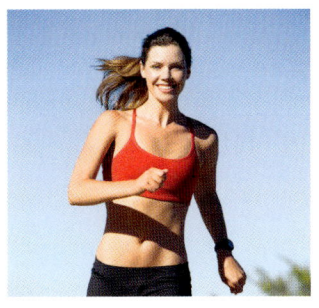

Laufend gesund: Die Haltung, die Atmung und der Puls
Seite 160

Vorwort

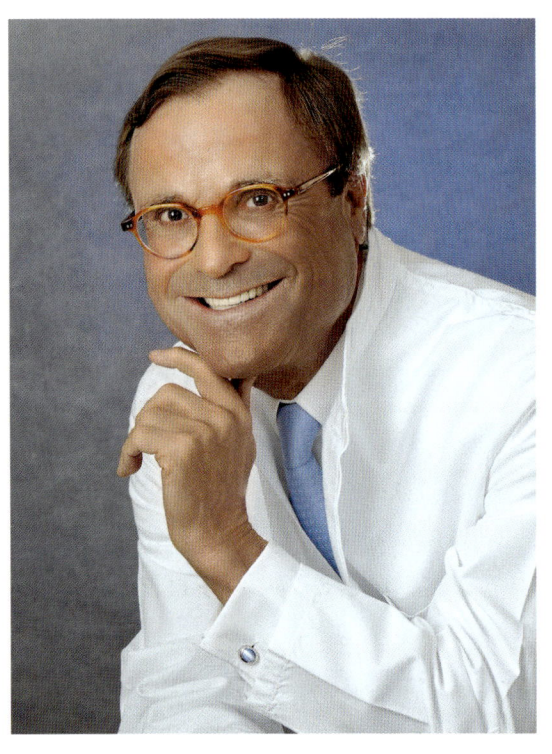

Liebe Leserin, lieber Leser,

es gibt eine Pille, für die Sie gleich zwei Vermögen zahlen würden, wenn es diese Pille in der Apotheke zu kaufen gäbe.

Die Pille heißt: Laufmeditation.

Lassen Sie mich beginnen bei einem Lieblingsforschungsobjekt der Genforscher, den Pima-Indianern. Die kennen keinen Diabetes – und damit keinen Infarkt, weder im Herz noch im Hirn. Mit einer Einschränkung: Solange sie in Mexiko leben. Sobald die in die USA auswandern, erkrankt jeder Zweite an Diabetes. Weil die nämlich ein Risikogen für Diabtes haben. Das schlägt aber nur durch, weil die Pima-Indianer dort vor dem TV hocken und Junk-Food essen. In Mexiko laufen sie. Die laufen, laufen, laufen. Und die tagträumen. Die sind nämlich Jäger und Sammler. Die schlucken kein Metformin, keine Blutdrucksenker, keine Antidepressiva. Die heilen Körper und Seele mit indianischer Meditation. Ganz natürlich.

Warum erzähle ich das? Sie können Ihre Gene verändern. Sie müssen den Infarkt vom Papa, den Krebs von der Mama nicht kriegen. Und weil ich so was weiß, schreibe ich als Arzt ganz oben auf mein Rezept für ein längeres, gesünderes, fröhlicheres Leben:

Laufe und meditiere! Oder gleich: Laufmeditation.

Ich weiß nämlich, dass Sie sich davor fürchten, eine Stunde still sitzen zu müssen. Das verstehen Sie nämlich unter Meditation. Zeitverschwendung im unbequemen Lotussitz.

Ich verstehe darunter: Den einzigartigen Pfad zu Gesundheit, Gelassenheit, Ruhe, innerem Frieden, Zufriedenheit, Geduld, Glück, Liebe, Halt, Sinn, Erfüllung ... Der hat mir mein zweites Leben geschenkt. Ohne den hätte ich meinen schweren Rad-unfall nicht überlebt.

Diesen Pfad zur Gesundheit und Zufriedenheit, den können Sie – das ist das Aller-schönste – in Laufschuhen antreten. In der Natur. Lebensenergie tanken und Daseins-freude. Ja auch diese. Sogar, wenn für Sie das Leben zu stressig, die Menschen zu anstrengend, die Weingläser immer halb leer waren, kann das Leben plötzlich zum Füllhorn für Freude und Geduld werden. Das Gehirn ist plastisch. Glück, Zufriedenheit, Stressresistenz kann man sich nämlich machen. Bewegung verändert die Vernetzung und Meditation die Aktivität unserer Funkstationen im Gehirn. Qualität und Quantität. Man kann auch Mitgefühl trainieren, Dankbarkeit, Zufriedenheit. Und das tut auch anderen gut. Denn man wird zum liebenswerteren Menschen.

Mit diesem Buch, liebe Leser bekommen Sie von mir ein Rezept an die Hand, das 99 Prozent von Ihnen wahrscheinlich so nicht kennen. Sie lernen zwei Königs-Diszipli-nen kennen, die für Einheit von Körper und Geist sorgen und das »Ganze« auf schnel-le, einfache Art und Weise auf ihr Optimum bringen – in ein Leben in Zufriedenheit, Gesundheit und Glück.

Viel, viel Freude wünscht Ihnen
Ihr

U. Strunz

Vom ersten Schritt bis zum Höhenflug

Laufen, laufen, laufen ... Wurzeln knacken ... der Boden federt,

Morgensonne. Irgendwann denken wir nicht mehr an die Wurzeln,

an die nachtsteifen Muskeln, an den Steuerberater ...

Plötzlich strömt angestrengte Gemütlichkeit durch unsere Blutbahn.

Ein zäher Fluss voller Glück. Wir sind mit der Welt – und in uns.

Geist und Körper verschmelzen. Kennen Sie das? Solche Momente

sind selten – aber immerhin. Dann ist Laufen Meditation.

Einfach so ...

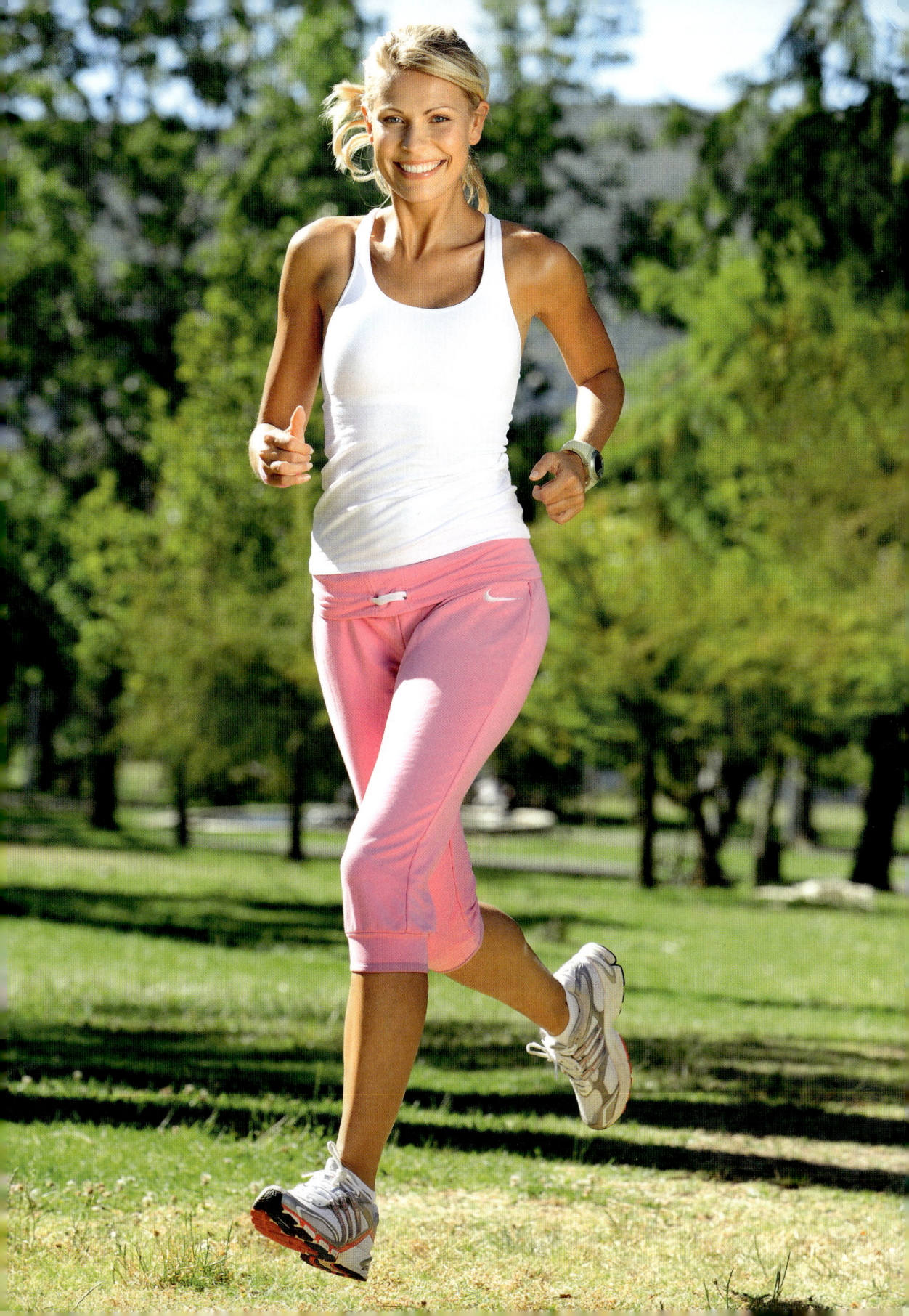

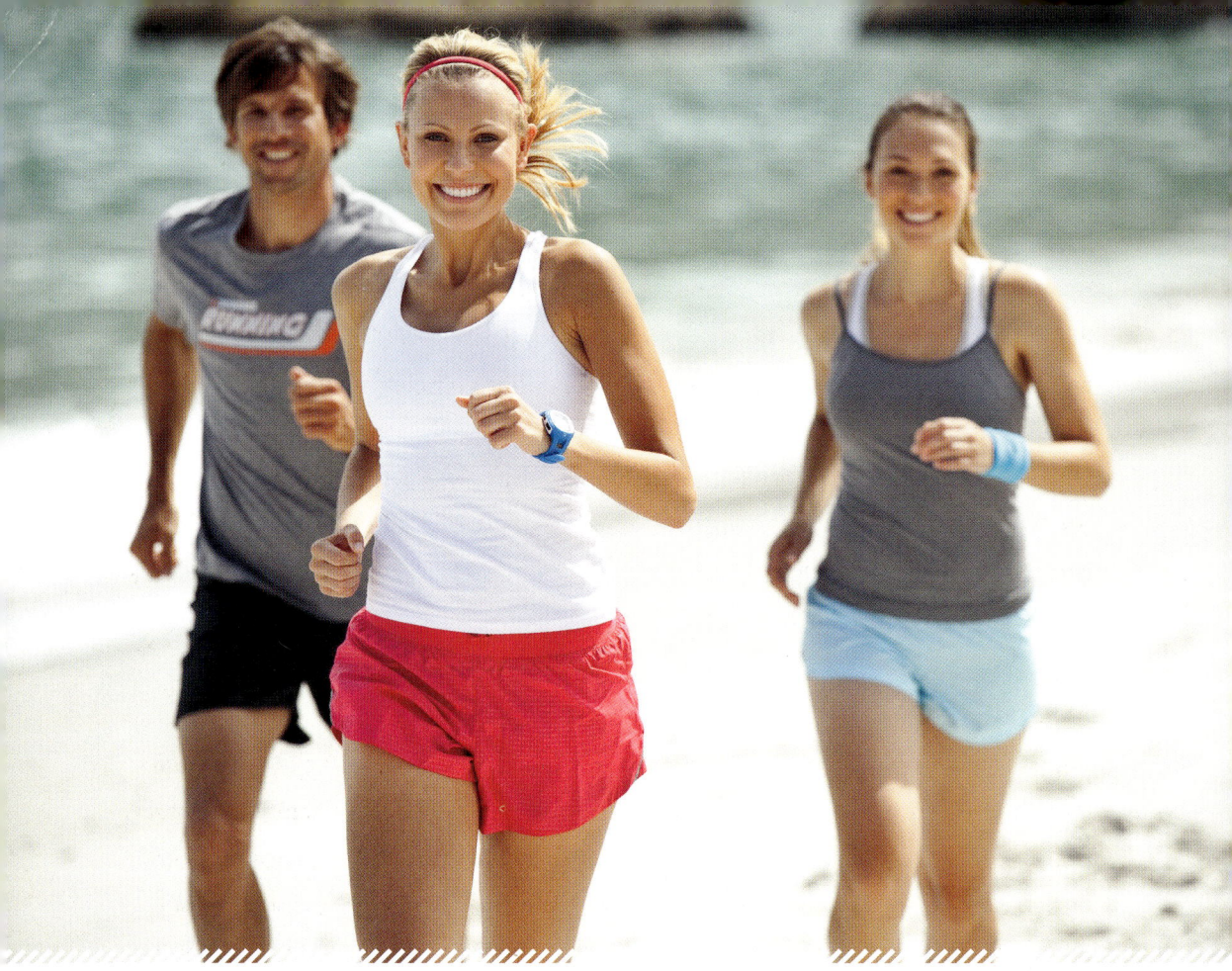

Wie laufen Sie denn?

Haben Sie ein Ziel im Nacken? Oder genießen Sie den Lauf entspannt wie ein Kind? Dann kommen Sie gesünder, jünger, fröhlicher ans Ziel. Mit einem besseren Gehirn – ja, als besserer Mensch. Lernen Sie das Laufen völlig neu. Sie werden sehen: Dass macht auch noch unglaublich viel Spaß.

Laufen wie ein Sieger ...

Schultern hochgezogen. Nacken angespannt. Hals dick. Zehen, Finger, Stirn ... alles auf Hochspannung. Die so laufen, die wollen doch was. Die wollen siegen. Nur: Wen wollen sie besiegen? Sich selbst. Einen kleinen Erfolg einheimsen. Eigentlich traurig. Wenn der Mensch entspannt läuft, wird er zum Kind. Hat nix von Druck, Qual, Schmerzen im Gesicht. Kein Muskel ist falsch angespannt im Körper. Man ist locker von Kopf bis Fuß, und jede Faser strahlt pure Freude am Tun aus. Hat einen Namen. Nennt man Genusslaufen. Oder meditatives Laufen.

... oder wie ein Genießer?

Genusslaufen ist ein fester Begriff geworden. Es gibt sogar schon einen Genusslauf-Marathon. Wussten Sie nicht? Dahinter steckt ein bemerkenswerter Schlaks. Der sein Leben vor zehn Jahren dramatisch verändert hat. Damals war er ein unbescholtener 40-jähriger Bürger. Stolzer Asthmatiker mit Hühnerbrust und Bauchansatz, und »bei Siemens«. Jetzt, zehn Jahre später, ist er berufsmäßiger Genussläufer, selbstständiger Fotograf, Journalist, ist drahtig, fit-muskulös und ... nix mehr Asthma! Hat sich für Gesundheit entschieden.

Schreibt täglich im Internet. Schreibt über seine inzwischen schon 104 Marathonläufe, wobei er Bergläufe besonders bevorzugt. Genuss auch für die Augen. Während der Läufe fotografiert er, filmt er, diktiert er. Nachlesen können Sie all das in *www.laufspass.com*.

Sein Trick: Der läuft ganz anders. Jedenfalls anders als ich. Der läuft täglich, seit zehn Jahren, läuft am Wochenende regelmäßig stundenlang und war noch nie, noch niemals verletzt. Kennt er nicht. Wissen Sie, weshalb? Weil er genussläuft. Weil er nicht ehrgeizläuft. Weil er den Marathon vielleicht in drei Stunden schaffen könnte, aber bewusst vier Stunden braucht. Bewusst. Er trottet eben so dahin. Und lacht dabei. Und unterhält sich. Und guckt sich um. Inzwischen kennt ihn jeder. Er wird europaweit eingeladen. Wegen

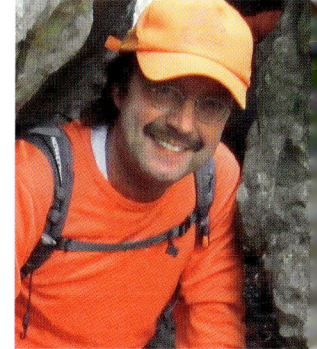

seiner bemerkenswerten Reportagen. Ach ja, er heißt: Thomas Schmidtkonz. Und ist der große Bruder meiner kleinen Frau.

Alphamännchen-Powerläufer ...

Die meisten von Ihnen stecken mit einem antreibenden Ziel in Ihren Laufschuhen. So was wie minus 800 Kalorien, zehn Kilometer, Speck-muss-weg, Schwitzen, Knackepo ... Nennt man neudeutsch **Powerlauf.** Man läuft und läuft und läuft und kommt in der Regel älter am Ziel an, als man losgelaufen ist. Ausgepowert. Nicht klüger, nicht fröhlicher, nicht gesünder. Powerlauf. Hochroter Kopf. Zu wenig Sauerstoff in den Muskeln. Im Gehirn nur der Gedanke: Super, da haste was geschafft! Powerlauf. Dumm. 30 Lebensminuten verschenkt. Und den Rest des Tages auch.

...oder Ultralight-Läufer

Mit etwas Wissen und Glück kommen andere gesünder an, als sie gestartet sind. Weil sie schon mal was von Fettverbrennung gehört haben, ein bekanntes Leichtlaufprogramm inhaliert haben, eine Pulsuhr tragen, die sie piepsend warnt – oder noch besser: den richtigen Puls füüüühhhleeeeennnn ... Sie verlassen den aeroben Bereich nicht. Genug Sauerstoff kommt zu den Muskeln. Ins Gehirn. In jede Körperzelle. Nenn ich Ultra-Leichtlauf. Sagen andere therapeutisches Laufen dazu. Oder Gesundheitslauf. Und diese Menschen kommen nach ihrem Lauf jünger und gesünder an. Haben ein besseres Herz, saubere Blutgefäße, gute Blutzucker- und Blutfettwerte, keinen Bluthochdruck, ein stärkeres Immunsystem und ein niedrigeres Risiko für Alzheimer und Krebs. Ach ja: Auch Depressionen und Panikattacken laufen die ultraleicht davon. Freilich ist das nicht unbedingt das Spannendste, was man vom Leben erwarten kann. Aber immerhin ist das für die Gesundheit schon sehr optimal.
Freilich, auch hier hat der Mensch noch ein Ziel im Kopf. Abnehmen, Stress abbauen, 30 Minuten durchhalten ...

... und die klugen Medi-Läufer

Und es gibt Menschen, die kommen nach ihrem Lauf jünger und gesünder und glücklicher und zufriedener an, mit einem neuen Körper – und einem neuen Hirn. Mit einem neuen Mindesthaltbarkeitsdatum – und einer völlig neuen Lebensqualität. Die können mit hundert noch Marathon laufen – und Gedichte schreiben oder Sudokus lösen. Diese Menschen machen dann und wann auch einen meditativen Lauf.

Dafür, sagen Sie, haben Sie einfach keine Zeit? Haben Sie doch. Völlig egal, wie lange Sie meditativ laufen. Sie können auch zehn Minuten schon meditativ laufen. Das ist besser, als gar nie meditativ zu laufen.

Wer laufend meditiert, kriegt etwas, das er mit Geld niemals kaufen kann. Gelassenheit. Zufriedenheit. Glück. Tiefen-Gesundheit bis in den kleinsten Muskel, die hinterste Nervenzelle, die letzte Herzfaser ... Durch das Loslassen kontrolliert der Kopf den Körper nicht mehr. Sondern: Beides ist eins. Und man entgiftet auch noch. Man lässt nämlich auch von Gefühlen los, wie Ärger, Wut, Zorn, Neid, Sorge, Eifersucht, Angst, Selbstmitleid. Man lässt los von Finanzproblemen, Zeitdruck, unwichtigen Zielen ... Und das putzt von innen durch. Negative Gedanken und Gefühle sind nämlich nix anderes als kleine Dosen Arsen. Die vergiften den Körper – ganz langsam. Aber wirkungsvoll.

Übrigens: Wer es schafft, beim Laufen loszulassen, bastelt sich auch gleich noch ein neues Gehirn. Das ist nämlich sehr plastisch. Was da genau passiert, lesen Sie ab Seite 138.

Drum mein Rat, heute, an dieser Stelle und mit diesem Buch an Sie: Nutzen Sie künftig, wenn Sie laufen, auch immer mal wieder die Kraft der Medis!

Das Komische am Leben ist: Wenn man darauf besteht, nur das Beste zu bekommen, dann bekommt man es meist auch.

William Somerset Maugham

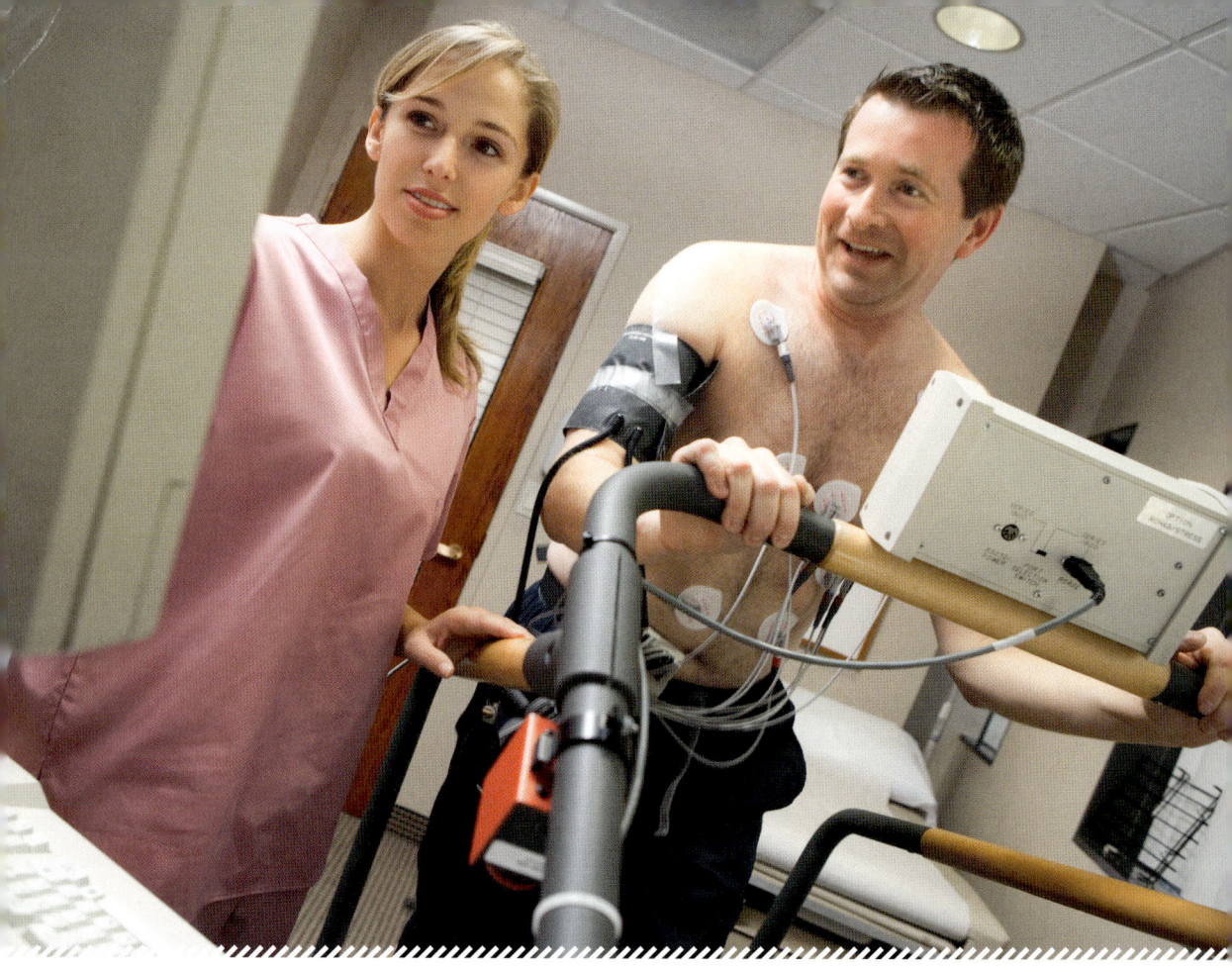

Laufen & Meditation – die Medizin des Jahrhunderts ...

Ein Gen kann man an- oder ausknipsen. Wir sind also nicht mehr von

unseren Genen abhängig. Wir können sie an- und ausschalten. Und

wie wird hier an- oder ausgeschaltet? Ganz einfach: über unseren

Lebensstil. Über Eiweiß im Essen. Über Bewegung. Über Meditation.

Epigenetik heißt: Erlaufen Sie sich einen neuen Körper

Haben Sie schon mal was von Epigenetik gehört? So nennt sich die derzeit wohl aufregendste Disziplin der Genforschung. Sie beschäftigt sich mit der Frage, wie der Körper seinen gigantischen genetischen Schatz reguliert. Denn: Längst nicht alle der rund 25 000 Gene, die das menschliche Erbgut ausmachen, sind aktiv. *»Ein großer Teil ist stummgeschaltet«*, so Professor H. Leonhard, Uni München. Eine Schlüsselrolle im Erbgutkonzert spielen Marker – chemische Schnipsel, die ein Gen an- oder ausknipsen können. Gene für Übergewicht. Für Trägheit. Für Krebs. Für Herzinfarkt …

Gene bedeuten nix

Im Sommer 2011 haben Forscher des Berliner Max-Planck-Instituts für Molekulare Genetik das erste deutsche Genom entziffert. Also die komplette Gen-Sequenz eines Deutschen. Eines Mannes im besten Alter und kerngesund, ausdrücklich *»abgesehen von einer gut eingestellten Hypertonie«*.

Das Lustige an dieser bemerkenswerten Leistung ist die Tatsache, dass bei diesem gesunden Menschen 160 Gene auffällig verändert sind. Im Risikoprofil finden sich nämlich laut Max-Planck-Institut

>> sechs Krebsarten
>> diverse Autoimmunleiden
>> Schizophrenie
>> bipolare Depression
>> Autismus
>> Fettsucht
>> Altersblindheit.

All das stellt die genetische Wissenschaft fest. Nur hat dieser Mensch das alles nicht. Was lernen wir daraus? Wir lernen, dass Gene zunächst einmal gar nichts bedeuten, dass man uns hier jahrzehntelang an der Nase herumgeführt hat. Verunsichert hat.

Geängstigt hat. Dass Frauen mit Brustkrebs-Gen, die sich in den USA vorsorglich beide Brüste haben amputieren lassen, Opfer der ach so stolzen molekularen Genetiker geworden sind.

Gene werden erst in ihrer Auswirkung bedeutsam. Es kommt einzig und allein auf den Lebensstil an. Der Lebensstil schaltet Gene ein oder aus. Der Lebensstil faltet die Endprodukte der Gene, nämlich Proteine, erst richtig und aktiviert sie damit. Das hat sich noch lange nicht in der Bevölkerung herumgesprochen.

Die lässt sich heute noch Angst einjagen von solchen Genforschern.

Übrigens: Aufgefallen? Wieder einmal reden die nur von schlimmen Genen. Von Krankheiten. Weshalb suchen und finden diese Forscher eigentlich nicht sechs Ausdauergene, diverse Glücksgene, Schöngeformte-Körper-Gene, Klugheitsgene usw.? Mit Sicherheit könnte man diese auch finden.

Energy flows, where attention goes. Ich habe Mitleid mit diesen Wissenschaftlern. Gott sei dank gibt es auch solche wie Deepak Chopra.

Der Poet und der neue Körper

Kennen Sie Deepak Chopra, den Poeten unter den Wissenschaftlern? Der indische Arzt und Philosoph hat 60 Bücher geschrieben – und rund 25 Millionen Leser. Er hält weltweit Vorträge vor Wissenschaftlern.

Sein Credo: Wir verändern uns jeden Tag! Er sagt Sätze wie: *»2011 stieg ich im gleichen Hotel ab wie 2010. Da brachte ich den gleichen Koffer mit, aber nicht den gleichen Körper.«* Und das Ganze erklärt er mit Wissenschaft:

Mehr als 80 Prozent aller Atome sind auch in unserem Körper im letzten Jahr erneuert worden. Alle fünf Tage erneuert sich die Magenschleimhaut. Einmal im Monat die Haut. Eine neue Leber haben wir in sechs Wochen. Und all das können wir natürlich selbst steuern. Unseren Körper gestalten wir in einem Jahr zu 80 Prozent neu. Auch unser Gehirn ist plastisch – das können wir laufend und meditierend verändern. Und Chopra erzählt der Welt auch: Die meisten unserer Gene können wir jederzeit hoch-

oder runterregulieren. Die guten an, die nicht so guten ab. Und worauf hören die Gene? Auf unseren Atem, die Bewegung, den Schlaf, die Beziehungen und auf unsere Umwelt. Wir können mit unserem Lebensstil ganz stark beeinflussen, wie gut es uns geht. Ein Leben lang.

Der Muskel spuckt Wundermoleküle …

… wenn er benutzt wird. Bewegt wird. Angestrengt wird. So ein Wundermolekül heißt Interleukin-6 (IL-6). Ein Botenstoff, ein Kurier, der Botschaften von einer Immunzelle zur nächsten trägt. Ohne IL-6 keine Reaktion Ihres Immunsystems. Ohne IL-6 auch kein erfolgreicher Kampf gegen krankmachende Eindringlinge wie Bakterien, Viren, Krebszellen.

Der Hintergrund praktisch jeder Krankheit heißt Entzündung. Schwelende Entzündungen im Körper. Die verantwortlich sind für Alzheimer, Diabetes, Krebs, Rheuma, Herzinfarkt … Für alles, was Sie nicht kriegen wollen. Und bei Entzündungen messen wir grundsätzlich erhöht zwei Stoffe: genau dieses IL-6, genauso auch den Tumor-Nekrose-Faktor TNF. Wissen Sie. Aber jetzt kommt's: Im angestrengten (nicht überanstrengten) Muskel messen wir viel, viel neu ausgeschüttetes IL-6, aber nur wenig schädlichen TNF. Wir können also unser Immunsystem vermehren, stark machen, auf die Beine stellen. Gegen diese gefährlichen Entzündungen angehen.

Und dabei spielt der Muskel die Hauptrolle. Wörtliches Zitat von Frau Professor B. Pedersen, Direktorin des Kopenhagener Zentrums für Entzündung und Stoffwechsel: *»Schon immer gewusst haben wir«*, so sagt sie, *»dass Muskeln schützen vor Bluthochdruck, Zucker- und Herzkrankheit, also den drei Rachegeistern des Wohlstands. Sie schützen aber auch vor Brust- und Darmkrebs. Vor Osteoporose, vor Depression, vor Demenz und Alzheimer. Das haben wir schon lange gewusst.«*

Sie auch?

Rachegeister! Des Wohlstandes! Wir haben dieses Organ gründlich unterschätzt. Tun das auch heute noch.

7 Mittel aus der Arzneifabrik Laufmuskel

Ich sage meinen Patienten jeden Tag: »Bewegung wird Ihre Medizin sein – Sie brauchen pro Tag mindestens 30 Minuten. Das Gleiche gilt für Meditation. Machen Sie das gleichzeitig, dann sparen Sie sich Zeit.« Nicht nur als Prophylaxe läuft man heute Krankheiten davon. Man heilt sie auch:

1 Anti-Aging. Körperlich fitte Menschen leben einfach länger als ihre trägen Nachbarn. Sagt die Statistik. Und sie sehen jünger aus. Gucken Sie sich um! Auch der Kopf bleibt frei von Alzheimer und Demenz. Hören Sie sich um.

2 Burnout. Alle reden von Burnout. Nur Läufer nicht. Mit täglich 30 Minuten erläuft man sich die Stressresistenz eines Schafhirten.

3 Depressionen. Bewegung bringt eine gestörte Gehirnchemie besser ins Gleichgewicht als Medikamente gegen Depressionen. Wie z. B. Prozac.

4 Brustkrebs. Jede neunte Frau erkrankt heute an Brustkrebs. Bitte, bitte, bitte … laufen Sie! Beginnen Sie so schnell wie möglich mit Ihrem Fitness-Programm. Bewegung senkt Ihr Risiko um mindestens 30 Prozent. Kann Ihr Leben retten. Gilt auch für andere Krebsarten.

5 Osteoporose. Laufen schützt die Knochen vor Schwund und Brüchen weitaus besser als alle Medikamente.

6 Diabetes. Regelmäßige Bewegung erspart die Insulinspritze – und macht Lust auf gesundes, kohlenhydratarmes Essen – die zweite Diabetes-Prophylaxe.

7 Herzinfarkt. Laufen putzt die Gefäße frei, mindert Arteriosklerose, beugt Infarkten vor (auch dem zweiten), moderates Laufen baut Bypässe.

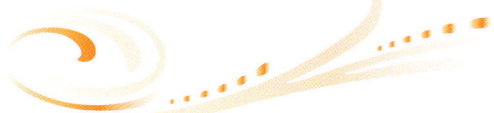

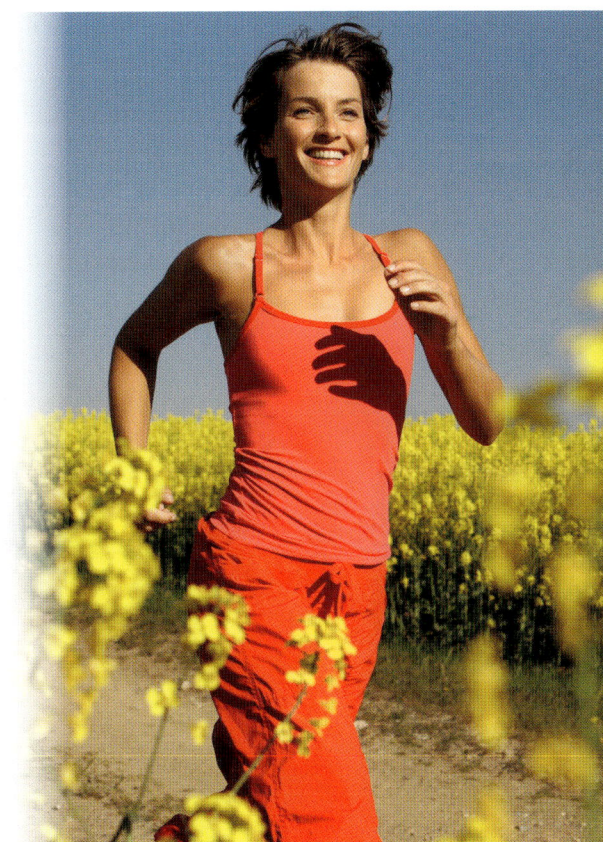

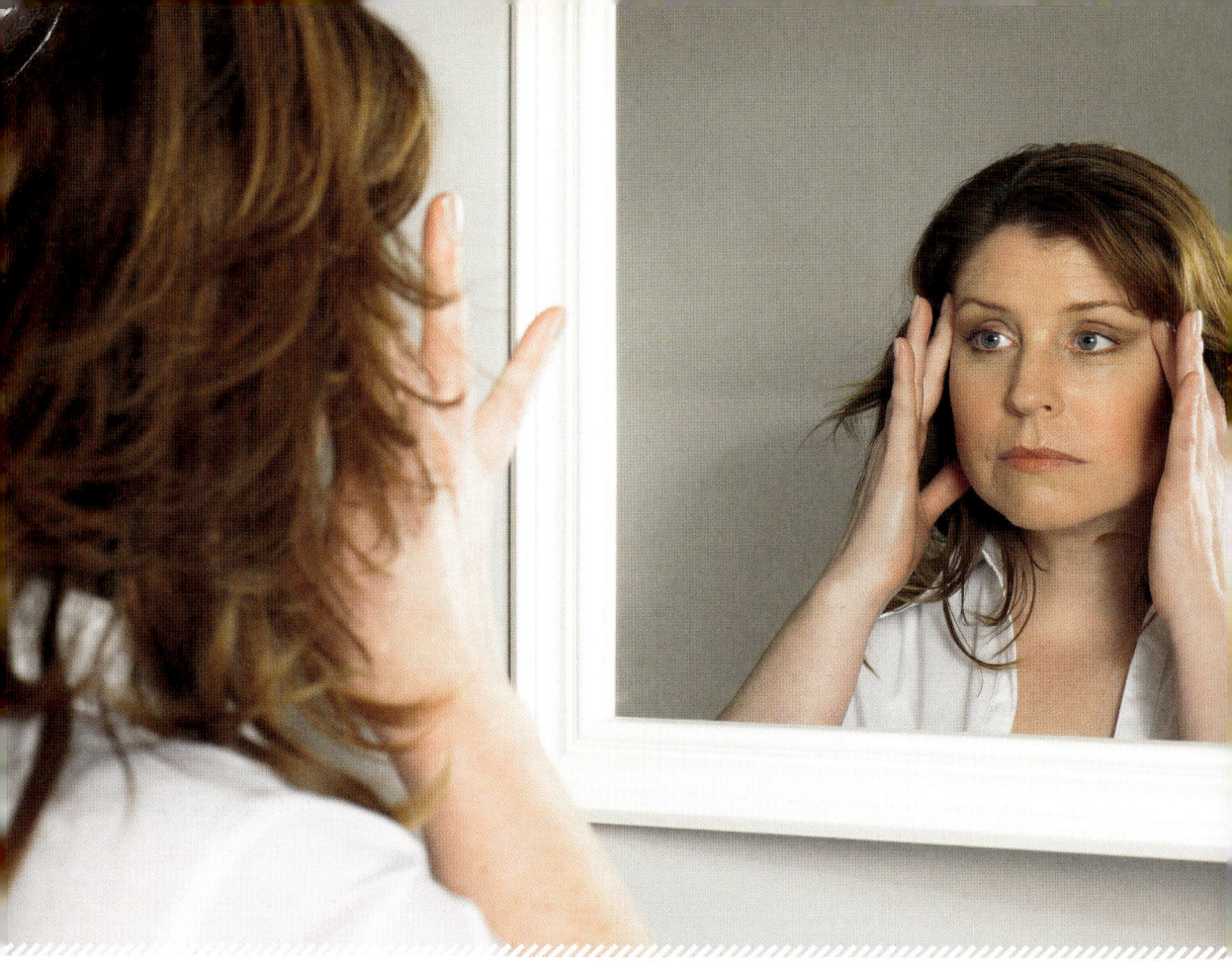

Medi-was? Medis sind Medis.

Meditation und Medizin haben ja schon den gleichen Wortstamm.

Meditation ist Medizin pur. Meditieren senkt Bluthochdruck,

normalisiert Cholesterinwerte. Meditation lindert Migräne, schärft

die Intelligenz und wirkt gegen Lampenfieber, Panik, Liebeskummer,

Wut, Verlustängste oder Selbstzweifel.

Meditation lindert Depressionen, baut Angst ab ...

... puffert Aggressivität. Man schläft besser, nimmt Schmerzen weniger wahr. Das Immunsystem ist viel aktiver. Meditierer haben mehr Antikörper im Blut. Meditieren senkt den Blutzuckerspiegel. Das vegetative Nervensystem schaltet auf Beruhigung. Das lindert Durchfall, hilft bei gereiztem Darm oder Magen, Rücken- und Nacken-schmerzen schwinden. Der Körper drosselt die Produktion von Stresshormonen wie Adrenalin und Cortison. Das senkt das Herzinfarkt- und Schlaganfall-Risiko. Medi-tation reguliert den Geschlechtshormonhaushalt. Verhilft nicht selten zum so lange erwünschten Kind. Meditation lindert Probleme mit Neurodermitis und Schuppen-flechte. Und Meditierende kriegen viel seltener eine Demenz.

Unglaublich, gell? Nur: Für viele ist Meditation etwas Nebulöses. Etwas sehr Vages. Ist Esoterik. Ein Sich-Abseilen. Sich-Drücken vor den Problemen dieser Welt. Meditation ist ... was glauben Sie, was ich zu diesem Thema schon alles hören und lesen durfte. Wir Menschen haben vergessen. Jedes Kind meditiert. Wir nicht mehr. Jedes Kind ist Mensch. Wir sind ... Zombies? Wie hätten Sie's denn gern? Wir sind leere Automaten (Ouspensky, Gourdjeff). Tappen durchs Leben, reagieren auf Reize, meist quälende, und ... sterben ungetröstet. Normal.

Da denken Sie mal drüber nach. Am besten im Lotussitz.

Meditation, die Pharmamedizin und die Stresskrankheit Nr. 1

Der Zusammenhang zwischen Stress und Krebs wird in Deutschland, wird in den Ärz-tezeitschriften ja fast durchweg bestritten. Das sei esoterisches Geschwätz. Weshalb das so ist? Nach 39 Jahren praktischem Studium versteh ich: Stressbekämpfung hieße ja Entspannungstechnik, Meditation, Tai Chi oder ähnlicher Unfug. Unfug in den Au-gen der Schulmedizin, also der Pharmamedizin.

Diese **drohmedizinische** Weltsicht wird plötzlich, unerwartet auf den Kopf gestellt, wenn Tabletten ins Spiel kommen. So wurde an der Universität Tel Aviv ein Medikament zur Unterdrückung von Stresshormonen entwickelt. Ein stresshemmendes Tablettelchen. Ja, da glänzen die Äuglein der Schulmediziner. Da kennen sie sich aus. Medikamente sind etwas Handfestes.

Und prompt findet sich der Zusammenhang zwischen Stress und Krebs bestätigt: Bei Mäusen und Ratten mit Krebs wurde durch diese Stressunterdrückung die Metastasenbildung um mehr als die Hälfte reduziert.

Ein wirklich sensationelles Ergebnis, wenn Sie einmal an die vielen, vielen Frauen mit Brustkrebs oder Menschen mit Darmkrebs denken: Diese ständige Angst vor Metastasen ... Mit einer Tablette beseitigt?

Das Medikament soll jetzt an 400 ›menschlichen Patienten‹ getestet werden, berichtet Prof. Schamgar Ben-Eliyahu. Krebs ist natürlich nur ein symbolisches Wort für krank. Dieser Zusammenhang zwischen Stress und krank ist jedem, buchstäblich jedem Menschen mit gesundem Menschenverstand offenkundig. Ist von Ärzten wie Prof. Dean Ornish (man of the year), Frau Prof. Candace Pert (National Institute of Health) oder ganz besonders Dr. O. Carl Simonton (Simonton Cancer Center) seit Jahrzehnten praktisch, auch genetisch bewiesen. Gilt natürlich auch jahrzehntelang nicht. Erst wenn eine Tablette ins Spiel kommt, dann wird's ›echt‹.

Lernen Sie Meditation lieber rechtzeitig. Nicht erst, wenn die Krankheit da ist. Begründete praktische Erfahrung.

Stress = Handschellen, die man ums Herz trägt. Warum lassen wir uns von wildfremden Menschen Fesseln anlegen – und sogar so, dass sie uns das Blut gleich am Herzen abschnüren?

Helmut Qualtinger, Kabarettist

7 Gebote der meditativen Genesung

1 Einfach wollen. Wir sind keine Opfer. Wir können auf alles Einfluss nehmen. Auch auf die Gesundheit. Auch auf eine Krankheit. Und wenn es nur zwei Prozent sind. Nutzen Sie sie! Wie? Schritt für Schritt das Wollen stärken.

2 Richtig wollen. Kennen Sie Ihre eigenen Bedürfnisse? Spüren Sie diese? Ihre Bedürfnisse stehen an erster Stelle, erst dann gucken Sie mal, was andere von Ihnen erwarten. Und dann schauen Sie, wie Sie beides so vereinen, dass es Ihnen gutgeht.

3 Zeit haben. Nehmen Sie sich vor, sich die Zeit zu nehmen, die Sie brauchen für all die Dinge, die dazu führen, dass Sie sich gut fühlen. Für Ihren täglichen Lauf. Für den meditativen Lauf.

4 Den inneren Doktor wecken. Nutzen Sie Ihre Vorstellungskraft, und wecken Sie Ihre körperlichen Selbstheilungskräfte.

5 Seien Sie immer häufiger achtsam. Machen Sie den Augenblick wertvoll, indem Sie das Jetzt mit allen Sinnen genießen – die Zukunft und die Vergangenheit machen Pause.

6 Schenken Sie Ihrem Körper Aufmerksamkeit. Spüren Sie, ob der Nacken verspannt ist, ob ein Lächeln auf Ihren Lippen liegt, ob Zorn den Puls rasen lässt, ob der Atem stressflach ist, ob Freude im Bauch flattert …

7 Einfach nur sein. Lassen Sie Fehler zu, legen Sie die Perfektion ab. Lassen Sie los. Folgen Sie dem Bauch, und genießen Sie, wie Gedanken kommen und gehen …

Meditation ist der Weg ins Leben

Der Weg zu uns selbst. Wer meditiert, wird erst Mensch. Wird wach. Nur: Woher soll ein ständig Schlafender wissen, was überhaupt wach ist?

Falls Ihnen diese Einleitung auch wieder zu nebulös erscheint, dann machen wir doch einfach einmal Wissenschaft. Naturwissenschaft. Schauen uns mal die Gehirne von Meditierenden mit Kernspin an. Mit den Augen des berühmten Gehirnforschers Prof. Richard Davidson, Uni Wisconsin-Madison, USA.

Und schon finden wir, dass Meditierende einen besonders aktiven linken präfrontalen Gehirnlappen aufweisen. Signifikant und eindeutig. Immer wieder. Aus früheren Versuchen weiß man längst, dass eine Erregung dieses Gehirnteiles einer positiven Grundstimmung entspricht. Anders ausgedrückt: Optimistische Typen haben einen aktiveren linken Frontalcortex als unglücklichere Naturen.

Es kommt noch viel schlimmer. Bei Menschen, die jahrelang regelmäßig meditieren, findet man im Gehirn (mit Hilfe von 256 auf dem Schädel verteilten Elektroden) einen überdurchschnittlichen Anstieg von Gammawellen. Und zwar während der Meditation wie auch bleibend im ›wachen Leben‹. Davidson: »*Hochfrequente Gammawellen stehen für eine erhöhte Aufmerksamkeit und Konzentration.*« Das deckt sich mit Berichten von Meditierenden, wonach sie beim Meditieren einen Zustand höchsten Bewusstseins und höchster Wachheit erleben.

Wer meditiert, ist wach

Wer nicht meditiert, schläft. Wer meditiert, wird sich seiner selbst bewusst. Wer es nicht tut, reagiert eben nur auf Umweltreize. Weiter mit Prof. Richard Davidson: »*Meditation hinterlässt also langzeitliche neuronale Spuren im Gehirn.*« Es besteht für jeden von uns Hoffnung: »*Die Verschaltungen in unserem Gehirn sind nicht fixiert. Es muss also niemand als der enden, der er heute ist.*«

Einer, der es wissen muss, der Mönch Ricard, eine berühmte Versuchsperson, merkt an: »*Meditation heißt nicht, unter einem Mangobaum zu sitzen und eine nette Zeit zu*

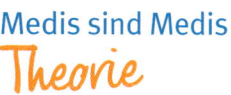
haben. Es geht um tiefe Veränderungen deines Seins. Auf lange Sicht wird man eine
andere Person.«

Naturwissenschaftlich bewiesen mit Hilfe der Magnetresonanz. Des Kernspins. Lesen
Sie mehr über das veränderbare Gehirn ab Seite 138. Und: Warten Sie nicht länger.
Will damit sagen: Lieber Leser, liebe Leserin, es wird langsam Zeit ... Schnüren Sie die
Laufschuhe – und wachen Sie auf. Wirklich.

Der Mensch kann sich selbst verändern

Er kann sich neu schaffen. Nichts ist festgelegt. Nicht mal sein genetisches Erbe. Ein
Katalysator in Richtung schlank, gesund, zufrieden ist das Laufen. Und der andere ist
die Meditation. Das Gehirn ist plastisch. Glück, Zufriedenheit, Stressresistenz kann
man machen. Bewegung verändert die Vernetzungen im Gehirn. Meditation die Aktivi-
tät der Funkstationen. Menge – Qualität. Man kann Mitgefühl trainieren, Dankbarkeit.
Zufriedenheit. Man kann Empathie züchten. In Form von Spiegelneuronen, mehr lesen
Sie Seite 142. Man wird zum liebenswerten Menschen. Und natürlich auch gesünder.
Das ist das Credo des Buches eines Arztes.

Es gibt also zwei Königsdisziplinen, die für Einheit von Körper und Geist (ich fühle,
also bin ich – und denken möchte ich auch gerne noch!) sorgen, und das ›Ganze‹ auf
schnelle, einfache Art und Weise auf ihr Optimum bringen. Die eine heißt Laufen, die
andere Meditation. Wir reden hier nicht mehr von Reparaturmedizin, wir reden von
einem Leben im Optimum.

Und dafür sind Sie reif, Ihr Nachbar, Ihr Steuerberater, einfach alle ... Denn – das
sehe ich in meiner Praxis täglich – in unserer Zeit kann man ohne Achtsamkeit, ohne
Meditation kaum mehr lebenswert überleben.

> *Unser Kopf ist rund, damit das*
> *Denken die Richtung ändern kann.*
> Francis Picabia

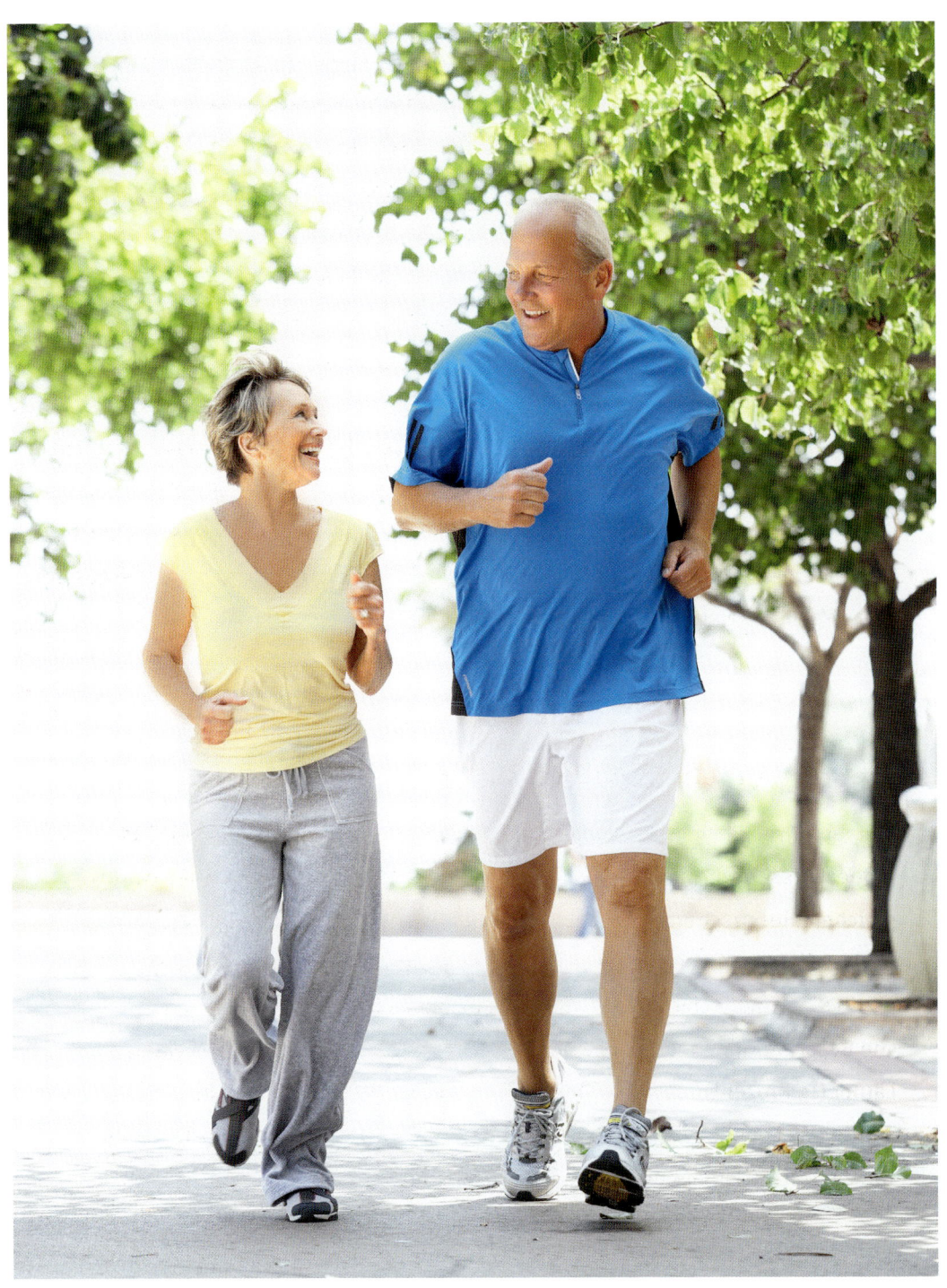

Nun fürchten möglicherweise viele, jeden Tag eine Stunde meditieren zu müssen.

Muss man nicht. Ist oft viel einfacher, die ›Laufeinheit‹, die ›Bewegungseinheit‹ mit Meditation auszustatten. Wie bekommt man einen leichten Zugang zum Meditieren? Es ist nicht schwer. Ausprobieren – wie ab Seite 132 beschrieben. Und dann kombinieren Sie es mit Ihrem Lauf. Zwei-, dreimal die Woche eine halbe Stunde Bewegungsmeditation – und Ihr Leben wird sich grundsätzlich ändern. Und irgendwann meditieren Sie sich durch Ihren ersten Stadtlauf, durch Ihren ersten Marathon ...

Laufen und Meditieren sind nichts Gegensätzliches, einander Ausschließendes. Sie ergänzen sich wunderbar. Studien zeigen, Bewegung und Meditation bewirken sogar im Körper Ähnliches – senken den Blutdruck, lassen Zufriedenheitshormone ansteigen etc.

Richtig laufen heißt also: Ein völlig unanstrengender Kinderlauf, den Sie, wenn Sie wollen, ruhig auch anstrengend gestalten – um ein Ziel zu erreichen. Sie haben es in der Hand. Ihre Füße, Ihr Tempo, Ihre Zeit, Ihren Körper – und Ihren Kopf. Wie das geht, das erfahren Sie ab Seite 194.

Jungbrunnen in Joggingschuhen

Wer läuft, lebt länger – und kann sich dabei noch die Schuhe zubinden. Das fanden Wissenschaftler der Stanford University, USA, heraus. Seit 1984 vergleichen die Forscher Läufer mit Sportmuffeln im Alter von 50 und älter. Jährlich liefern die Berichte ab, wie es ihnen geht. Den Sportmuffeln ging's eindeutig früher schlechter. Im Schnitt setzten 16 (!) Jahre früher körperliche Beschwerden ein. Mehr als doppelt so viele Nicht-Läufer (34 Prozent) wie Läufer (15 Prozent) starben während der Studie. Laufen verlängert also eindeutig das Leben. Übrigens: Heute laufen die über achtzigjährigen Läufer aus dieser Studie immer noch.

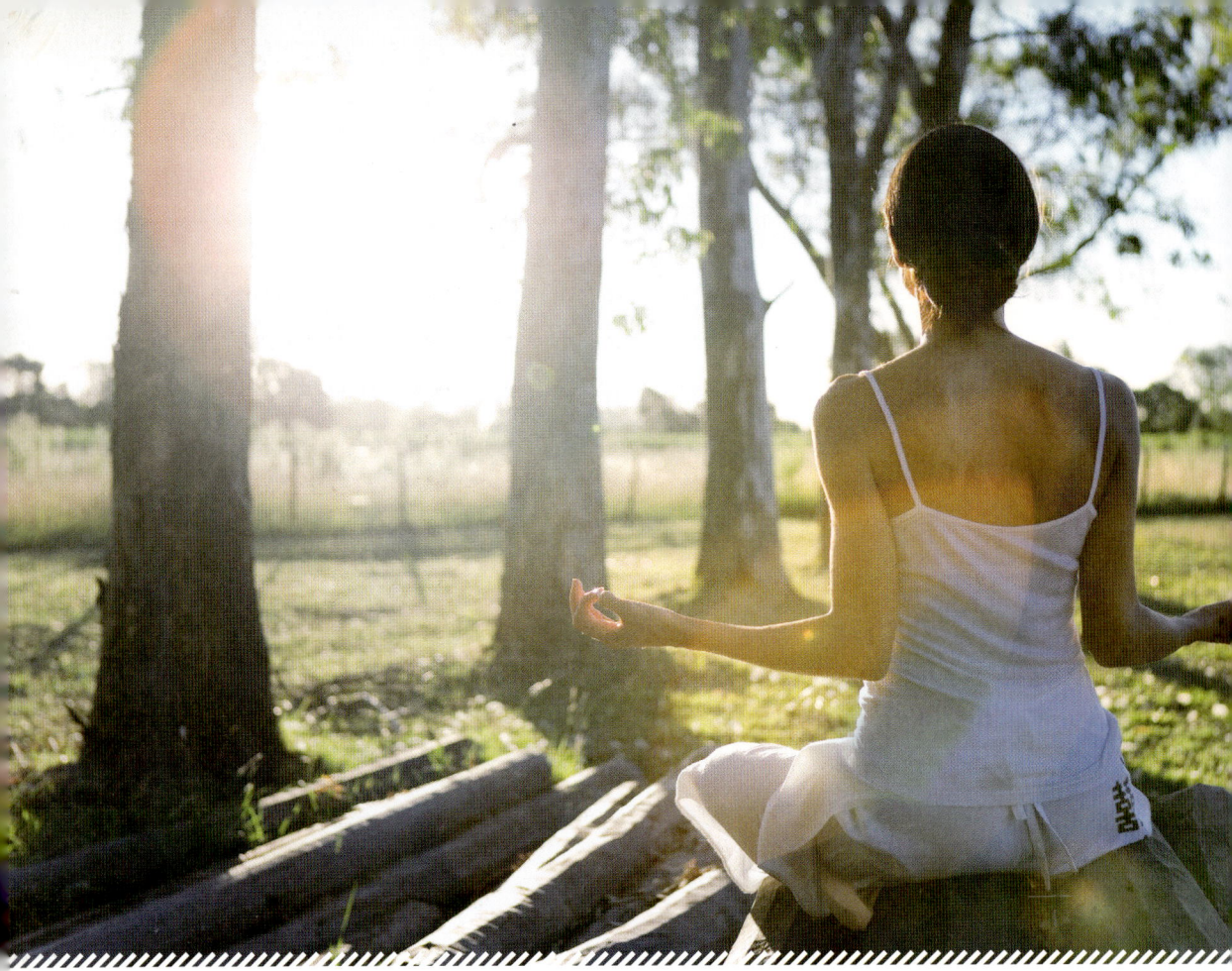

Was hat Laufen mit Meditation zu tun?

Egal ob Sie ›Omm‹ sagen, einen Rosenkranz beten, ob Sie trommeln,

tanzen ... allen Arten der Meditation ist gemeinsam: Man kommt zur

Ruhe, besinnt sich, spürt sich selbst. Wir können entspannen, weil wir

vom Rattern im Kopf, vom Denken loslassen. Und Körper, Geist und

Seele eins sein lassen.

Achtsamkeit steckt in den Laufschuhen

Hektik und zu viele Reize überfluten unsere Sinne, so dass wir kaum bewusst, klar und wach den Augenblick genießen können. Drum ziehen immer mehr Menschen die Laufschuhe an. Denn dann stellt sich nach einer Zeit automatisch Aufmerksamkeit ein, eine tiefe Wahrnehmung, ein Versinken in sich selbst. Allmählich schaltet der Kopf dort oben ab, alles kommt zur Ruhe, nur der Geist bleibt wach und klar. Glück fließt durch die Adern, Zufriedenheit strömt durch den ganzen Körper, die Selbstheilungs-kräfte werden aktiv. Genau das findet auch beim Meditieren statt. Bewusstes Laufen ist Meditation.

Ausdauer und Geduld braucht ein Mensch, der einen Marathon laufen will. Das sind spirituelle Eigenschaften. Immer mehr Meditierende entdecken den Sport als Hilfe auf dem Weg zu sich selbst. Und jeder gute Sportler weiß: Meditation verbessert die sportlichen Leistungen – ohne Koordination von Körper, Seele, Geist gibt es keine Höchstleistung.

»Laufen ist für mich die beste Meditation«, sagt Benediktinermönch und Autor Michael Bauer. *»Schalten Sie die Gedanken ab, horchen Sie in sich hinein. Entspannen Sie Gesicht, Bauch und Becken, weiten Sie Ihre Brust, und schauen Sie auf den herrlichen Sonnenuntergang!«*

Joggen ist wie Meditieren

Gegen Stress hilft der Dialog mit Gott ähnlich wie der Dauerlauf. Im Gehirn findet beim Beten und Laufen nämlich fast das Gleiche statt, fanden Forscher des Instituts für Bewegungs- und Neurowissenschaft der Deutschen Sporthochschule Köln heraus. Gemeinsam mit der Evangelisch Theologischen Fakultät der Uni Bonn zeigten die Wissenschaftler, dass Sport und Beten auf eine ganz bestimmte Art und Weise entspannen: *»Beides, Beten wie Laufen, bewirkt spezifische neurophysiologische Veränderungen, die dem Prinzip des Flow sehr nahe kommen«,* erklärt Dr. Stefan Schneider. Mehr über Flow, das Glück im Aufgehen in einer Sache lesen Sie ab Seite 110.

Fazit: Wann ist Laufen Meditation?

Jeder Lauf ist Meditation, wenn man die Aufmerksamkeit weg vom Finanzamt, von der Schwiegermutter, vom gestrigen Ärger mit dem Chef ins Hier und Jetzt bringt. Funktioniert wunderbar mit einer unanstrengenden Lauftechnik (Seite 152) – und kleinen Medi-Techniken für den Kopf. Die können Sie jetzt gleich schon üben, ab Seite 132.

Ein langer Lauf wird automatisch zur Meditation. Weil der Körper – tröstlich – sein Drogenköfferchen öffnet. So ab 30 Minuten kehrt immer mehr Ruhe im Geist ein … Sie lesen ab Seite 208, wie Sie sich auf so einen langen Lauf gut vorbereiten.

Die Technik für unangestrengtes, meditatives Laufen zeigt Ihnen Holle Bartosch Sportwissenschaftlerin und Yoga-Trainerin ab Seite 180. Sie werden es lieben meine Damen! Sie werden es verstehen, meine Herren.

Wie Sie fliegen lernen, lernen, einen körpereigenen Dämpfer einzubauen, das verrate ich Ihnen mit meiner Lieblingstechnik ab Seite 172.

Laufen, Meditation und Formel 1

Laufen und Formel 1 kann fast das Gleiche sein. Meinte jedenfalls Ayrton Senna, der früh verstorbene Weltmeister, im Jahre 1992 in einem Interview. Hier wörtlich, weil seine Worte auch Ihre Seele verzaubern könnten:

Gibt es so etwas wie Lust am Laufen für Sie?

SENNA: O ja. Ich erinnere mich an einen Abend auf einer kleinen menschenleeren Insel. Es war ein völlig unberührter Strand, dazu ein traumhafter Sonnenuntergang, und ich begann ganz einfach zu laufen. Bis ans Ende der Insel, dann wieder zurück, und was ich sah, waren nur meine Fußspuren. Sonst nichts. Da spürte ich ein ganz besonderes Glücksgefühl, und ich lief weiter und weiter. Immer härter, immer schneller, eine Stunde lang im tiefen Sand. Es war unbeschreiblich schön, und es war ein ganz besonderer Tag. Die Insel habe ich mir wenig später gekauft.

Haben Sie vergleichbare Erlebnisse auch im Rennwagen?

SENNA: Es ist mir zum Beispiel in Monte Carlo einmal passiert, dass ich wie in Trance in eine neue Dimension hineingefahren bin. Es war so ein Gefühl, als ob ich mich in einem Tunnel befände, in dem ich immer schneller wurde. Und tatsächlich wurden meine Rundenzeiten immer schneller: zuerst eine, dann eineinhalb, dann zwei Sekunden vor der Konkurrenz. Ich hatte das Gefühl, als könnte ich auf diesem Niveau ewig so weiterfahren. Es war plötzlich eine andere Art von Bewusst-sein. Über diesen Gedanken bin ich regelrecht erschrocken. Es war, als wäre ich plötzlich wach geworden. Ich habe dann das Auto schnell an der Box abgestellt und hatte an diesem Tag keine Lust mehr zu fahren.

Leben im Hier und Jetzt. Leben im Flow.

Leben in seiner reinsten, schönsten Form. Leben. Als Spötter, der ich nun einmal bin, fällt mir auf, dass Senna über diesen Moment der Höchstleistung erschrocken ist. Der kannte das vorher also gar nicht. Hat sich nur täglich für Höchstleistung bezahlen lassen. Sie offenbar aber bisher nie erbracht. Über solche Zusammenhänge – auch im deutschen Arbeitsalltag – denke ich häufig nach. Ungleichgewicht erzeugt Unzufriedenheit. Gleichgewicht, durchaus beruhend auf Einsatz und Anstrengung, kann glücklich machen.

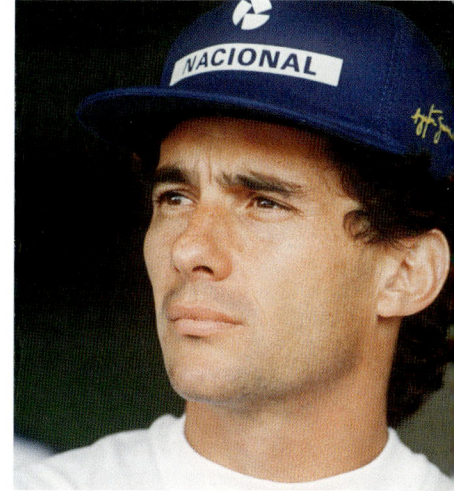

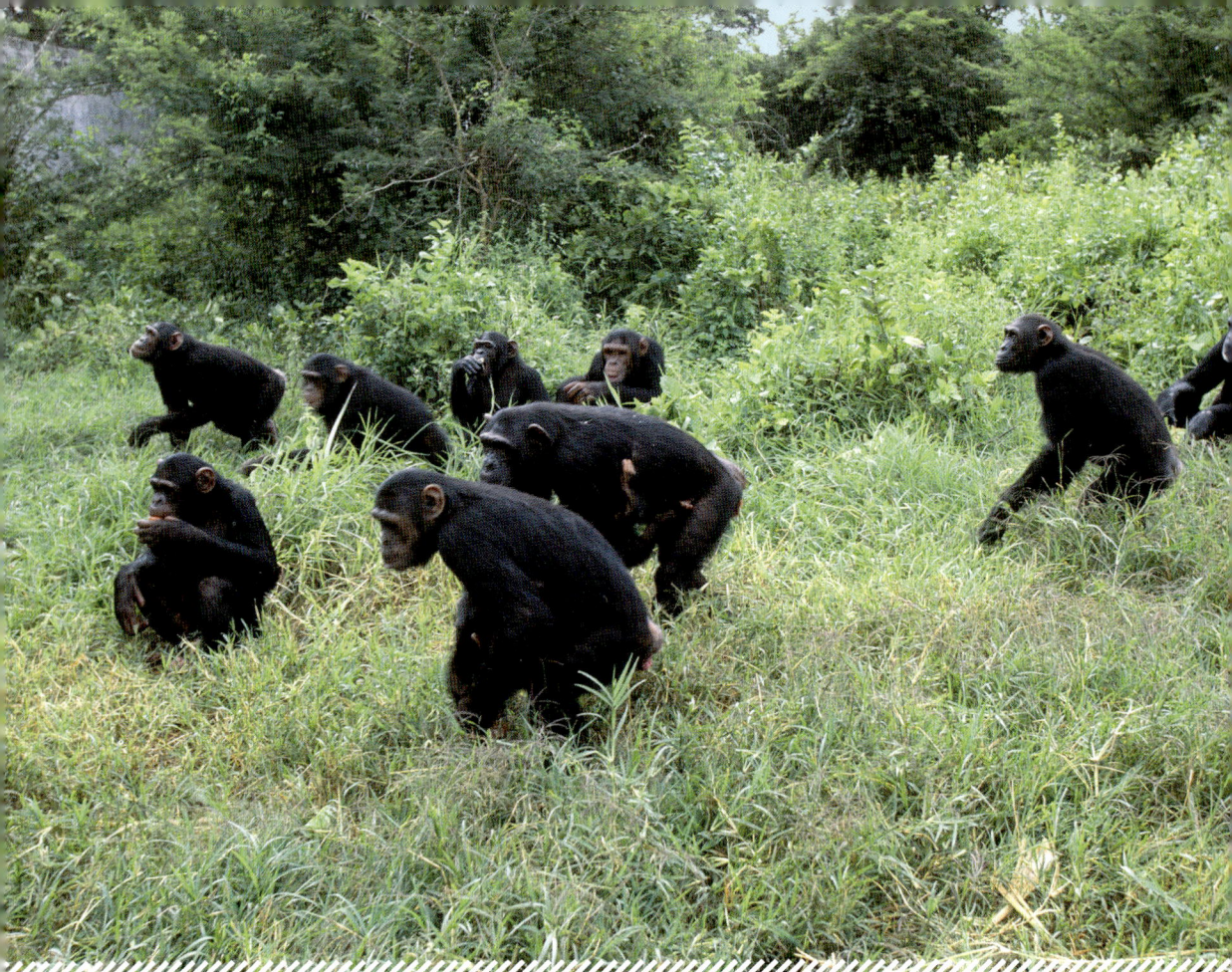

Eine kleine Laufgeschichte

Vor vier Millionen Jahren entschloss sich so ein Affe, stehen zu bleiben.

Er hat sich gestreckt, um sich geguckt, geschaut, was los ist – und

irgendwas muss er gesehen haben, denn er beschloss, fortan aufrecht

durchs Leben zu gehen.

Die ersten Schritte

Die Frage aller Fragen ist: Warum nur hat dieser Depp damals die sichere, schnelle-re, bequemere Vierfuß-Fortbewegung aufgegeben, mit der er sich doch auch noch auf den nächsten Baum retten konnte? Nicht etwa, weil er dann Werkzeuge besser benutzen kann. Die gab es erst zwei Millionen Jahre später. Auch nicht, damit er seine Kinder auf Händen tragen kann. Die sind viel besser auf dem Rücken aufge-hoben.

Ein paar Evolutionstheoretiker meinten, dass er aufrecht an die hohen Früchte kom-me. Warum deswegen aufrichten? Er kann doch klettern. Oder war es die Eitelkeit? Weil er einfach mehr imponiert, wenn er sich aufrichtet und sich mächtig auf die Brust trommelt? Das tut der Gorilla, aber nur ein paar Sekunden lang – solange es nötig ist. Der bleibt nicht stehen.

Die wahrscheinlichste Theorie ist die Ufertheorie. Den Menschen zogen seine Gene ans Wasser, da kommt er ja her. Dort, in Ufernähe, im Flachen, gab es am meisten überlebenswichtiges Eiweiß. Und da kommt man auf vier Füßen nicht so gut weiter. Der Kopf muss über Wasser ... Jedenfalls entwickelten sich unsere Beine, unser Be-cken, unsere Wirbelsäule so, dass wir alles im Blick haben, wunderbar aufrecht durchs Leben kommen – und das nicht gerade langsam. Der Jamaikaner Usain Bolt, der schnellste Mann der Welt, schafft zum Beispiel 100 Meter in 9,58 Sekunden. Dieser unser aufrechter Körper ist nämlich ein Wunderwerk der Evolution. Nur: Dieser Körper funktioniert leider nicht immer besonders gut in einer Welt, in der wir uns nicht bewe-gen müssen, um an unser Essen zu kommen.

Dazu der Evolutionsbiologe Professor Daniel Lieberman: *»Wir sind keine Schwerathle-ten – jedoch sind wir unglaublich phänomenale Ausdauersportler. Wir sind evolviert, lange Strecken zu rennen. Bewegungsfaule Katzen und Hunde können alt werden – träge Menschen dagegen werden krank.«* Er selbst wird das nicht. Er läuft. Barfuß. Mehr ab Seite 175.

Der Lifestyle des Steinzeitmenschen

Und hier hört man: ›Alles Nonsens‹. Den Lifestyle eines Steinzeitmenschen bräuchte man nicht. Passe nicht in die heutige Zeit, meinen Kritiker. Schließlich mussten Steinzeitmenschen doch nicht abnehmen. Die waren doch schon schlank. Möglicherweise waren die Steinzeitmenschen genau deshalb so beneidenswert fit und schlank, weil sie von Steinzeiternährung lebten? So könnte man endlos debattieren. Am Punkt vorbei. Genau darum geht es doch gar nicht. Es geht immer und einzig allein um Lebensenergie, Lebensfreude, Lebensglück. Wie man das erreicht? Hab' ich doch auch nicht gewusst. Hab ich zufällig erfahren. Siebenmal auf meiner heiß geliebten Insel Hawaii.

Entwicklung des Menschen: Leider dumm gelaufen? Welche Idee? Da winkt der Kritiker ab. Vielleicht hat er ja recht? Der heutige Mensch sitzt am Schreibtisch, dick und fett, untrainiert, schnauft schwer, wird früh müde, lebt aber … erstaunlicherweise sicher länger als der Steinzeitmensch. Stimmt. Könnte man natürlich auch mit besserer Kleidung, besseren Häusern, Schutz vor Unwetter und Kälte und dem fehlenden Säbelzahntiger erklären. Könnte man. Oder aber: Der heutige Mensch hat sich das längere Leben eingekauft mit längerem Leid. Siechtum. Ab 30 geht's bergab. Er bezahlt das längere Leben mit auffällig geringer Lebensqualität. Am Stock. Im Rollstuhl. Zahnlos.

Laufen heißt … Futter beschaffen, Infos überbringen, Wettkämpfe ausführen

Als sich der Mensch entschloss, seine Arme vom Boden zu nehmen und nur noch die Beine anzustrengen, tat er das täglich, stundenlang. Er verfolgte die Gazelle, schnell und ausdauernd, bis sie müde war. Um sie dann zu erledigen. Langsame, lange Läufe waren für unsere jagenden Urahnen Standard. In der Frühzeit war uns das Laufen also Mittel zum Zweck: Futterbeschaffung. Neudeutsch heißt das Geocaching. Schnitzeljagd. Seite 74.

In der Antike ...

... nahm man aus einem anderen Grund die Beine unter den Arm: Informationstransport. Botenläufer waren meist Sklaven mit einer guten Kondition. Durch die Natur gestählt: Sie liefen über Stock und Stein auf staubigen Wegen, bei jedem Wetter – ohne Windstopper oder gedämpfte Laufschuhe. Sie vollbrachten sportliche Höchstleistungen ohne Trainingsplan. So wie ich das auch empfehle. Einfach loslaufen. Genießen. Das waren mit Sicherheit lauter meditative Läufer. Trainigsplanlose Genussläufer: www.*laufspaß.com*

Im alten Ägypten ...

... schickten die Pharaonen Landvermesser aus, die das gesamte Reich abliefen und Maß nahmen. Alexander der Große (356 bis 323 v. Chr.) wurde auf seinen Feldzügen nach Persien, Indien und Ägypten von Schrittzählern begleitet. Sie vermaßen Distanzen, Berge, Flüsse und Täler und notierten das gesammelte Wissen in den ersten Karten. Immer noch viel Ausdauer – nur: kaum mehr Platz für die Meditation ....
Übrigens: Gemessen und protokolliert wird heute auch wie verrückt. Da gibt's Rollimaps und Jogmaps. Die Landkarte für rampenreiche Zonen für Rollstuhlfahrer und die Jogmap mit einer Millionen Laufstrecken, mit der man selbst auch noch Landvermesser spielen kann. Seine Strecke auf einer virtuellen Karte markieren, und die Länge der Strecke wird einem dann automatisch ausgerechnet. Landvermesser spielen: *www.jogmap.de*

Die ersten Wettkämpfe ...

... fanden 776 vor Christus in Griechenland statt – die ersten Olympischen Spiele. Laufen ist sogar die älteste Disziplin. Bei den ersten 13 Olympiaden war der Stadionlauf der einzige Wettbewerb. Die Männer liefen nicht nur barfuß, sondern ganz nackt. Sie machten ihren Sprint durch das Stadion – und liefen dann einen gemütlichen meditativen Erholungslauf 20, 30, 40 Kilometer nach Hause, um ihrem Dorf den Erfolg zu melden.

Der erste Marathonlauf endete mit einem Toten. Nach dem Sieg der Athener in der Schlacht von Marathon lief der Bote Pheidippides 40 Kilometer nach Athen, um dort nach der Verkündung seiner Botschaft ›Wir haben gesiegt‹ als erster Jogger das Zeitliche zu segnen.

Der erste organisierte deutsche Marathon fand dann 1898 von Leipzig nach Bennewitz und wieder zurück statt. Arthur Techtow lief ihn in 3 h : 15 min : 50 sec.

Im Mittelalter ...

... war schnelles und weites Laufen eher eine Jahrmarktsattraktion. Die Menschen pilgerten, aber der christliche Glaube verbot, sportliche Wettbewerbe auszutragen. Erst im 18. Jahrhundert waren Langstreckenläufe oder auch 1000-Meilen-Läufe wieder ein Ereignis, das sich viele anguckten – und sogar dafür bezahlten.

Robert Barclay, ein ganz bekannter Ausdauergeher, wettete 1809, dass er es schaffen würde, in 1000 Stunden 1000 Meilen zurück zu legen. Das funktioniert mit einem einfachen Trick: Er lief eine Meile am Ende der Stunde und eine weitere am Anfang der darauffolgenden. So hatte er Pausen, in denen er sich erholen konnte. Er brauchte 41 Tage und ein paar Stunden, verlor 30 Pfund an Gewicht und gewann viel Wett-Geld. Also: Lohnt sich!

Hätte ich auch 'nen Tipp: Täglich mal das Auto stehen lassen. 25 Minuten, drei Kilometer zu Fuß gehen – selbiges retour. Erspart drei Euro. Mit Zins und Zinseszins macht das im Laufe des Lebens reich – und schlank. Run rich.

Große Werke vollbringt man nicht mit Kraft, sondern mit Ausdauer.
Samuel Johnson, englischer Gelehrter

für Läufer 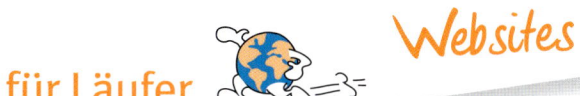 Websites

www.achim-achilles.de Die Homepage des Bestsellerautors und Lauf-Kolumnisten (Spiegel online) Hajo Schumacher. Das große Portal für Laufen und Joggen, mit Interviews, Trainingsplänen für (Marathon)-Läufer, Tipps zum Laufen und Abnehmen durch Laufen.

www.marathon.de Informationen und Termine für Marathonläufer in Deutschland.

www.lauftreff.de Der virtuelle Lauftreff mit Laufkalender, Links zu Laufveranstaltungen und aktuellen Infos aus der Presse.

www.runnersworld.de Website des größten Laufmagazins der Welt mit allen Informationen, die das Läuferherz begehrt: Trainingspläne, Ausrüstung, Tipps zu Laufstrecken.

www.jogmap.de Die Seite der Internet-Community für Läufer und Walker, hier findet man über 1 000 000 Laufstrecken in sämtlichen deutschen Städten.

www.triathlon.de Die umfassendste Internetseite für Triathleten.

www.germanroadraces.de Internetportal der Interessengemeinschaft der deutschen Straßenlaufveranstalter mit Ergebnissen, Podcasts sowie Medizin- und Ernährungstipps.

www.laufreport.de Das Laufsport-Journal im Internet mit Reportagen, medizinischer Online-Sprechstunde, Tipps und Infos zu Laufreisen.

www.trimm-dich-pfad.com Verzeichnis aller Trimm-dich-Pfade in Deutschland für individuelles Fitness-Training in der Natur.

Prominent: Ja, wer läuft denn da?

Nicolas Sarkozy, Jennifer Aniston, Heidi Klum, Madonna … Bahnchef Rüdiger Grube: *»Ich laufe, wo immer ich bin.«*

Tom Buhrow, Tagesthemenmann: *»Laufen ist ein Vergnügen. Was die Dauer angeht, höre ich auf meinen Körper.«*

Cem Özdemir, Chef der Grünen: *»Laufen ist meine Therapie.«*

Teri Hatcher (Sie wissen schon, aus dieser Sendung ›Desperate Housewives‹). Sie sagt: *»Laufen ist wie eine Droge – eine gesunde. Das macht es so schön.«*

Ja. Eine wunderbare Droge. Wissen Sie, wie mein erster Satz lautete, den ich über das Laufen geschrieben habe? *»Sie alle haben ein Kokainkästchen im Bauch, Sie müssen es nur aufmachen, laufen Sie! Wie viel? Egal, das erzählt Ihnen bald Ihr Körper. Fangen Sie einfach an. Auch fünf Minuten sind gut.«*

Läufer sind Helden – in der Minderzahl

Kennen Sie die Werbung mit US-Läufer Scott Jurek für den ›Opel Ampera‹? Jurek wird beim Laufen gezeigt. Dann erscheint in großen Lettern: 266 km in 24 Stunden. Ein Mensch nimmt es also von seiner Leistung her mit einem Auto auf. Einem Elektroauto. Runner's World nannte Jurek ›hero of running‹, für die WashingtonTimes ist er ›one of the top runners of the decade‹. Ein glücklicher Mensch.

Leider leben immer noch 62 Prozent völlig ungetröstet. Laufen nie. Meditieren wahrscheinlich auch nicht. Nur neun Prozent genießen diese Medizin – ich spreche vom Leicht-locker-lächelnd-Laufen, regelmäßig. Meditieren wollen laut Umfragen 40 Prozent. So viele, wie laufen. Dann werden es vielleicht auch neun Prozent sein, die regelmäßig meditieren. Und regelmäßig meditieren **und** laufen wird vielleicht einer von hundert. Wie Katrin Göring-Eckardt – sie träumt sich 40 Kilometer pro Woche durchs Leben. ›Runner's World‹ hat die Politikerin (Bündnis 90/Grüne) gefragt, ob Laufen für sie eher Sport oder Meditation sei: Die Antwort: *»Eine Mischung aus Meditation und Entspannung. Ich habe damit angefangen, als die Kinder noch klein waren, ich in die Politik* *kam und ich wenigstens eine kleine Zeit nicht erreichbar sein wollte. Beim Laufen bin ich ganz für mich. Im Lauf der Zeit habe ich entdeckt, dass dabei auch ganz gut Reden entstehen oder Gedanken weiterentwickelt werden können. Aber das hat ein bisschen gedauert, denn zu Anfang war ich fast 20 Kilo schwerer als heute.«*

Ich habe also mit diesem Buch 99 von 100 Menschen eine neue Medizin zu bieten. Die sie jung hält. Glücklich macht. Gesund macht. Fröhlich ... Die Zufriedenheit schenkt. Klugheit. Intuition. Kreativität. Die genauso vor Herzinfarkt schützt wie vor Demenz. Ja, die sogar einen neuen Menschen aus einem macht. Einen optimistischeren, herzlicheren ... der mehr Dankbarkeit und mehr Liebe empfindet.

Laufen für den guten Zweck

Joey Kelly ist bekannt für seine verrückten Ideen rund um extreme sportlichen Leistungen: ›Schlag den Raab‹, der Spendenmarathon-Weltrekord auf dem 11-Meter-Drahtseil oder der Survival-Deutschlandmarsch 900 km von Wilhelmshaven bis auf die Zugspitze. Er hat schon über 100 Halbmarathons, Marathons, Ultramarathons und Ironmans in den Beinmuskeln. Beim RTL-Spendenmarathon 2011 stellte der 38-Jährige einen neuen Weltrekord auf: Da stand er glatt in einem Tauchbecken mit 40 Kilo Blei um den Bauch, einer Sauerstoffflasche im Kreuz und legte gegen den Wasserwiderstand in 24 Stunden 16 Kilometer, 394 Meter und 40 Zentimeter zurück. Damit steht er im Guiness-Buch der Weltrekorde neben der belgischen Lauflegende Stefaan Engels (365 Marathons innerhalb eines Jahres) und den 50 Gemany's Next Topmodels (256,6 Laufbandkilometer in High Heels). Raten Sie mal, wer hier meditiert ...

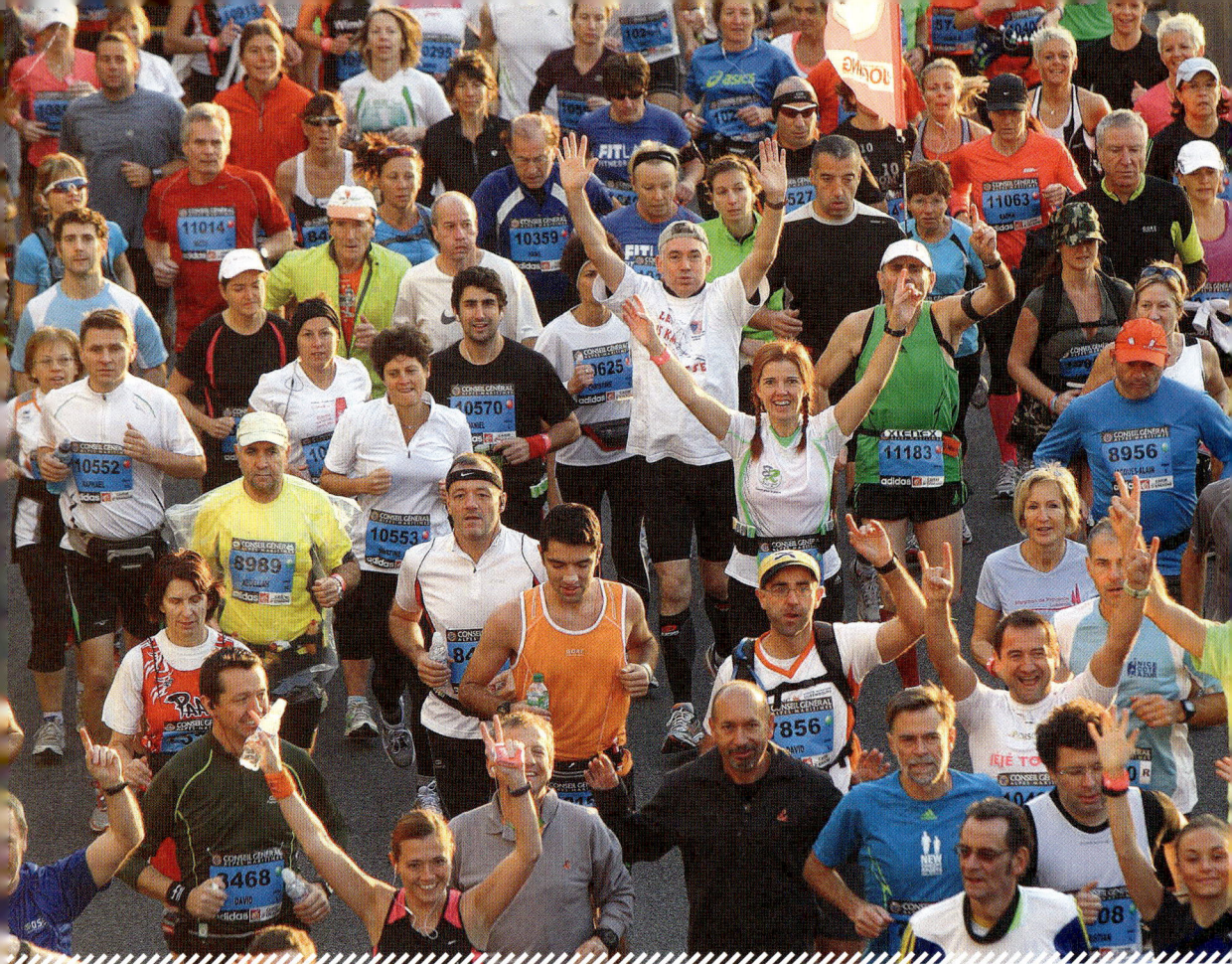

(Marathon-)Laufen für die Gesundheit

Das Gesunde am Marathon ist das Training. Laufend bildet man jeden Tag seine Killerzellen aus, die Elitetruppe unseres Immunsystems. Man verbrennt Fett, tankt Kondition – und viel Gesundheit. Der Marathon selbst ist eigentlich Wahnsinn … und Triathlon ein Mythos.

Die Bewegung und das Immunsystem

Nehmen wir der Einfachheit halber an, ein schwaches Immunsystem ist das eigentliche Übel aller hausgemachten Krankheiten. Antikörper, Killerzellen und Fresszellen beschützen Sie nämlich. Vor allem Fremden, allem Bösen, was im Laufe Ihres Lebens auf Sie zukommt. Vor Viren, vor Krebs ... Sie halten Sie gesund. Ihr Immunsystem, 1,5 Kilo Eiweiß halten Sie jung – und sogar fröhlich. Forschungen zeigen: Die Immunzellen bringen nicht nur Krankheitserreger zur Strecke, sondern produzieren auch noch Endorphine, die körpereigenen Opiate, die uns mit Fröhlichkeit überfluten. Das erklärt, wie eng Psyche und Immunsystem miteinander verwoben sind: Wenn wir krank sind, werden wir traurig. Und Traurigkeit macht uns krank.

Nun, wie so vieles im Leben währt auch die Immunität nicht ewig. Ab dem 30. Lebensjahr lassen die Aktivitäten der Schutzkräfte des Körpers nach. Man wird mit den Jahren immer anfälliger für Infektionen und Krebs. Muss nicht sein. Es gibt ein ganz einfaches Mittel dagegen. Und das heißt Laufen.

Wer seine Muskeln bewegt, löst kleine Entzündungsreaktionen ...

... in den Muskelfasern aus, und die trainieren das Immunsystem. Wie jeder Schnupfen ja auch. Laufend bilde ich jeden Tag meine Killerzellen aus, die Elitetruppe unseres Immunsystems. Sie vermehren sich, ihre Fitness steigt auf das Sechsfache an. Sie greifen nicht nur Viren und Bakterien an, sondern vernichten auch Krebszellen. Ein Medikament ohne Nebenwirkungen.

Und natürlich tut Laufen noch mehr: Es putzt Ihre Blutgefäße durch. Leert die Fettzellen, baut Datenautobahnen im Gehirn, lindert Panik und Depressionen, feit das Hirn vor Demenz und Schlaganfall, schützt vor Diabetes und Herzinfarkt. Laufen ist die Medizin des 21. Jahrhunderts. Deswegen schnüren immer mehr Menschen die Laufschuhe – 17 Millionen in Deutschland. Auch für den Marathon.

Marathon ist in!

1999 gab es 78 Marathonläufe in Deutschland und 2011 über 245. Ist so: Der Mensch braucht halt eine Herausforderung. Nur, die wählt er leider oft zu groß. Die Anzahl der Marathonläufer, die das Ziel erreichen, hat seit 2005 mit 149 219 abgenommen auf 118 162. Früher, bis in die 90er-Jahre war Marathon noch ein Wettkampf gegen andere, kaum einer lief ihn über vier Stunden – heute ist er bei 75 Prozent der Teilnehmer einer gegen sich selbst. Man steckt sich einfach ein Ziel, oft: Hauptsache durchkommen. Aber auch das ist für Menschen, die älter sind als 30 und nicht gut trainieren, gefährlich. Immer wieder kollabieren Läufer, so manch einer rennt in den Tod. Denn Marathon ist und bleibt Extrembelastung. Die Entzündungsparameter im Blut steigen an – denn das Immunsystem ist defekt. Herzzellen sterben ab, Muskeln sind völlig überlastet. Trotzdem, ich würde jedem raten: Lauf einmal in deinem Leben einen Marathon. Und das geht mit 89 noch, wie der inzwischen über hundertjährige Inder Fauja Singh zeigte.

Marathon laufen? Ja, freilich – mit Vernunft & Weißbier

Sportlern braucht man heute immer weniger über Training zu erzählen. Sie wissen schon alles. Mit der Länge der Wettkämpfe wächst der Trainingsumfang. Das Problem ist dann aber nicht, diese Wettkämpfe wie Marathonläufe, 100-km-Läufe oder Ultra-Triathlons zu überstehen. Viel problematischer ist es, das notwendige Training zu überleben.
Funktioniert mit Regeneration. Zu den regenerativen Maßnahmen im Rahmen des mentalen Trainings gehören Atemtechnik, Muskelentspannung, Tiefenentspannung. Die körperliche Regeneration kann man nämlich durch mentales Training um ein Vielfaches steigern und so wieder ins hormonelle Gleichgewicht zurückkehren. Also: Meditieren Sie. Wie das geht, lesen Sie ab Seite 118.
Bevor es losgeht: Basis-Check beim Arzt. Herz und Kreislauf genau abklopfen lassen. Natürlich auch Hormone, Vitalstoffe und Eiweiß im Körper messen.

Gut und gewissenhaft trainieren. Am besten mit einem Personal Coach. Oder machen Sie mit meinem Team ein Marathon-Einführungsseminar …

Und nach dem Marathon ein **alkoholfreies Weißbier trinken.** 2009 untersuchte das Klinikum Rechts der Isar für eine große Brauerei an 277 Läufern, wie Weißbier (alkoholfrei!) auf die Regeneration des Körpers wirkt. Das Ergebnis: Es macht um den Faktor 3 weniger anfällig für Infekte.

Der tote Punkt, der Mann mit dem Hammer … der kommt am Kilometerstein 35. Der kommt immer. Mal mehr, mal weniger heftig. Denn dann sind die Kohlenhydrattanks leer. Was hilft weiter? Stellen Sie sich das kühle Weißbier im Ziel vor – oder schalten Sie auf Autopilot. Meditieren Sie.

Über Meditation & Marathon

Im Netz unter jameda.de fand ich einen herrlichen Artikel von Dr. Eckart von Hirschhausen über Mensch und Marathon: *»Es geht nicht um die Achilles-sehne, die Fettverbrennung oder die Sekunden auf der Stoppuhr. Es geht um Nichts! Das Nichts im Kopf. Marathon ist Meditation für Leute, die nicht still-sitzen können oder wollen. Uns ist der afrikanische Weg zur Seelenruhe durch Laufen wahrscheinlich auch näher als der asiatische. Und nicht nur, weil wir nackt lieber wie ein schwarzer Läufer aussehen würden als wie ein bleicher Buddha mit Bauchansatz. Laufen ist Meditation. Denn wenn der Körper leidet, freut sich der Geist – der Körper läuft, und man kommt zu sich – man kommt ja zu nix sonst.«*

Mythos Triathlon

Es dauerte also nur wenige Millionen Jahre, nachdem der Mensch sich entschlossen hatte, stehen zu bleiben – und der erste Triathlet erblickte das Licht der Welt. Wir alle sind Triathleten. Von Kindheit an. Oder sind Sie etwa nicht mit dem Fahrrad ins Freibad gefahren, dort im Wasser geschwommen und auf der Wiese herumgerannt? Sind Sie doch bitte ein bisschen stolz auf sich. Sie haben's doch längst gekonnt, Sie haben's nur vergessen.

Der Zug ist bereits gestartet, rollt soeben an. Noch können Sie aufspringen. Mein Rat: Tun Sie's! Machen Sie mit – ab heute! – bei der weltweit schnellstwachsenden Sportart, nämlich Triathlon. Ein Sport, eben noch nicht vom großen Geld verdorben. Im Gegenteil. Ein Mythos.

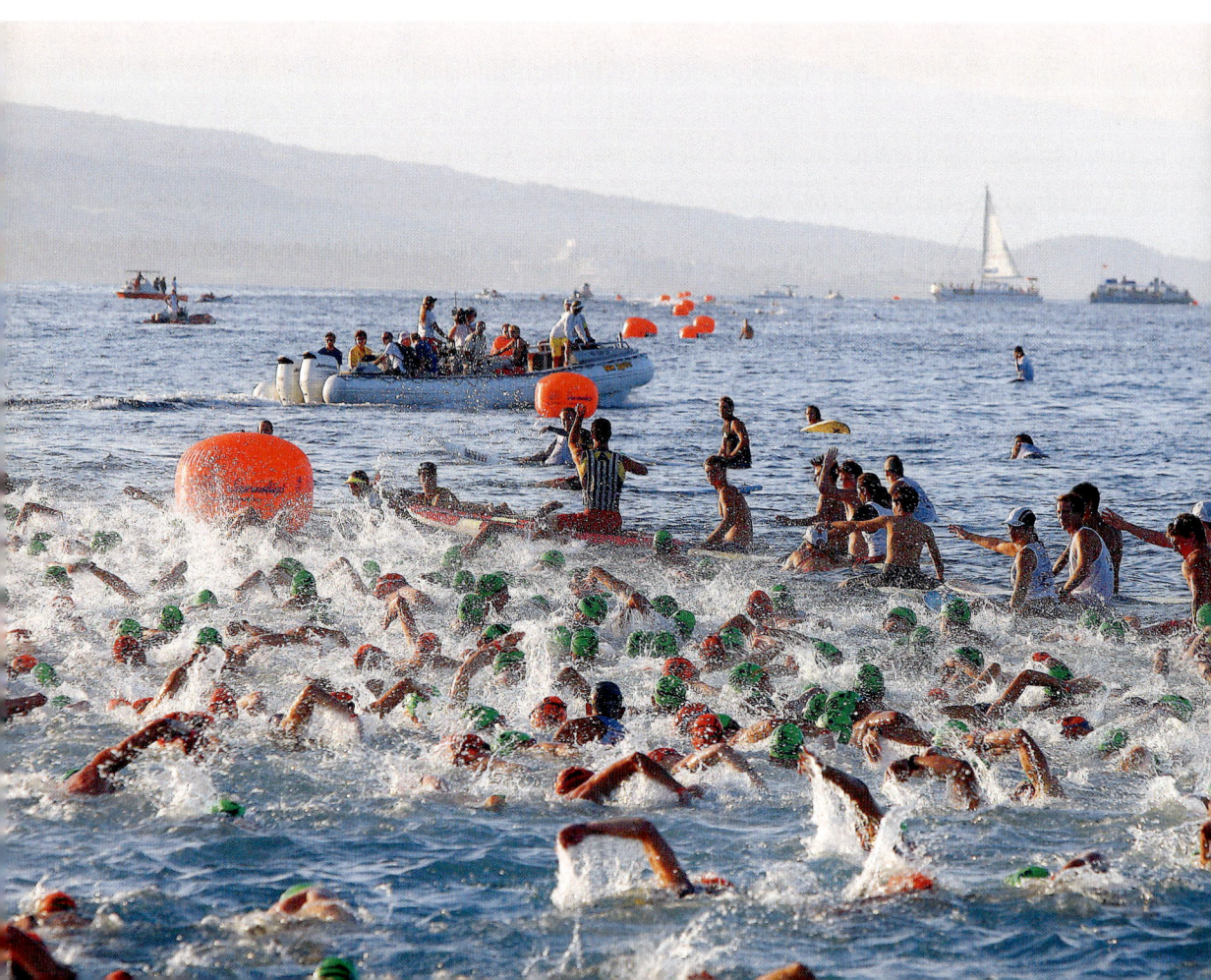

Da äußert sich einer der ganz Großen, übrigens ein ungewöhnlich höflicher und liebenswürdiger Hawaii-Sieger, Norman Stadler:

»Sie können irgendwo auf dieser Welt einen Ironman organisieren, zwei Stunden später ist der ausgebucht. So etwas gibt es in keiner anderen Sportart.«

Stadler irrt: Das Beispiel New York Ironman beweist, dass der Wettkampf bereits nach elf Minuten ausgebucht sein kann. Gebucht von 2500 Teilnehmern. Menschen, die mit Lust, Angst, Leidenschaft und Bangen starten im Hudson River und ins Ziel taumeln in Manhattan. Für 895 Dollar Anmeldegebühr.

Aber täuschen Sie sich nicht. Triathlon ist nicht Marathon. Triathlon ist nicht nebenbei. Triathlon wird Lebensstil, unausweichlich. Originalton Norman Stadler: »Triathlon ist kein günstiger Sport. Eine Ausrüstung kostet schnell 10 000 Euro. Hinzu kommt, dass fast der Jahresurlaub für Trainingscamps und Wettkämpfe draufgeht. Die Familie muss da schon mitspielen. Nicht umsonst hat ein US-Magazin mal die Zeile auf dem Titel gehabt: ›Wie trainiere ich für einen Triathlon, ohne geschieden zu werden?‹«

Ach was. Umdrehen. Familie mitnehmen. Wenn Sie wüssten, wie das längst praktiziert wird: Bub, fünf Jahre, spielt Fußball. Mutter trainiert am Spielfeldrand auf dem aufgebockten Fahrrad. Na und? Fernsehen grundsätzlich auf dem Heimtrainer. Laufen, selbstverständlich mit dem Baby-Jogger, einem Dreirad fürs Kleinkind. Das wird laufend geschoben. Und schwimmen? Endlich kümmert sich Papa einmal. Nimmt die Kinder mit ins Bad.

Die ersten Miniwettkämpfe machen einfach nur Spaß. Die olympische Distanz (Dauer 2,5 Stunden) tut einfach nur weh. Der Mythos beginnt beim Ironman. Den ich den verlängerten Badeurlaub nenne: 3,8 km Schwimmen, 180 km Radfahren, 42,2 km Laufen. Falls das dann noch geht. Und wissen Sie, was?

Es geht noch. Im Gegenteil: Man fühlt, erlebt, genießt Welten, von denen man vorher nichts wusste. Man durchbricht Mauern, deren Existenz man bis dahin nicht kannte. Nennt man Transzendenz.

Ironman ist gelebter Mythos. Funktioniert nur mit Meditation.

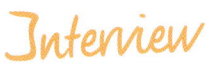

Bist du noch normal?

Marcel Heinig lief den Weg vom Couch-Potatoe zum Extremsportler

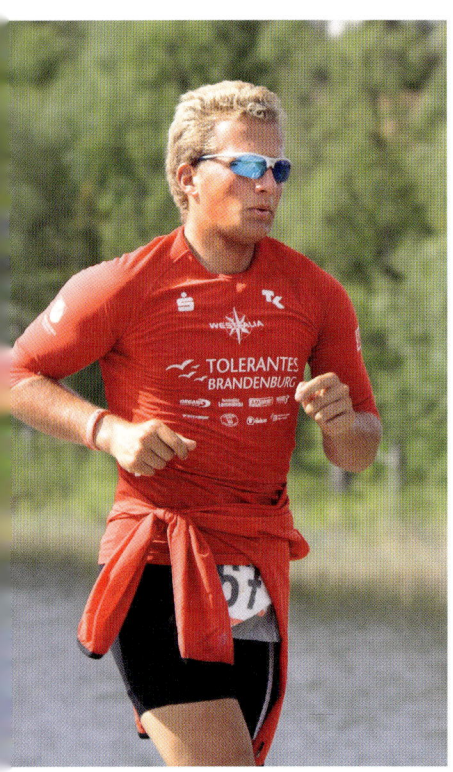

Marcel Heinig schwänzte als Jugendlicher gerne die Sportstunden in der Schule. Übergewichtig blamiert er sich als Soldat auf den ersten Orientierungsläufen, er ist langsam, kurzatmig, ohne Kondition. Was als Qual beginnt, mündet in die Chance seines Lebens: Das Laufen wird zu seiner großen Leidenschaft. Der studierte Wirtschaftsingenieur verliert 30 Kilo, absolviert insgesamt 126 Marathons, 50 Ultramarathons, 47 Ironman-Distanzen. Und mit 27 wird der Cottbuser der erste deutsche Weltmeister im zehnfachen Ironman – dem längsten Triathlon der Welt. Das Laufen bedeutet für Marcel die Chance, Grenzen auszutesten und etwas Neues über sich zu erfahren. Dafür kann ihm eine Idee gar nicht verrückt genug sein: Er absolviert einen Marathon bei 100 Grad Temperaturunterschied, läuft 42,2 km in kleinen Kreisen in einer Klimakammer, während die Temperatur von minus 45 auf plus 55 Grad ansteigt. Sieben Stunden braucht Marcel für diesen Extremlauf – und stellt einen neuen Weltrekord im Marathon auf. Den sieht er mittlerweile auch als ›Urlaub‹.

Warum läufst du?

Dafür gibt's zwei Gründe. Zum einen ist das Laufen die effizienteste Sportart für mehr körperliche Vitalität und mentale Ausgeglichenheit. Laufen bedeutet aber auch, mich an der frischen Luft ohne Technik-Smog zu bewegen, den Tag und die Natur erwachen zu sehen und mir fern vom Alltag Gedanken zu machen, die ich mir sonst nicht machen würde. Laufen ist ein Termin mit mir selbst. Laufen kann man überall und zu jeder Tageszeit, egal, wie alt man ist.

Wie viele Laufschuhe verbrauchst du pro Jahr?

3500 Kilometer pro Jahr verschleißen drei bis vier Paar Schuhe.

Macht Laufen süchtig?

Nein. Ich kann mir durchaus ein Leben ohne Laufen vorstellen. Allerdings hätte ich Angst, Lebensqualität einzubüßen. Ich erinnere mich noch an mein Leben vor dem Laufen – Kein-Bock-Mentalität und 30 kg mehr auf den Hüften. Da möchte ich nicht wieder hin, lieber laufe ich.

Wie ernährst du dich?

Du bist, was du isst. Allerdings widersteht man Versuchungen nicht ohne Versuchungen. Das heißt für mich, 80 Prozent gesunde Ernährung für eine gute Vitalität und 20 Prozent Schlemmereien für die Seele. Ich habe festgestellt, dass meine mentale Stabilität im Wettkampf viel wichtiger ist als ein ausgefeilter Ernährungsplan.

Knurrt nach so vielen Marathonkilometern noch der innere Schweinehund?

Klar! Der ist und bleibt groß – auch nach 299 absolvierten Marathons. Den 300. werde ich übrigens in Istanbul laufen. Mir fällt kein Wettkampf in den Schoß, jeder Lauf bedeutet jedes Mal harte Arbeit.

Was treibt dich zum Laufen an?

Die Frage: Kann ich das auch? Hält mein Körper aus, was andere Läufer schon geschafft haben? Allerdings hat sich meine Einstellung zum Extremlaufen verändert. Nach dem letzten Ironman habe ich gespürt: Das ist es mir nicht wert. Ich riskiere jedes Mal Verletzungen, die ich vielleicht lebenslang behalte. Ich möchte meinen Körper nicht ruinieren. Und mein Privatleben auch nicht. Ich melde mich jetzt noch für fünf bis zehn Läufe pro Jahr an. Den Marathon sehe ich nicht mehr nur als Wettkampf, sondern auch als eine Art Urlaub. Ich bleibe auch meist ein paar Tage länger vor Ort, treffe Freunde und erkunde die Gegend.

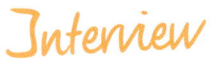

Macht Extrem-Laufen einsam?

Einzelsportarten bringen immer Alleinsein mit sich. In Höchstleistungsphasen musste
   ich 25 bis 30 Stunden pro Woche trainieren. Aber wie gesagt, das hat sich geändert.
   Das Ego-Programm ist nix für mich. Ich gehe jetzt lieber sonntags eine Stunde mit
   meiner Freundin laufen, statt vier Stunden allein zu trainieren.

Ist Laufen gleich Meditation für dich?

Meditation bedeutet für mich nichts anderes als Konzentration. Im Alltag fällt es einem
   schwer, sich zu konzentrieren, da gibt's zu viel Ablenkung. Aber beim Laufen klappt
   das prima, sich ganz auf eine Sache zu konzentrieren.

Wendest du Meditationstechniken an?

Nein, die Konzentration stellt sich automatisch ein, wenn ich längere Strecken laufe,
   dafür braucht es keine Technik. Man kennt das auch vom Wandern, wenn man lange
   geht, ohne zu sprechen, oder von einer langen Autofahrt ohne Beifahrer. In der Wiederholung des immer Gleichen bekommt der Geist plötzlich Flügel.

Wie hilft dir diese Form der Konzentration in Wettkämpfen?

Sie hilft mir schon in der Vorbereitung. Wenn ich in dieser Bewusstseinsschicht bin,
   stelle ich mir immer wieder ganz konkret vor, wie ich den nächsten Wettkampf gewin-
   ne. Ich bin dann in einem hochkonzentrierten Zustand, vielleicht ist das eine Form
   von Meditation. Diese Momente kann man aber nicht erzwingen. Das klappt nur,
   wenn ich loslassen kann.

Marathon, Kilometer 30, du kannst nicht mehr: Welches Mentaltraining hilft jetzt?

Ich nehme Tempo raus und lege eine Pause ein. Ich könnte es mir auch leisten, zehn
   Kilometer spazieren zu gehen, ich habe ja sechs Stunden Zeit. Allein der Gedanke
   hilft schon, Stress rauszunehmen. Instinktiv weiß ich, dass es nach jedem Tal wieder
   bergauf geht – das habe ich inzwischen zigmal erlebt. Ich stelle mir auch vor, was
   mich im Ziel erwartet. Dieses Bild ist jedes Mal anders, es bedeutet aber immer:
   nicht weiterlaufen zu müssen.

Hast du konkrete Durchhaltestrategien?

Wenn ich ein Hoch habe, versuche ich die Energie nicht zu verballern, sondern aufzu-
sparen. Im Tief kann ich manchmal davon zehren. Das Wichtigste ist aber, sich im Tief
nicht zu sehr mit dem Aufgeben zu beschäftigen. Besser man denkt an etwas anderes,
egal was. Ich denke zum Beispiel gerne an meine Vorbilder und überlege, was die in
meinem Fall tun würden. Auch ein Yiannis Kouros, der den Weltrekord im 24-Stunden-
Lauf hält, hat ja nichts geschenkt bekommen. Das motiviert mich durchzuhalten.

Was war dein schlimmstes Erlebnis beim Laufen?

Eiskalter Regen ohne Regenschutz beim Swiss Alpine Marathon in Davos. Meine Jacke
war nicht imprägniert, blitzschnell wurde es durch Nässe und Kälte sehr ungemüt-
lich – ein Zustand, den man nicht ignorieren kann. Frieren raubt unheimlich viel
Kraft, lieber schwitze ich, habe Blasen an den Füßen oder Hunger. Irgendwann auf
dem Davos-Lauf wurden dann Mülltüten als Regencapes verteilt. Noch nie hat mich
der Anblick einer Mülltüte so glücklich gemacht!

Bist du noch normal?

Normal ist sehr relativ. Menschen sind erst durch ihre Vielfalt interessant. Wenn ich dazu
einen Beitrag leisten kann, umso besser. Früher war ich ja auch nicht normal, nur im
negativen Sinn. Da habe ich den Unterricht gestört, lange Haare getragen usw. Ich
wollte dem Gesellschaftsbild nicht entsprechen. Heute mache ich das über den Sport.

Was hat dir das Laufen geschenkt?

Ich habe viel über mich und meinen Körper gelernt, indem ich von A nach B mit meiner
Kraft haushalten muss. Ich habe auch gelernt, meine Emotionen in Stresssituatio-
nen zu kontrollieren und zu steuern. Das hilft mir auch im Alltag. Das Laufen hat mir
gezeigt, was mir wichtig ist im Leben. Als Extremläufer musst du dein ganzes Leben
opfern. Das war es mir nicht wert. Ich möchte eine Beziehung führen, Freunde treffen, meine Eltern sehen, nebenbei studieren. Laufen stärkt das Selbstbewusstsein.
Der Körper dankt es mit einer tollen Ausstrahlung. Das ist auch ein gutes Gefühl.
Mehr über Marcel: www.marcel-heinig.de

Laufen ist die Pille, für die Sie ein Vermögen zahlen würden ...

Erfahren Sie etwas über das ewig junge Läuferleben, über

Running-Health, über Embodiment und Glück, über Flow –

und warum die Steinzeiternährung für Läufer die richtige ist.

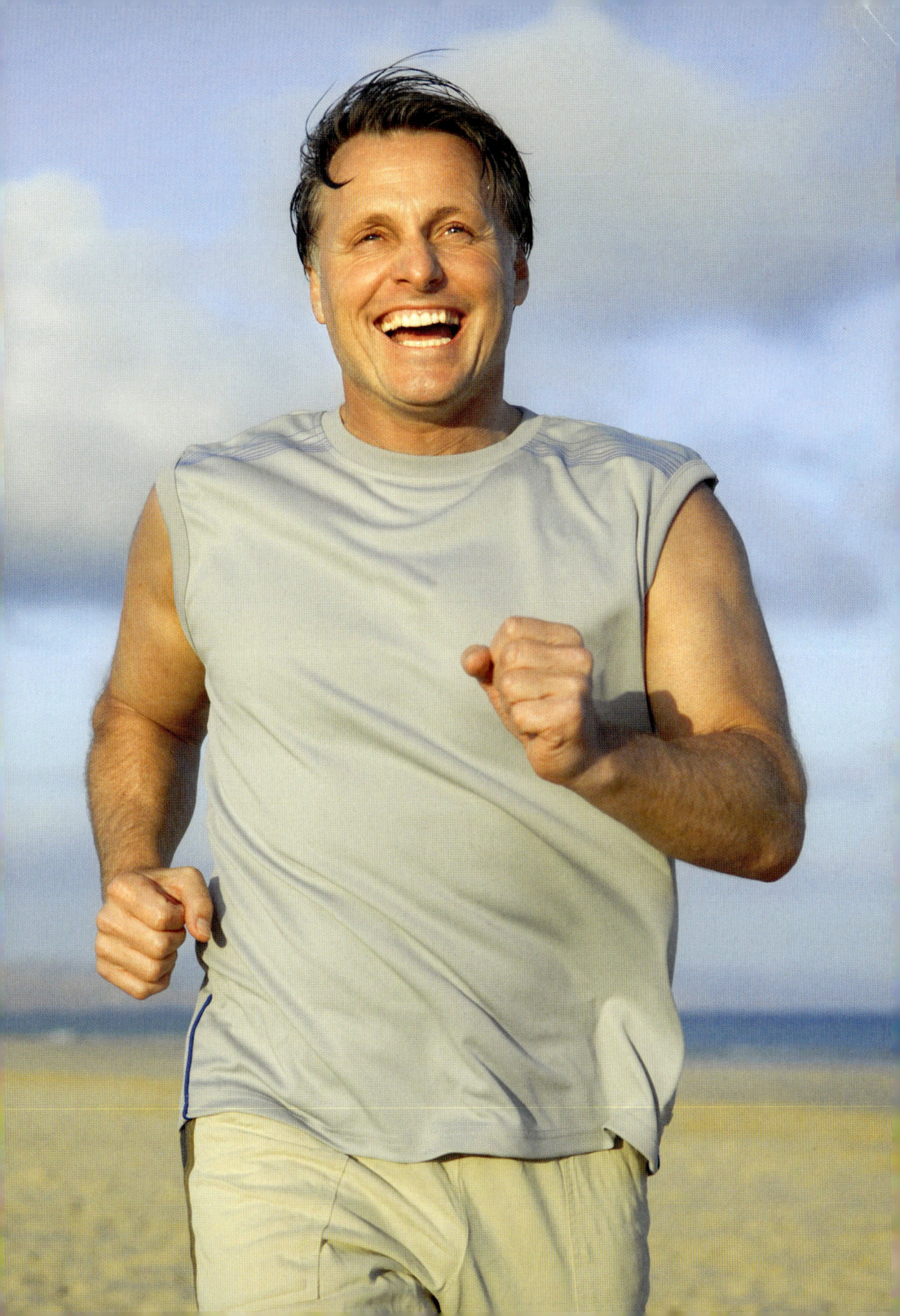

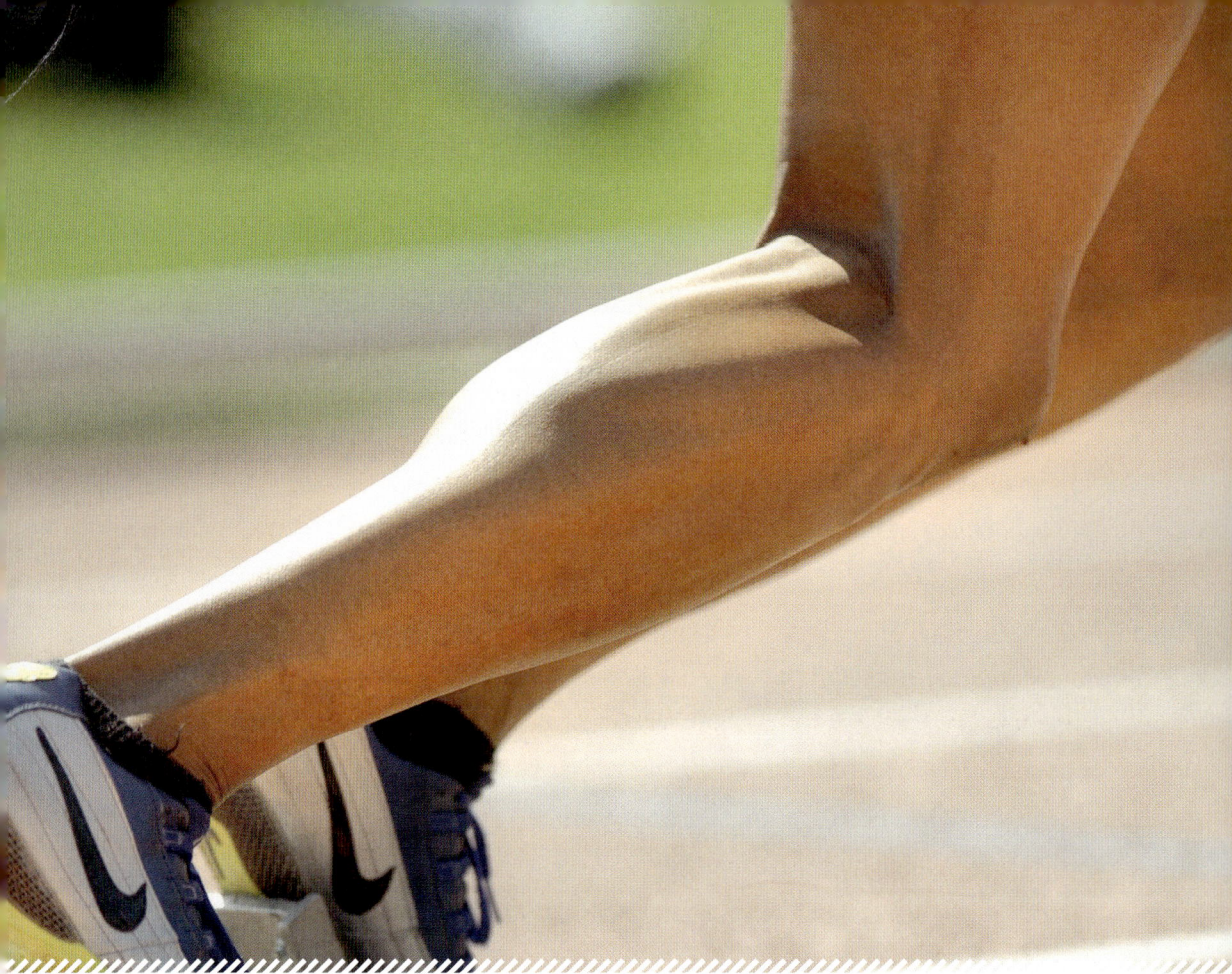

Kleine Läufer-Muskelkunde

Der Muskel spuckt Medizin aus – während Sie ihn bewegen. Und er macht glücklich – mit einem Koffer voller körpereigener Drogen. Und von Kopf bis Fuß tut er etwas für Ihre Klugheit, Energie, Schönheit, Fitness und ewige Jugend. Ist das nicht wunder-voll? Darum schenken Sie ihrem Muskel täglich bewegte Aufmerksamkeit.

Muskeln sind zum Tun da, der Körper will sich bewegen

Muskeln haben wir alle gleich viel – 640. Nur die Masse ist halt hie und da etwas unterschiedlich verteilt. Gehirnmasse haben wir auch alle gleich viel. Nur graue Substanz, davon haben Menschen, die meditieren, mehr – die sind also um einiges gescheiter, flexibler, emotionaler … Das war nur ein kleiner Versuch meinerseits, Sie für den folgenden Kurzbiologieunterricht ›Muskel‹ zu wecken.

Ein bewegter Muskel stärkt die Lunge. Wer sich regelmäßig bewegt, schickt mehr vom Lebenselixier Sauerstoff in den Körper. Er ermöglicht, dass wir uns rundum wohl fühlen. Ein bewegter Rücken kennt keinen Schmerz. Ein lockerer Nacken kein Kopfweh. Muskeltraining stärkt die Knochen, schützt weitaus besser vor Osteoporose als Medikamente. Es verhindert Sarkopenie: Der durch Faulheit verursachte Muskelschwund kann auch im hohen Alter durch Krafttraining rückgängig gemacht werden. Es bewahrt vor Arthrose: Wer die Muskeln bemüht, hält den Gelenkverschleiß auf. Und er mildert die Symptome einer Arthritis (entzündetes Gelenk).

Der bewegte Muskel macht ein leistungsfähiges Herz. Er stärkt das Immunsystem. Er lindert Depressionen. Besser als jedes Medikament. Er lässt den Stoffwechsel rundlaufen, verbrennt Fette im Blut und schützt vor Diabetes. Er hält den Kopf fit. Sorgt für Kreativität – und neue Datenautobahnen im Gehirn wachsen. Und er macht glücklich. Mit einem Koffer voll körpereigener Drogen. Namens Endorphine, Serotonin, ACTH, Noradrenalin …

Man muss halt nur eines tun: den Muskel bewegen. Und wer mich kennt, weiß, wie: leicht, locker, lächelnd – laufen. Und zweimal die Woche mit einem klugen Krafttraining stark machen.

Stets ist der Körper bereit, mit hundertprozentigem Muskeleinsatz zu reagieren. Zumindest, solange er als Massai im Busch lebt, solange er einem Triathleten wie Marcel Heinig (siehe Seite 48) gehört. Oder nicht älter als drei Jahre ist. Ein Kleinkindkörper ist perfekt. Ein Kind nutzt 100 Prozent seiner Muskeln. Tut alles mit seinem ganzen Körper. Nicht nur spielen, nicht nur laufen, es lacht auch vom Scheitel bis zur Sohle, mit der Stirn, den Zehen und Fingerspitzen. Das ist Leben.

Die Muskelmasse macht bei der Frau etwa 25 bis 35 Prozent des Körpergewichts aus, beim Mann 40 bis 50 Prozent. Ein gesunder, kraftvoller Körper besteht also nahezu zur Hälfte aus Muskelmasse. Ein kranker, müder Körper besteht zu 30 und mehr Prozent aus Fett. Und davor bewahrt nur ein bewegter Muskel. Bewegung ist Leben. Laufen ist Leben. Die Beinmuskulatur macht ein Drittel des Körpergewichts aus. Darum machen kluge Menschen seit Jahrhunderten Kniebeugen – und ganz Kluge gehen laufen. Denn Leben ist Bewegung. Bewegung ist Energie. Und ob ein Mensch sich täglich bewegt, ob er täglich läuft, das sieht man ihm an. Auch am Augenglanz.

Ein trainierter Muskel fasst sich an wie ein Gummiball; ein untrainierter wie Teig. Dadurch sehen Sie automatisch besser aus.

Werner Kieser, Schweizer Fitness-Unternehmer

Muss es denn ein Marathon sein?

Klar ist: Das Training für den Marathon fördert die Gesundheit. Der Marathonlauf selbst ruiniert sie. Das Institut für präventive und rehabilitative Sportmedizin der TU München fand heraus: Die 42,165 km stressen so, dass Herzmuskelzellen kaputtgehen, das Immunsystem so geschwächt wird, dass man sich in den Tagen danach leicht erkältet. Stammzellen im Blut sinken fast auf null. Also: Laufen Sie Ihren Marathon. Einen im Leben. Aber mit einem guten Doktor-Check vorneweg – und mit Vernunft. Laufen Sie ihn nicht verbissen mit Zeiten und Zielen im Kopf. Meditieren Sie ihn. Dann schadet er auch nicht, wenn Sie ihn einmal im Jahr laufen.

Ein bisschen Faser-Gefasel

Die Typ-1-Faser – die rote: Die braucht zwar länger, um sich zu kontrahieren, ist dafür aber nimmermüde. Die Typ-1-Faser lässt Sie laufend meditieren. Oder auch einen Marathon laufen.

Die Typ-2-Faser – die weiße: Agiert superschnell und kraftvoll – ist aber nur kurzzeitig belastbar. Die lässt Sie die Einkaufstasche heben, schnell vom Stuhl aufstehen, schnell sprinten. Davon hatte Carl Lewis 90 Prozent. Von beiden Typen haben wir jeweils etwa 50 Prozent. In der Regel. Wir können uns mehr von dem einen oder dem anderen Muskelfaser-Typ züchten.

Der Zwischen-Typ: Intermediär-Fasern liegen zwischen heller und dunkler Muskulatur, sind schnell – aber ermüden nicht. Training verwandelt sie in die Typ-1- oder Typ-2-Fasern.

Das Typ-2-Faser-Training ist das Krafttraining. Die Muskulatur eines Gewichthebers oder Sprinters kann bis zu 90 Prozent aus schnell zuckenden Fasern bestehen. Sie bedienen sich aus dem schnellen Energietank, verbrennen hauptsächlich Zucker ohne Sauerstoff. Schnell zuckende oder ›weiße‹ Muskeln entwickeln starke Kräfte. Die halten den Knochen jung und gesund. Sie ermüden aber sehr schnell, denn das ohne Sauerstoff, anaerob gewonnene ATP ist nach zehn Sekunden Höchstleistung ›verfeuert‹.

Das Typ-1-Faser-Training ist das Ausdauertraining. Die langsam zuckende Muskulatur des Langstreckenläufers wird auch ›rote‹ Muskulatur genannt, weil sie viel rotes Myoglobin enthält, das den Sauerstoff transportiert und speichert. Diese Muskelfasern verfügen auch über einen reichen Schatz an Kraftwerken, an Mitochondrien. Sie verbrennen vor allem Fettsäuren zu ATP. Fettverbrennung dauert etwas länger, die Muskeln bewegen sich gemächlicher, können aber über Stunden ihr Leistungsniveau halten.

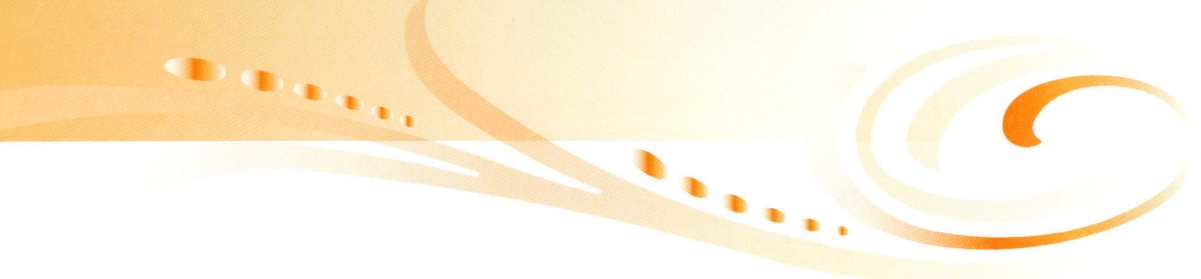

Die Medi-Wunder des Laufens

Gehirn: Die Durchblutung steigt an. Macht wach und kreativ. Es bilden sich neue Nervenzellen und mehr Verknüpfungen. Die geistige Leistungskraft steigt an. Nervenzellen schütten Endorphine aus, die machen gute Laune.

Schilddrüse: Sie bildet mehr ihrer Hormone Thyroxin und Trijodthyronin. Wir fühlen uns engergiegeladen – und der Stoffwechsel verbrennt mehr Energie. Auch danach, auch auf dem Sofa.

Bauchspeicheldrüse: Sie reguliert den Insulinhaushalt runter. Die Zellen reagieren wieder besser auf Insulin. Zucker wird vermehrt in die Zellen transportiert, Blutzucker sinkt. Nichts schützt effektiver vor Diabetes.

Herz: Der Herzmuskel wird dicker, arbeitet ökonomischer. Schlägt für ein längeres Leben. Es nimmt statt ¾ Liter Blut (untrainiert) einen ganzen Liter auf. Versorgt den Körper also mit 40 Litern Blut pro Minute, indem es 120-mal schlägt und nicht 150-mal, wie beim Untrainierten.

Leber: Sie mutiert zum besseren Zuckerverwalter. Die trainierte Leber bunkert mehr Zucker (Glykogen) und schickt es bei Bedarf – Sprint & Co. – schneller ins Blut. Macht uns leistungsfähiger.

Lunge: Läufer atmen weniger, dafür viel tiefer. Die Lunge fasst statt 0,5 Liter bis zum Fünffachen. Nach acht Wochen regelmäßigem Laufen kann die Lunge 25 Prozent mehr

Sauerstoff aufnehmen, da das Trainings-Adrenalin die Atemwege weit macht. Davon profitiert das Gehirn, das Herz, der Muskel ...

Geschlechtshormone: Laufend erhöht sich das Testosteron. Das Hormon der dynamischen, aktiven Männer – und Frauen. Stimuliert Muskelaufbau – und somit Fettabbau.

Blut: Die Fließeigenschaft verbessert sich, die Blutmenge erhöht sich von sechs auf acht Liter, mehr rote Blutkörperchen transportieren Sauerstoff in die Organe.

Immunsystem: Wer drei Monate läuft, langsam, locker, lächelnd, lässt die Zahl der Killerzellen stark ansteigen. Läufer sind seltener krank. Wir sprechen hier von Schnupfen und Krebs.

Bewegungsapparat: Osteoblasten, die Knochenaufbauer, machen den Knochen dicht und fest, schützen vor Osteoporose. Muskeln und Sehnen werden dicker und elastischer, die Gelenke stabilisiert und vor Verschleiß bewahrt.

Muskel: Mehr Fasern sind aktiv – 90 statt 60 Prozent. Es bilden sich sechsmal mehr Mitochondrien – unsere Energiekraftwerke.

Fettgewebe: Läufer verbrennen mehr freie Fettsäuren. Den ganzen Tag. Das baut Fettpolster ab.

Gefäße: Blutzucker und Blutfettwerte sinken. Das gute HDL-Cholesterin steigt an, LDL sinkt, das Arterioskleroserisiko verringert sich – und das für Herzinfarkt auch.

Stresshormone: Läufer haben einen wesentlich geringeren Cortisolspiegel als Untrainierte. Da Laufen stressresistenter macht, kippt die Nebenniere diesen Altmacher auch nicht mehr so häufig ins Blut.

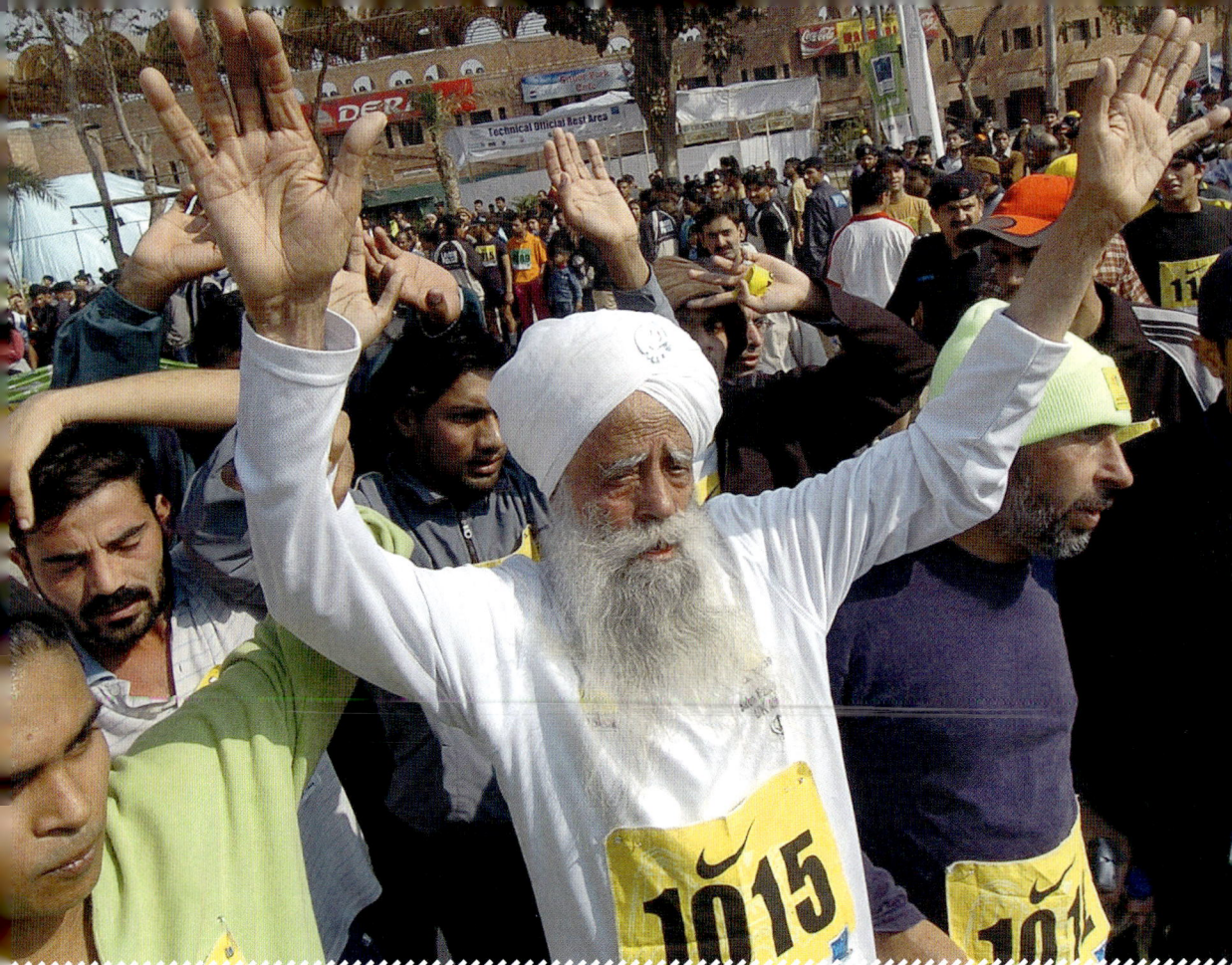

Schritt für Schritt Forever Young

»Sobald ich mit dem Laufen aufhöre, werde ich sterben«, sagt der Tornado mit dem Turban. Im Oktober 2011 sicherte sich der Inder Fauja Singh den Titel: der älteste Marathonläufer der Welt. Wie schafft er das? Er sagt: »Ich habe einen fitten Körper. Und ich laufe in Demut und in Liebe für die Schöpfung.« Klar, auch Fauja Singh meditiert seinen Marathon.

Die höchste Population an über 100-Jährigen …

… findet man im Hochland Sardiniens. Dort kommen 135 Hundertjährige auf eine Million. Bei uns sind es 80. Und warum werden die alle so alt? Das ist gar nicht die Frage! Die wichtigste Frage ist, warum laufen die noch mit über Hundert auf den Berg, hüten Schafe, hacken Holz, sind körperlich und geistig fit?

Sind das die Gene, die die Insulaner so robust machen? Oder eine intakte Umwelt, stressfreies Dasein, stabile Bande der Familien oder dass sie sich von Obst und Gemüse aus dem eigenen Garten ernähren, Schafsmilch trinken und Omega-3-Käse essen …

Forever Young heißt nicht: multimorbid

Bei uns feiern auch jedes Jahr 300 Leute mehr ihren hundertsten Geburtstag. Na ja, feiern kann man das nicht immer nennen. Multimorbid nennt man das Dahinvegetieren. Krank auf allen Kanälen. Die Medizin lässt sie lang leben. Nur: Der Lebensstil hat halt die Lebensqualität vermasselt. Jeder zweite Neunzigjährige hat bei uns eine Demenz. Ab 30 verliert man jedes Jahrzehnt 3,5 bis 5 Prozent der Muskulatur. Ab 60 geschieht das noch rascher. Jeder Zweite über 80 leidet unter Sarkopenie, Fleischarmut. Kritischem Muskelverlust. Mit 90 sind dann die Muskeln so schwach, dass man nicht mehr aus dem Bett kommt – und das Gehirn so dumm, dass man das, dem Herrgott-sei-Dank, nicht mehr mitkriegt …

Das nenne ich nicht Forever Young. Forever Young sind für mich die schafhütenden Sarden und die glücklichen Alten auf der Insel Okinawa – die ältesten Japaner. Sie essen Seegras, Fisch, Meeresfrüchte, Tofu, Gemüse. Sie essen Omega-3. Sie würzen mit Chili, Ingwer und Kurkuma. Sie essen nicht: Brot, Milchprodukte.

Eine lebensverlängernde Regel lautet: Hara hachi bu. Stopf dich nicht voll. Füll den Magen nur zu 80 Prozent. Eine weitere: Beweg dich. Die Forscher haben ihnen Schrittmesser umgeschnallt und festgestellt, dass die Alten doppelt so viel gehen wie die Jungen. Und die machen Karate, spielen Torball und tanzen. Auf Okinawa fließt das

Schauspieler **Heikko Deutschmann** (hat drei Paar Laufschuhe im Schrank) auf die Frage

Warum sollte man auf keinen Fall laufen?
»Weil zunehmende Gesundheit zu höherem Alter und damit zu erhöhter Belastung der Rentenversicherung führt. Wenn alle laufen, müssen wir wahrscheinlich bis 70 arbeiten (was wiederum ungesund ist).«

Blut durch saubere Adern. Die kennen keinen Herzinfarkt, kein Diabetes. Auch in Loma Linda in Kalifornien leben viele alte Menschen. Und zwar Adventisten. Anhänger einer Freikirche, die schon im 19. Jahrhundert Gesundheit predigte. Kein Alkohol. Kein Nikotin. Körperliche Ertüchtigung. Kein fettes Essen. Kein Kaffee. Einen dieser Adventisten kennen Sie. Steht auf ihren Frühstücksflocken. John H. Kellog. Das Zeugs in der Schachtel drin würde er heute nicht mehr essen.
Was haben all diese Hundertjährigen auf Sardinien oder Okinawa und Loma Linda gemeinsam? Sie sind gesellig. Sie essen gesund und natürlich – und sie sind aktiv, aktiv, aktiv. Und sie sind meditativ. Beim Schafehüten, beim Kampfsport und beim Beten.

Alter ist etwas, an das man in der Jugend nicht glaubt und von dem man im Alter überrascht wird.

Hermann Kesten, Schriftsteller

Bloß nicht zu langsam

Welches Tempo ist das richtige? Tja. Das fühlen Sie. In jedem Fall schleichen Sie nicht herum. George Clooney gibt doch glatt folgendes Statement von sich: *»Je langsamer wir uns bewegen, desto schneller sterben wir. Vertut euch nicht: Bewegung ist Leben.«* Und das von einem Filmschauspieler. Der weiß was. Der liest medizinische Fachzeitschriften. Zum Beispiel JAMA 2011;305:50. Dort fand sich bei 35 000 Menschen über 65, also Senioren, in neun Studien ein eindeutiger Zusammenhang zwischen Gehgeschwindigkeit und Lebenserwartung.

Und das wird präzisiert: Männer, die sich in höherem Alter kaum noch bewegen, hatten nur noch mit acht Lebensjahren zu rechnen, für flott ausschreitende Frauen, die es beim Gehen auf mindestens 5,7 Stundenkilometer bringen, errechnete sich eine Lebenserwartung von 108 Jahren.

Dahinter steckt die Annahme, dass ein langsamer Gang bei Senioren ein Indikator der Gebrechlichkeit sei und damit eine gute Prognose über die Lebensdauer zuließe. Genial.

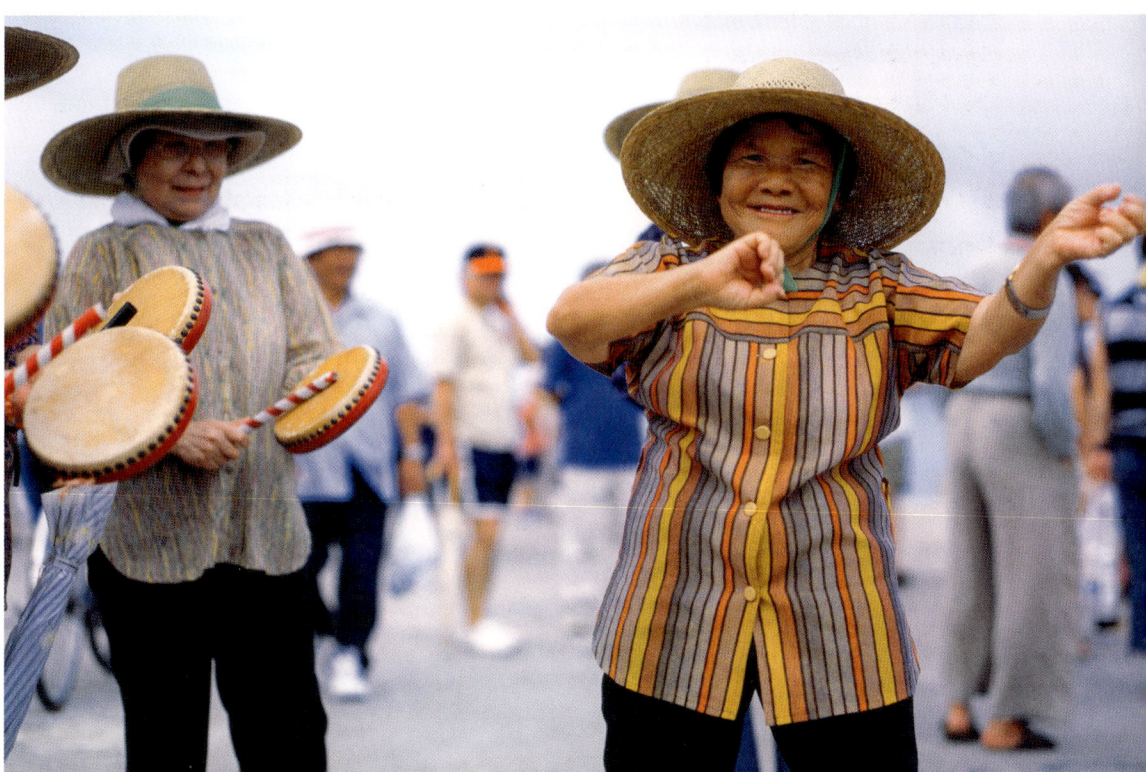

Leuchtet ja unmittelbar ein. Wissen Sie, woran ich da denke? An Sie. An Sie alle, die Sie 30 oder 40 Jahre alt sind. Und einen Marathon laufen.

Da sehe ich Sie immer ganz hinten. Zaghaft. Voll Angst und Respekt. Wie Sie innerlich eigentlich schon aufgegeben haben. Wie Sie die ersten Kilometer ›sich selbst verraten‹. Sich gar nichts zutrauen. Sich selbst als alt, gebrechlich einstufen.

Kurz und gut: Sie laufen viel zu langsam los. Schleichend, schleppend, bewusst gebremst. Und ahnen gar nicht, was Sie damit Ihrem Körper sagen. Welches Programm Sie da in Ihrem Gehirn einschalten.

Das ›Ich-tauge-nichts-Programm‹. Das haben Sie oft leider auch in dem Marathon, der Leben heißt. Stimmt nicht. Sie können alles. Wachen Sie auf! Der langsame Gang ist der Gang zum Grab. Lassen Sie das!

Laufend ein Blick in die Forschung ...

Anti-Aging I: Wer gesund altern will, braucht fünf Stunden Bewegung pro Woche. Ich verordne eine Stunde Krafttraining, vier Stunden Ausdauertraining.

Fünf Studien, die in den ›Archives of Internal Medicine‹ erschienen sind, zeigen: Gesund altern ist möglich, man muss nur anfangen, sich zu bewegen. Und die beste Nachricht: Dafür ist es nie zu spät. Bewegung reduziert das Risiko, chronisch zu erkranken, um 50 Prozent. Der Rest machen dann Meditation und eine gesündere Enährung!

Anti-Aging II: US-Forscher von der Harvard School of Public Health in Boston untersuchten in der Nurses Health Study über 13 500 Frauen: Die Forscher interessierte, wie viel sich die Frauen zu Beginn der Studie bewegten – und wie viele davon in den folgenden 14 Jahre gesund alterten, also keine der zehn häufigsten chronischen Krankheiten entwickelten, geistig und körperlich fit blieben. Heraus kam: Nur zehn Prozent der Frauen wurde gesund alt. Die doppelte Chance hatten die, die sich viel bewegten, fünf Stunden die Woche.

Anti-Aging III: DHEA, Melatonin, Wachstumshormon, Testosteron heißen die sprudelnden Euro-Quellen der Anti-Aging-Praxen. Dort sitzen ältere Herren mit grauen Schläfen, müdem Lächeln, Hüftgold um den Bauch und wollen die Lifestyle-Pille, die fit macht,

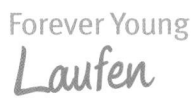

das Altern ausbremst, das Herz schützt, den Bauch wegschmilzt, die Libido wieder-
bringt. Schlucken Sie keine Pillen! Ich kann Ihnen drei Dinge nennen, die hervorragend
erforscht sind und keine üblen Nebenwirkungen haben: Laufen, Meditieren und Sex.
Laufen Sie täglich 30 Minuten, meditieren Sie. Und geben Sie der Liebe eine Chance.
Dann können Sie die Pillen bei der Annahmestelle für Chemiemüll abliefern. Dann produzieren Sie selber Anti-Aging-Hormone.

Vermächtnis eines Lesers

Weil man einem Arzt, also mir, ja grundsätzlich doch nichts glaubt, zitiere ich
einfach. Zitiere ich aus der heutigen Post. Wahllos herausgegriffen drei winzig
kleine Kurzberichte. Jeder einzelne aus Sicht der Schulmedizin verblüffend.

1. Habe jetzt 15 Kilo abgenommen, von 98 auf 83 Kilogramm. Ganz einfach
ohne Mehl und Zucker. Und jetzt ist meine Allergie weg und, noch wichtiger,
mein schlimmes Asthma. Einfach weg. Ich kann's kaum glauben. Mit 40 hab
ich mich nicht so gut gefühlt wie jetzt mit 70.

2. Ich laufe nun seit 12 Jahren auf dem Vorfuß, wie Sie es sagen (und wofür
man Sie kritisiert) – trotz hohem Körpergewicht habe ich nie eine Verletzung
am Bewegungsapparat davongetragen – niemals bei Vorfußlauf. Beim Abrollen
über die Ferse allerdings: Achillessehnenreizung!

3. So nebenbei, mir geht es blendend! Mein Lebensgefühl ist ein ganz anderes. Kein Wunder, habe ich doch Testosteron beinahe verdreifacht. Kaum Nervosität, aber Gelassenheit und, ich würde sagen, Überlegenheit. Oft gehen mir
die Taten und Gedankengänge der anderen zu langsam … Manchmal beinahe
etwas zu aggressiv, aber das wird noch.

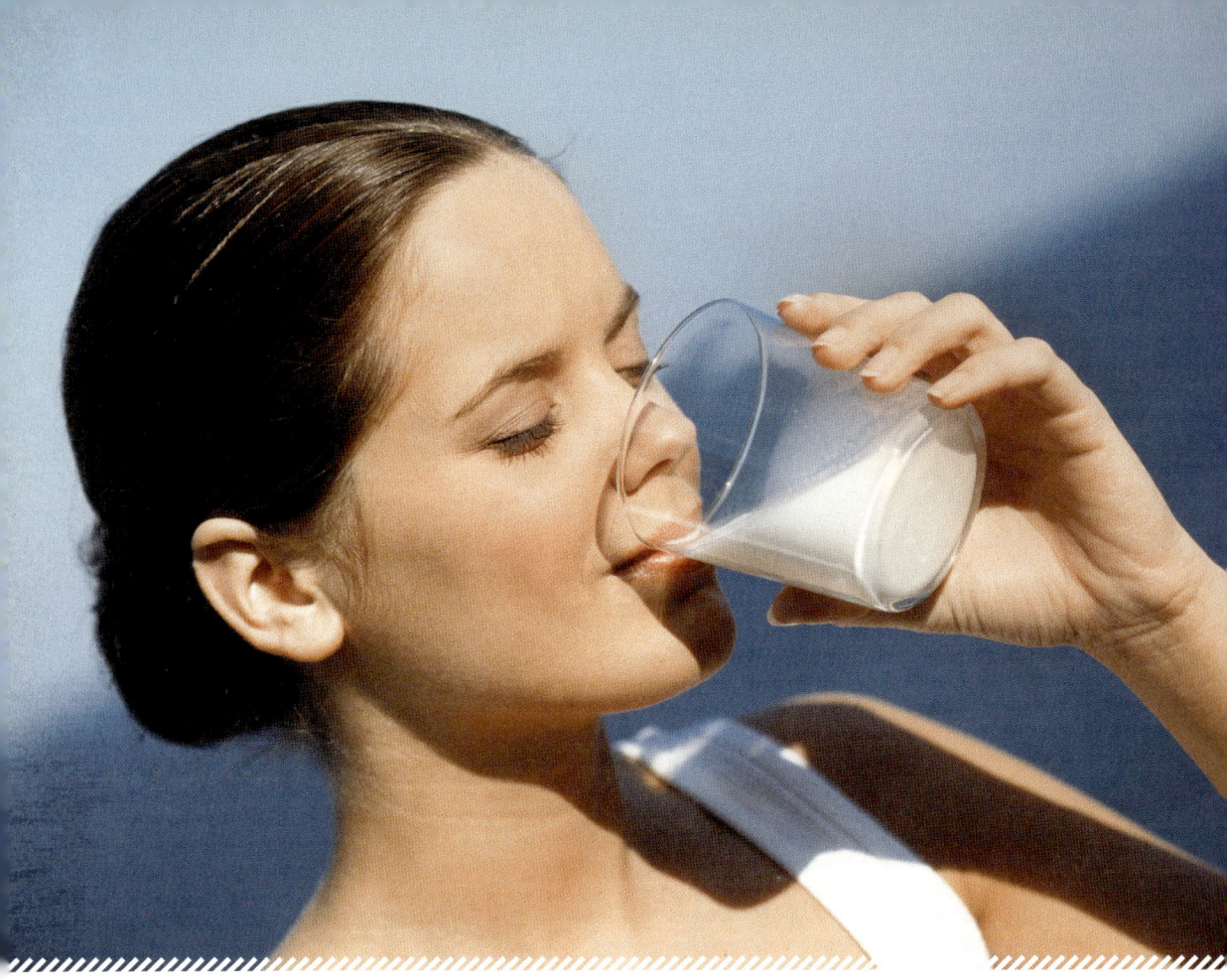

Für immer schlank: Mammutkeule & Nüchternlauf

Speck verschwindet nicht. Aber er verbrennt. Im Muskel. Dann, wenn Sie sich ausdauernd bewegen. Und das Beste daran: Auch, wenn Sie auf der Couch liegen. Wenn Sie sich klug bewegen – ohne antreibendes Ziel im Kopf. Noch besser, wenn Sie dazu noch meditieren. Und morgens mal nüchtern laufen.

Bestes Schlankmittel: Laufschuhe auf Rezept

Unsere Vorfahren hatten kein Problem mit dem Übergewicht. Homo sapiens bekam einfach nix zu essen, rannte er nicht seiner Beute hinterher. Er lief täglich. Er verbrannte das Fett aus der Mammutkeule. Und keine Nudel, kein Brot, keine Kartoffel stoppte seine Lipolyse. Seine Fettverbrennung.

Weil nur neun Prozent der Deutschen (Österreicher, Schweizer ....) das tun, was in Ihren Genen steht, nämlich täglich laufen, breitet sich eine chronische Krankheit epidemieartig aus, wuchert über Bäuche, Schenkel und Hüften. Jeder Zweite leidet unter Übergewicht (60 Prozent der Männer, 43 Prozent der Frauen). Keine Diät, wirklich keine kann daran etwas ändern. Doch die Lösung des Problems ›Nationales Übergewicht‹ wäre so einfach: Laufschuhe auf Rezept. Weiß heute auch die Wissenschaft.

Einfach herrlich, was die Wissenschaft heut alles weiß. Ich habe zunehmend Respekt, bin zunehmend stolz auf die Medizin. Die Welt der Medizin. Der wissenschaftlichen Medizin. Im Gegensatz zur Schulmedizin. Die beweisbar in wesentlichen Punkten auf dem Niveau Mittelalter verharrt. Und als modern, als Fortschritt uns nur die Chemie anbieten kann, der sie sich mit Haut und Haaren verkauft hat. Wenn Sie mir diese meine deutliche Meinungsäußerung verzeihen.

Die wissenschaftliche Medizin erklärt uns sogar die merk-würdige Beobachtung, dass wir die Krankheit Nummer eins auf diesem Globus, nämlich das Übergewicht, zwar immer bekämpfen können durch die hochmoderne Einsicht ›Zucker stoppt die Fettverbrennung‹, dass es aber dennoch in der Praxis gewaltige Unterschiede gibt.

Dass manche von Ihnen mit dieser Methode – null Kohlenhydrate – nur ein Kilo pro Woche, andere wiederum in der gleichen Zeit zehn Kilo verlieren. Und zwar nicht Gewicht, sondern Fett verlieren. Eine völlig andere Aussage. Mit anderen Diäten verliert man nämlich nicht Fett, sondern Muskeln. Und das Ergebnis sehen Sie dann kurze Zeit später. Nennt sich spielerisch Jo-Jo-Effekt.

Weshalb also diese Unterschiede? Warum einer ein Kilo, der andere zehn? Der zentrale Begriff, der das erklärt, heißt hier Betaoxidation. Heißt Fettverbrennung in Ruhe. Also die Fähigkeit Ihrer Muskulatur, Fett zu verbrennen, wenn kein Zucker zur Verfügung steht. Und da gibt es tatsächlich dramatische Unterschiede von Mensch zu Mensch. Leider.

Diese Unterschiede werden erforscht. Kann ich nur lächeln. Da muss ich nichts mehr erforschen. Die Abhilfe heißt Bewegung.

Wird der Muskel bewegt, erhöht er dramatisch seine Betaoxidation, also die ›resting fat oxidation‹. Auf Deutsch: die Fettverbrennung auf der Couch. Kennen Sie, wenn Sie meine Bücher lesen, auch unter Nachbrenneffekt. Bewiesen in: J Appl Physiol Sept 2008, 10; Diabetes, Sept. 2003, 92; J Physiol, Okt. 2009, 587; AJP-Endo, April 2008, 294. In der letztgenannten Arbeit wird gezeigt, dass bereits zehn Tage Bewegungstraining die Fähigkeit der Muskulatur, Fett zu verbrennen, um den Faktor 2,6 (also um 260 Prozent) steigern.

Ist das nicht herrlich? Wird Ihnen da nicht leicht ums Herz? Fühlen Sie sich da nicht bestätigt? Sie, der tägliche Läufer? Oder Sie, der Sie das tägliche Laufen in Ihr Leben integrieren wollen? Da Stress genauso wirkt wie Kohlenhydrate.

Übergewicht wird abgebaut, Fett wird verbrannt, wenn genug Eiweiß im Körper ankommt. Massiv beschleunigt wird dieser Effekt durch tägliche Bewegung – 260 Prozent! Wenn, sorry, jetzt kommt das WENN: Sie diesen Prozess nicht ständig abbrechen, dadurch, dass Sie Kohlenhydrate essen.

Wissenschaftliche Medizin. Die Praxis in Deutschland? *Wenn Sie schlank werden wollen, essen Sie bitte mehr Kohlenhydrate.* Sagt die staatliche DGE. Nun ja. Jedem das Seine.

Und nun noch ein Schlusswort dazu: Natürlich darf die Betaoxidation nicht durch Stressstoffwechsel gestört werden. Stress wirkt genauso wie Zuckerwasser. Steigt der Blutzucker an, kommt der Heißhunger, sperrt Fett in der Fettzelle ein, stoppt die Betaoxidation ... darum müssen Sie noch eines tun, um schlank zu werden: meditieren.

Mein Geheimplan

»Jetzt reicht's!«, knurrt energisch die Ehefrau. Eine Geschäftsfrau. Eigene Firma. Mit einem gewichtigen Ehemann. Der zwar nur 130 Kilo auf die Waage brachte, aber doch glaubte, da müsse man was unternehmen. Zum Beispiel abnehmen. Nur ... das meinte er schon einige Jahre. Hat aber jetzt immerhin 5,5 Kilo geschafft. Mit Hilfe von Eiweißshakes, Kaffee, Rühreiern und Krabben. 5,5 Kilogramm bei gleichem Bauchumfang, wie die energische Dame mir mitteilte.

Frustrierend. Und drum meinte sie: »Jetzt reicht's« und bat mich um mein ... Geheimrezept für Verzweifelte. Für die unter Ihnen, die alles richtig machen, aber nicht abnehmen. Wenn Sie wüssten, wie oft ich diese Formulierung höre: Alles richtig – aber nicht abnehmen. Dann denk ich zum Beispiel an die gewohnte Flasche Wein abends. Ist ja bloß Wasser ...

Kurz und gut: Ich mag die Dame. Hab ihr also mein Geheimrezept verraten und bekomme doch prompt um 16:35 Uhr die Mail: »Nach Ihrem strikten Geheimrezept von sieben Tagen ohne alles hat mein Mann 10 kg weg. Er macht weiter ...«

Rekord. 10 Kilogramm in sieben Tagen. Der jetzige Rekord liegt bei zehn Kilo in zehn Tagen. Gefilmt vom ORF. Und für fünf Kilo pro Woche habe ich ja unzählige Ihrer Briefe bekommen. Das ist normal.

Ja, ja, ja, kommt ja schon. Das Geheimrezept. Ja, was glauben Sie, was ich die letzte Woche vor einem Ironman immer gemacht habe? Genau das: Eiweißpulver 6-mal 3 Esslöffel. In Milch, in Sojamilch, in Wasser. Ihre Wahl. Das war's. Sie zwingen damit Ihren Stoffwechsel zur Höchstleistung. Wirkt genauso wie der Bi-Turbo in Ihrem Auto.

Das Geheimnis Bewegungsdrang

Bewegung ist das Geheimnis schlanker Kinder. Ist das Geheimnis schlanker Tiere. Ist das Geheimnis schlanker Menschen. Die ziehen auch abends noch die Schuhe an und ...rennen los. Beneidenswert.

Bewegungsdrang kann man auch wissenschaftlich untersuchen. Hat Prof. Markus Stoffel getan. Am Institut für Molekulare Systembiologie in Zürich. Der nennt Bewegungsdrang wissenschaftlich Foxa2. Ein Protein. Ein sehr raffiniertes Protein, das bestimmte Gene überredet, zwei Eiweißstoffe im Gehirn zu bilden: MCH und Orexin. Sachen gibt's ...

Das Hübsche an diesen zwei Fremdwörtern ist, dass die im Gehirn Bewegungsdrang und Nahrungsaufnahme aktivieren. Ganz logisch: Erst wird gerannt, und dann wird gefressen. Und das wird laut Prof. Stoffel durch Foxa2 gesteuert. Wenn man's nur hätte. Foxa2 verschwindet dann, wenn Ihr Insulinspiegel ansteigt. Wenn Sie Kohlenhydrate essen. Selber schuld. Zucker, Kohlenhydrate unterdrücken also den Auslöser für Bewegungsdrang.

Glauben Sie mir, das habe ich nicht erfunden. Das ist publiziert in der berühmten Zeitschrift Nature am 03.12.2009.

Es kommt aber noch schlimmer: Bei fetten Mäusen findet man, dass dieses geniale Foxa2 ständig inaktiv ist, und zwar unabhängig vom Insulinspiegel, unabhängig davon, ob die fette Maus gerade Kohlenhydrate gefressen hatte oder nicht. Ob das auch für übergewichtige Menschen gilt? Na ...was glauben Sie? Und gleich die Gegenprobe: Da wurden Mäuse gezüchtet, bei denen Foxa2 ständig aktiv war. Das kann man. Und siehe da: Diese Tiere produzierten mehr MCH und Orexin und bewegten sich fünfmal mehr als normale Mäuse.

Der Mensch braucht Essenspausen, schließt Prof. Stoffel aus seinen Messungen. Dass er nicht sechsmal am Tag essen sollte. Damit sein Bewegungsdrang erhalten bleibt. Bei allem Respekt muss ich Prof. Stoffel korrigieren: Den entscheidenden Punkt hat er – wie so viele vor ihm – immer noch nicht verstanden. Es geht nicht um Essenspausen. Es geht um Kohlenhydratpausen. Es geht ums Insulin.

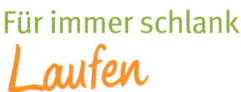

Essen dürfen Sie ununterbrochen. Eiweiß und Gemüse. Und erhalten sich Ihren Bewegungsdrang. Sie müssen nur auf Kohlenhydrate zwischendrin verzichten. Dann wären Sie ständig aktiv und voll Leben.

Bewegungsdrang. Etwas Herrliches.

Mammutkeule für den Muskel

Ernährungsmediziner fordern Studien. Immer noch mehr. Immer noch längere. Um die Wahrheit über das richtige Essen herauszufinden.

Die längste Ernährungsstudie, die ich kenne, umfasst 2,5 Millionen Jahre. Begann etwa vor 2,5 Millionen Jahren und endete vor ca. 15 000 Jahren. Umfasst die Zeit, als der Mensch groß wurde. Als er trotz täglicher großer körperlicher Anstrengung durch lange Perioden von Dürre, Hunger und Entbehrung gehen musste. Zäh wurde, ausdauernd.

Und was hat er damals gegessen? Fachmann hier ist Professor L. Cordain, Physiologe an der Colorado State University. Der hat dieser Frage sein ganzes Leben gewidmet. Hat Fossilien studiert, aber eben auch Indianer am Amazonas oder Ureinwohner in Indonesien. Seine Forschungsergebnisse lassen sich in sechs Statements zusammenfassen:

» Mageres Fleisch von wilden Tieren war Hauptbestandteil der Ernährung.

» Es wurde kein Getreide gegessen, denn die Landwirtschaft fing erst vor ca. 15 000 Jahren an. Wilde Gräser waren ein seltener Notbehelf.

» Es gab keinen raffinierten Zucker, nur ganz selten etwas Honig.

» Steinzeitmenschen konnten keine Milchprodukte essen. Auch Ihnen würde es kaum gelingen, ein großes wildes Tier lebend zu fangen und es dann auch noch zu melken!

» Kohlenhydrate lieferten ausschließlich wilde Früchte und Gemüse. Deshalb war der Anteil an Kohlenhydraten sehr viel geringer als heute.

» Fett gab es überwiegend in Form von Omega-3-Fetten. Steckt bei uns nur noch im Biofleisch, Biokäse …

Nennt man genetisch korrekte Kost. Essen, das zu uns passt. Zu unseren Genen.

Das Muskelgeheimnis: Eiweiß nach dem Training

Fett wird im Muskel verbrannt. Nur dort. Muskeln entstehen jeden Tag neu. Dort, unter Ihrer Haut, wird abgebaut und aufgebaut. Das hat auch Vorteile: Muskeln speichern Eiweißbausteinchen namens Aminosäuren und können sie auch wieder abgeben. Darum schwindet der Muskel, wenn sie hungern und kein Eiweiß essen. Da gibt der Muskel Stoff her für das dem Körper wichtigere Organ, das Gehirn. Kann sonst kein Organ. Umgekehrt: Wenn Sie nun einen Quark essen oder einen Eiweiß-Shake trinken, driften die kleinen Bausteinchen des Lebens in die Blutbahn, und die Muskelzelle nimmt sie auf. Wann hat die Muskelzelle Hunger? Klar. Nachdem sie was getan hat. Direkt nach dem Sport ist die Aminosäurenaufnahme im Muskel fast dreimal so hoch wie sonst. Kluge Menschen nutzen das aus. Essen den Quark nach dem Laufen. Wenn sie ihn vorher essen, dann würde das wertvolle Eiweiß auch noch im Muskel verbrennen. Wertvolle Aminosäuren würden eher zu Energie abgebrannt und größere Mengen Harnstoff hinterlassen. Anders beim Muskeltraining: Sie wärmen sich kurz auf und trainieren für den Muskelaufbau. Schon während des Trainings nehmen die Muskeln dreimal so viel Aminosäuren auf. Der Muskelzuwachs ist eindeutig am höchsten mit Eiweißeinnahme direkt vor dem Muskeltraining. Direkt nach dem Training bringt die Eiweißzufuhr immer noch mehr, als wenn Sie damit zwei Stunden warten. Das fand Professor Wolfe heraus. Der erforscht an der Universität Texas den Muskel-Eiweißstoffwechsel. Mit einem Eiweißshake nutzen Sie genau dieses Zeitfenster. So bekommen Sie die Aminosäuren am schnellsten zu den Muskelzellen.

Sie wollen Muskeln aufbauen? Bei zwei Gramm Eiweiß pro Kilogramm Körpergewicht liegen Sie mit Sport goldrichtig für den Muskelaufbau. Und zwei Gramm werden heute sogar von der DGE als unbedenklich erklärt.

Je mehr essenzielle Aminosäuren Sie bekommen, desto mehr wird die Eiweißsynthese in den Muskeln hochgefahren. Achten Sie also darauf, dass Ihr **Proteinpulver** mindestens eine biologische Wertigkeit von 100 hat. Denn das brauchen Sie, um an Ihre zwei Gramm Eiweiß zu kommen. Das hält auch noch jung. Der Stand der Forschung ist: Täglich 110 bis 130 Gramm tierisches Eiweiß bremst den Muskelverlust im Alter deutlich.

Braucht der Muskel den Riegel?

Bauen Kohlenhydrate Muskeln auf?

Die Wahrheit ist: Kohlenhydrate und Insulin regen die Eiweißsynthese in den Muskeln kaum an. Eine leichte Insulinausschüttung dirigiert die Aminosäuren lediglich besser in Richtung Muskelzellen. Eine Banane (Fruchtzucker) oder etwas Milch (Milchzucker) reicht dafür schon aus. Ist Ihr Ziel Gewichts- und Fettabbau, sollten Sie Ihren Insulinspiegel möglichst flach halten und nicht andauernd mit kleinen Mahlzeiten hochtreiben. Sonst kommen Sie nicht an die Fettdepots heran. Tatsächlich fahren vor allem die essenziellen Aminosäuren selbst die Eiweißsynthese hoch, die kann man im Blut messen.

Braucht Kraftausdauer Kohlenhydrate?

Kraftausdauer ist natürlich der entscheidende Punkt für uns Schwimmer, für uns Läufer, für uns Radfahrer. Auch nach Stunden wollen wir uns kräftig durchs Wasser ziehen, kräftig mit den Beinen nach vorne abdrücken. Eine Frage, von Ihnen immer wieder gestellt: Welche Rolle spielt hier die Ernährung? Besonders: Brauche ich für Kraftausdauer nicht ständig Kohlenhydrate? Könnte man meinen. Studien zeigen: Trotz stark reduzierter Kohlenhydratzufuhr gab es keinen Unterschied im Bezug auf die Kraftausdauer.

Ein Energieriegel nach dem Training?

Da hör ich immer mit ganz großen Ohren, dass jetzt die Kohlenhydratspeicher unbedingt aufgefüllt werden müssen, damit keine Muskeln abgebaut werden. In einer holländischen Studie wurde gezeigt, dass der Eiweißaufbau nach dem Training auf einer hochwertigen Proteinquelle beruht! Eine zusätzliche Gabe von Kohlenhydraten hatte keinen zusätzlichen Aufbaueffekt.

Genetisch korrekt: die Steini-Diät

Ein Leserbrief: *»Ich kann vielleicht noch erwähnen, dass ich mit dieser Steinzeiternährung im letzten Jahr Marathon in 2:29 Std. gelaufen bin und meine Ironman-Best-
zeit bei 9:13 Std. steht. Wobei die Vorbereitung einige Monate in Ketose stattgefunden
hat. Von Nudeln, Kartoffeln, Brot, Müsli als Grundvoraussetzung, um im Ausdauersport überhaupt Leistung bringen zu können, kann also keine Rede sein!«*

Merken Sie auf ... Der ist Ironman. Der muss es wissen. Schlank und leistungsfähig
hält die Steini-Diät:

» Viermal täglich Eiweiß – ohne Fett.

» So wenig wie möglich träge machende tierische Fette.

» Viel wach machende essenzielle Fettsäuren aus Fisch, Oliven und Nüssen.

» Jede Menge pflanzliche Vitalstoffe aus Gemüse und saurem Obst.

» Genug Jod für die Energiezentrale (steckt in Algen und Fisch).

» Viel Selen für ausreichend T3-Metabolic-Powerhormon. Davon ist zu wenig im Essen,
da müssen Sie zum Apotheker.

» Drei Liter Wasser verteilt über den Tag.

» Keine Kohlenhydrate. Erst einmal. Zumindest so lange nicht, bis Ihr Muskel aufwacht.

» Genug Phosphor, Magnesium und Eisen ...

» Dafür gibt es ein ganzes Buch: **»Die neue Diät. Fit und schlank durch metabolic
Power«.**

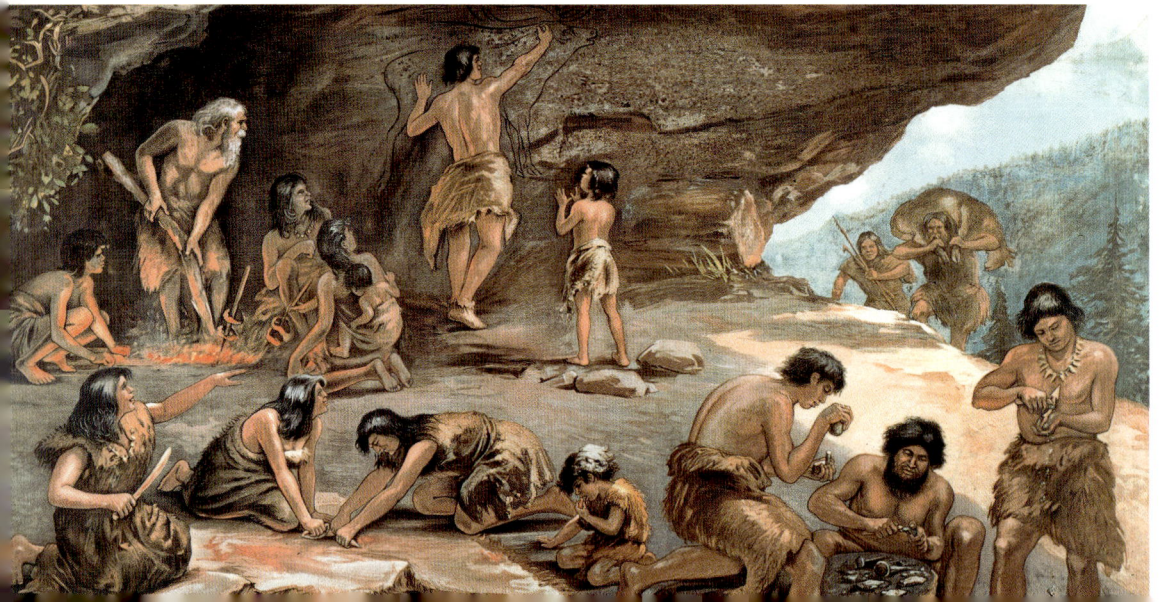

7 Regeln für Steinis

1 Brat dir ein Steak. Biofleisch und Wildfleisch liefern wertvolle Omega-3-Fettsäuren und Eiweiß.

2 Pflück dir dein Obst selbst. Hobbyfarmer werden, einen Apfelbaum im Garten pflanzen oder wenigstens auf dem Markt nach Saison einkaufen. Und den Rest beim Apotheker tanken.

3 Such dir einen Glückspilz. Wildpilze wie Pfifferlinge und Steinpilze sind am ursprünglichsten. Wunderbare Quellen für Eiweiß und Biostoffe der Pflanze.

4 Fang dir einen fetten Fisch. Hering, Lachs, Makrele liefern Omega-3-Fettsäuren, Jod und natürlich Eiweiß. Wenn du das nicht oft tust, dann angle dir Omega-3-Kapseln beim Apotheker.

5 Trink aus der guten Quelle. Stilles Mineralwasser mit einem hohen Kalziumgehalt und mit viel Magnesium sollte es sein.

6 Knack dir ein paar Nüsse. Diese liefern Vitamin E, essenzielle Fettsäuren für ein gesundes Läuferherz. Bitte ohne Zuckerglasur und Schokomantel.

7 Ernte dein Gemüse. Wer einen Garten hat, der ist hier im Vorteil – oder man bestellt die Biokiste nach Hause. Tiefgekühltes Gemüse ist auch eine praktische Alternative, das haben wir den Steinis voraus.

Nüchternlauf gegen den Hüftspeck

Mein Vorschlag: Fangen Sie gleich mit dem Laufen an. Morgen früh, sofort nach dem Aufstehen. Das sei eher nix für Leute mit einem Aufstehproblem ... Die Schlummer-funktion reißt einen aus dem tiefsten Halbschlaf. »Soll ich, soll ich nicht? Warum lauf ich nicht nachmittags? Okay. Nachmittags.« Beruhigt über die gute Entscheidung, darf zur Abwechslung das linke Ohr aufs Kopfkissen. Nur, der kleine Ohrmann ist jetzt hell-wach. »Du hast es versprochen. Morgenlauf, Morgenlauf, Morgenlauf ...« Stress. Also: Gar nicht erst drüber nachdenken. Wecker stellen. Glas Wasser trinken. In die Schuhe fallen – und los.

Der Tag fängt schon mal gut an. Ihr Fettstoffwechsel kommt ohne Frühstück viel besser in Schwung als mit vollem Magen. Eigentlich logisch, denn die Glykogenspeicher in der Leber sind leer. Blutzuckerspiegel und Insulinspiegel, die den Fettstoffwechsel ausbremsen, sind niedrig. Der Muskel muss ans Fett ran und schont seine Zuckervor-räte. Ihre fettverbrennenden Enzyme arbeiten auf Hochtouren. Natürlich können Sie als überzeugter Morgenmuffel diese Effekte auch tagsüber erzielen. Nur fällt es Ihnen wach vielleicht schwerer zu hungern als schlafend.

Die Ode an den Nüchternlauf ist ja nun schon zehn Jahre alt. Hat viele von Ihnen be-geistert – und zum morgendlichen Nüchternläufer gemacht. Mit all den vielen uner-warteten Vorteilen. Unter anderem der Tatsache, dass Sie morgens nüchtern nicht erst das Frühstück im Bauch verbrennen, sondern eher gleich mal an Ihren Fettvorräten, am Hüftgold knabbern. Leuchtet ja ein.

Laufen Sie nicht länger als 30 bis 45 Minuten. In dieser Zeit verbrennt der Körper Fett. Danach macht er sich vielleicht ans Eiweiß, an Muskeln und Immunsystem. Doch das geschieht erst nach etwa einer Stunde. Und essen Sie kein Müsli vor dem Nüchternlauf. Ja, einen Tee dürfen Sie trinken. Ein Eiweißshake ist auch gut – passt aber auch danach.

Glück ist, das zu mögen, was man muss, und das zu dürfen, was man mag.

Henry Ford

Das Gesetz der Lauf-Energie, die Fett verbrennt

Es gibt wohl kaum ein Thema, um das sich mehr Mythen ranken als um die ›Fettverbrennung‹. Wunderdiäten. Zauberpülverchen. Rubbel-Maschinen.Trainingshokuspokus … Nix hilft. Fett verbrennen nur Sie, Ihr Muskel. Indem Sie zwei Dinge tun: Den Kohlenhydrathahn zudrehen. Erst mal eine Woche. Und sich bewegen. Ausdauernd bewegen, viele Muskeln auf einmal bewegen, im richtigen Pulsfenster bewegen. Im Grunde reicht Bewegung. Nur: Schneller geht's, wenn Sie dazu richtig essen. Viel Eiweiß, viel Gemüse, genug Obst. So bleiben die Kilos auf der Laufstrecke.

Wenn Sie nun Ausdauertraining machen, im Park joggen, Rad fahren, übt der Muskel. Er verwandelt Energie (Zucker, Fett) mit Hilfe von Sauerstoff in Bewegung. Und dadurch passiert etwas Herrliches: Muskelfasern röten sich durch Myoglobin, das Sauerstofftransportschiffchen, die Mitochondrien, unsere Energiekraftwerke, wachsen und vermehren sich – und mit ihnen die Aktivität der fettfressenden Enzyme, die in den kleinen Energiekraftwerken ihre Arbeit verrichten. Außerdem baut Ausdauertraining das Netz feiner Blutgefäße (Kapillaren) in unseren Muskeln aus, also die Straßen für den Sauerstofftransport. Die Straßen für unsere Lebensenergie.

Das nenne ich Energie-Revolution: Mehr Mitochondrien, mehr fettabbauende Enzyme und mehr Blutgefäße bedeuten, dass die Muskeln mehr Fett verbrennen. Denn das geht nur mit Hilfe von Sauerstoff. Und der macht auch gleich das Gehirn wach. Heißt: Sie laufen morgens künftig Ihre fünf Kilometer als **Fettverbrennungsmaschine.**

Wie wird man laufend seinen Speck am besten los?

Anstrengen oder nicht anstrengen? Sie haben ein Ziel im Kopf? Wollen unbedingt ganz schnell Ihre Kilos loswerden? Sie strengen sich an. Laufen mit rotem Kopf und dicken Backen. Und laufen umsonst. Kommt nicht genug Sauerstoff beim Muskel an. Verbrennt er kein Fett, sondern nur Zucker. Das Ganze macht wenig Spaß, stresst den

Körper, schadet dem Immunsystem, Entzündungswerte steigen an – und schon läuft keine Lipolyse mehr. Nix Nachbrenneffekt. Nix schlank im Schlaf.

Ein bisschen anstrengen? Der Bereich für die optimale Fettverbrennung liegt in einem Intensitäts- oder besser Geschwindigkeitsbereich, der einerseits möglichst intensiv ist und den Sie andererseits möglichst lange aufrechterhalten sollten. Um die 75 Prozent der maximalen Leistungsfähigkeit. Wenn Sie mit dem idealen Puls laufen, den Sie per Laktattest beim Sportmediziner erfahren, verbrennen Sie am meisten Kalorien. Nicht nur Fett, auch Kohlenhydrate, aber die möchten Sie ja auch loswerden. Zu viel davon landet auch als Fett auf der Hüfte.

Übrigens: Bereits 1991 hat man herausgefunden, dass noch 15 Stunden nach einer 70-minütigen intensiven Belastung eine erhöhte Fettverbrennung stattfand. Das können Sie mit einem lockeren Läufchen bei niedriger Intensität nie erreichen.

Oder eben ein bisschen länger laufen? Wenn Sie langsamer laufen, gemütlich, leicht, locker, lächelnd dahinmeditieren, bei 65 bis 75 Prozent der maximalen Herzfrequenz, wird prozentual mehr Fett verbrannt. Aber pro Zeiteinheit weniger Kalorien. Macht nix. Denn Sie laufen länger. Und Sie trainieren mit so einem Langsamlauf wunderbar Ihr Stress-System. Denn leider gilt auch: Wer mit Stress nicht gut umgehen kann, bleibt übergewichtig.

Walken oder Laufen? Keine Frage. Wenn Ihr Päckchen zu schwer für Ihre Gelenke ist, dann walken Sie. Idealerweise mit Nordic-Walking-Stöcken. Weil da Ihre Arme auch noch mithelfen, Fett zu verbrennen.

Mit 547 Kalorien pro Stunde ist das Laufen aber der bessere Fettkiller. Sie verbrennen 100 Kalorien mehr als beim Nordic Walking.

Also: Wenn Sie Ihr Päckchen nicht mehr belästigt, dann steigen Sie um aufs Fliegen. Joggen Sie. Denn auch während eines lockeren Dauerlaufs mit relativ geringer Belastung, mit einer maximalen Sauerstoffaufnahme von 65 Prozent, verbrennen mehr Fettmoleküle als selbst bei intensivstem Walking (25 Prozent der maximalen Sauerstoffaufnahme). Mit mehr Sauerstoff trainieren Sie auch Ihre Kondition besser.

Immer mal wieder sprinten? Studien zeigen: Gelegentliche Intensitätsspritzen bringen Feuer in die Fettverbrennung. Man spickte zum Beispiel ein Aerobic-Programm mit mehreren 90-Sekunden-Intervallen, in denen die Herzfrequenz auf bis zu 95 Prozent der maximalen Belastung stieg. Das Ergebnis: Der Fettabbau war dreieinhalbmal so hoch als bei den Probanden, die sich gemütlich im Fettverbrennungsbereich bewegten.

Einfach genial wäre: Laufen Sie einmal die Woche flott, ruhig mit kleinen Berg- und Talläufen. Laufen Sie dreimal die Woche angestrengt, aber nicht zu angestrengt – kurz unter dem Grenzpuls (siehe Seite 163). Und bauen Sie immer mal wieder ein kleines Sprintintervall (je 1 Minute) ein – und eine kleine Meditation. Und laufen Sie zweimal die Woche länger und langsamer. Und meditieren Sie dabei ausführlich.

Das Matronenfett – und warum nicht jeder gleich loslaufen soll

Jeder Tag bringt Überraschungen. Bringt neues Wissen. Jeden Tag lerne ich von Ihnen. Die heutige Lektion: Fett ist nicht gleich Fett. Da gibt es geheimnisvolle Untergruppen. Und die eine heißt ›Matronenfett‹. Kennen Sie auch nicht? Dann passen Sie mal auf: *»Mein Gewicht ist sensationell (hatte ich noch nie), 51 kg (57 Jahre) ohne Schwabbel. Am Bauch noch leichte Cellulitis, aber die geht auch noch weg, mit noch weniger Fett (jetzt nähere ich mich 16 Prozent Körperfett). Mir hat neulich jemand gesagt: Das ist Matronenfett, das geht in dem Alter nicht mehr weg. Haha, der weiß nix von Eiweiß.«* Auch das, wie Sie aus der Erfahrung gelesen haben, kriegt man los. Matronenfett beseitigt man – zunächst – durch Erhöhung der allgemeinen Fettverbrennung (keine Kohlenhydrate, Laufen) – und durch Sit-ups. So leid mir das tut.

Verstanden? Die Reihenfolge war wichtig. Die hat zuerst einmal 20 Kilo abgespeckt. Und dann mit dem Laufen begonnen. Das war klug. Großes Lob.

Fett bitte nicht sparen, sondern verbrennen!
Holle Bartosch, Sportwissenschaftlerin

Deutschlands entspannte Laufheldin

Ulrike Bruns gewann 1976 Bronze über 1500 Meter bei den Olympischen Spielen in Montreal. Lief Weltrekord und wurde unzählige Male DDR-Meisterin auf allen Distanzen zwischen 800 und 10 000 Metern auf der Bahn, in der Halle sowie auch im Crosslauf. 1991 gründete sie in Potsdam eine Frauenlaufgruppe mit einem festen Stamm von 20 Läuferinnen jeden Alters. Mit ihren Damen und auch mal allein läuft sie mehrmals wöchentlich. Heute stehen für sie keine Rekorde, sondern Entspannung und Fitness im Vordergrund.

Warum sollten Frauen sofort mit dem Laufen beginnen?
Nennen Sie uns Ihre drei wichtigsten Gründe ...
ULRIKE BRUNS: 1. Laufen ist wie eine Arznei, die das Wohlbefinden, aber auch das Immunsystem stärkt.
2. Laufen, beim richtigen Tempo, ist entspannend und baut den Alltagsstress ab.
3. Laufen ist besser als jede Diät und sehr gut für den Fettstoffwechsel, formt den Körper, schenkt gute Proportionen.

Was bedeutet Laufen für Sie persönlich – für Gesundheit, Seele, Geist ...
ULRIKE BRUNS: Für mich ist das Laufen Entspannung pur. Auch wenn ich mal bei einem Lauf etwas mehr aufs Tempo drücke, fühle ich mich hinterher besser als vorher. Da ich um diesen Zauber weiß, gehe ich laufen. Man könnte auch sagen, es ist eine ganz spezielle Medizin für meinen Körper.

Machen Sie ab und zu einen Meditationslauf? Wie? Wenden Sie eine Technik an?
ULRIKE BRUNS: Wenn ich an nichts denken will und mich nur auf mich selbst konzentrieren möchte, laufe ich Cross country. Das heißt, dass ich die befestigten Wege verlasse und querfeldein durch den Wald laufe.

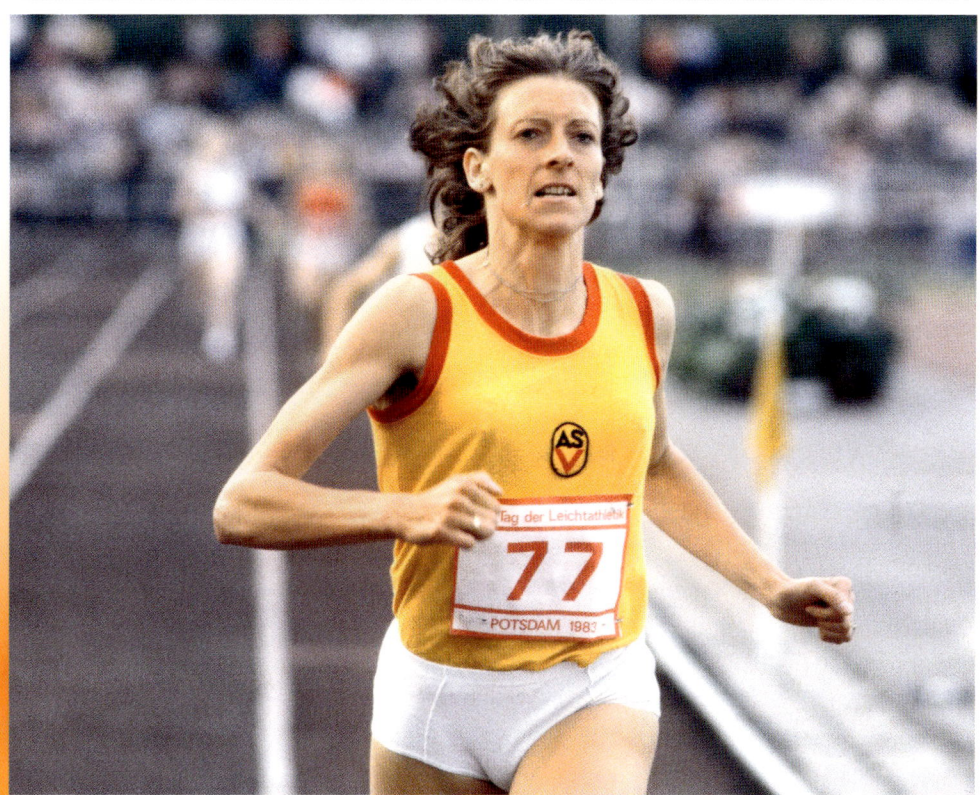

Haben Sie einen persönlichen Lauftipp?

ULRIKE BRUNS: Beim Laufen Monotonie vermeiden! Viele neigen dazu, immer dieselbe Runde im gleichen Tempo zu laufen. Probieren Sie es doch mal mit Tempowechseln, extrakurzen schnellen Läufen, Querfeldeinlaufen oder einem kleinen Hügeltraining. Das alles erhält meine Freude am Laufen und ist gleichzeitig ein gutes Training.

Heute führt Ulrike Bruns einen Sportshop in Potsdam und berät in Sachen Fitness. Mehr: ulrikes-sportshop.de

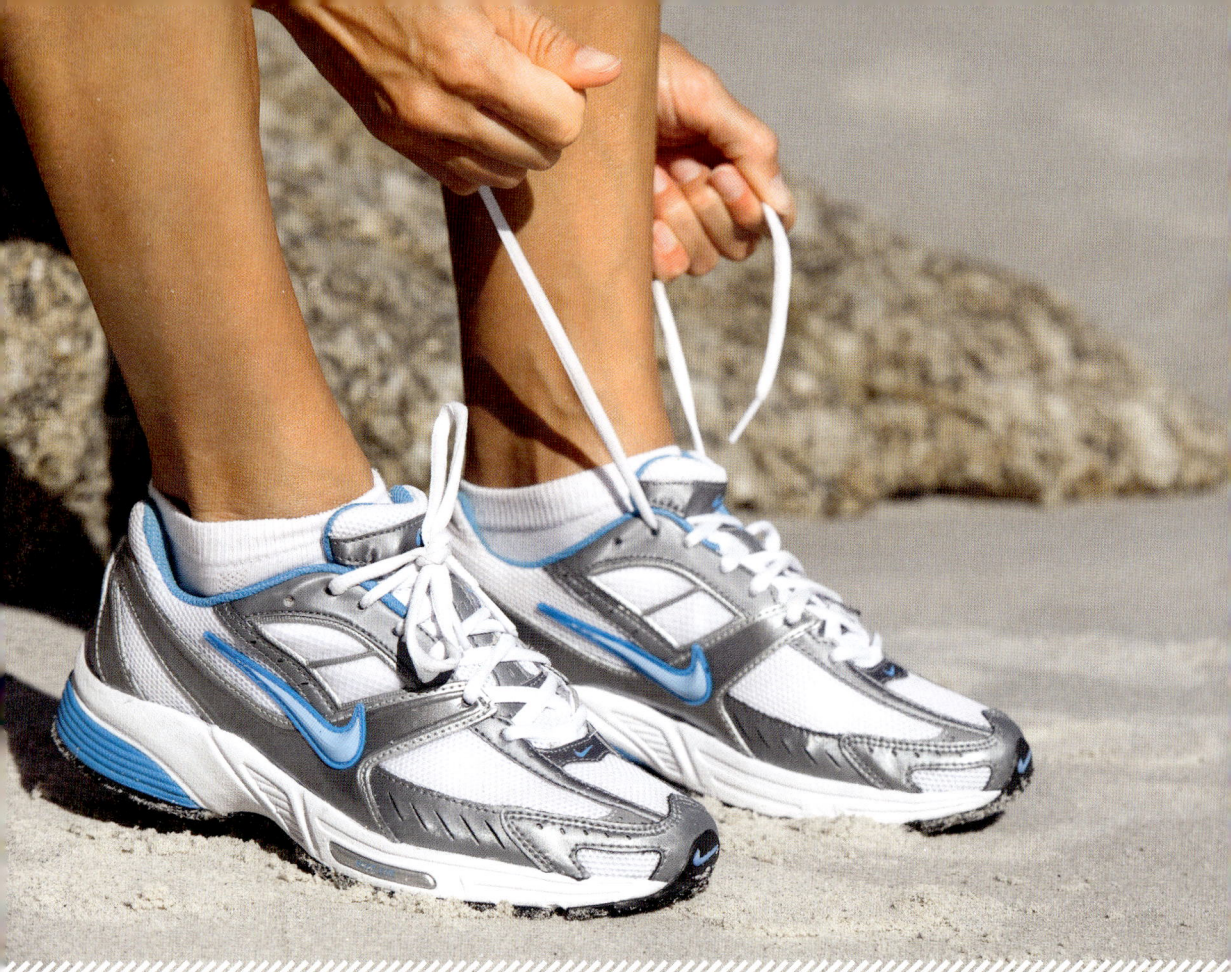

Für immer gesund

Laufend machen Sie sich Ihren Stoffwechsel untertan. Er schenkt Ihnen

Fröhlichkeit und Energie – statt Diabetes und Infarkt. Laufend putzen

Sie die Gefäße durch, die Muskeln produzieren Gesundheitsarznei, das

Herz bastelt sich Bypässe, das Gehirn sagt »Nein!« zur Demenz ...

Laufen Sie dem Diabetes davon

Schlank und bewegt heißt: kein Altersdiabetes. Doch an dem erkranken hierzulande heute schon Kinder. Zehn Prozent der Deutschen haben Diabetes, mehr als acht Millionen. Im Malkurs ist es dann einer, in der Kantine sind es schon zehn, und in der ausverkauften Allianz-Arena sitzen und stehen beim Bayern-München-Spiel schon mehr als 6000 Diabetiker. Dazu kommt noch die Dunkelziffer von 3,5 Millionen unbekannter Diabetesfälle. Dabei muss man differenzieren zwischen den Typ-1- und den Typ-2-Diabetikern, früher mal Altersdiabetes genannt. Und um die geht es, die können etwas tun, und die machen auch 95 Prozent aller Erkrankten aus. Die können was tun gegen die bittere Bilanz: über 6000 Neuerblindungen und Dialysefälle, 28 000 Fußamputationen, 27 000 Herzinfarkte, 44 000 Schlaganfälle und über eine Million Diabetiker mit Potenzproblemen pro Jahr.

Fernsehen erhöht das Diabetesrisiko, Laufen halbiert es

Und ein ganz großer Risikofaktor ist Bewegungsmangel. Ganz banal. Zwei Stunden Fernsehen pro Tag erhöhen das Risiko, an Diabetes zu erkranken um 14 Prozent. Und jetzt zu dem, was man dagegen tun kann: Laufen. Ganz banal. Zwei Stunden tägliches Umhergehen, Schlendern, schlichte Alltagsbewegung senken das Risiko um zwölf Prozent, zwei Stunden zügiges Bewegen, etwas strammeres Gehen senken das Diabetesrisiko um 34 Prozent. Ein insgesamt aktiver Lebensstil um 43 Prozent. Denn körperliche Aktivität stimuliert die Glukoseaufnahme im Muskel, dort, wo die Energie verbrannt wird. Und als Bonus erhöht Bewegung auch noch die Insulinsensibilität – das Insulin kann besser wirken, und es wird weniger Insulin ausgeschüttet, was die Bauchspeicheldrüse entlastet. Dieser Effekt besteht bis zu 16 Stunden nach der Aktivität, auch bei bereits erkrankten Diabetikern.

Untersuchungen an 5990 Absolventen der University of Pennsylvania zeigten, dass Bewegung umgekehrt korreliert zum Auftreten von Diabetes. Pro 500 Kilokalorien, die in einer Woche wegtrainiert wurden, verringerte sich das Diabetesrisiko um sechs Prozent. Dieser Schutzeffekt war bei den Männern am größten, die eigentlich das höchste Risiko für einen Typ-2-Diabetes hatten. Also die Übergewichtigen mit hohem Blutdruck und familiärer Erblast, die den Staffelstab Insulinspritze schon fast in den Händen hielten. Die haben am meisten von der Bewegung profitiert.

Bewegung, sprich Laufen. Und das ist laut Evolution die beste Medizin: Laufen! Täglich laufen, lieber Zuckerkranker. Diabetes weglaufen. Dann kriegen Sie auch keinen Infarkt. Weder im Hirn noch im Herz.

Die Indianer und der Diabetes

Lieblingsforschungsobjekt der Genforscher und Diabetologen sind die Pima-Indianer. An denen kann man quasi so etwas wie eine Zwillingsstudie betreiben. Der Stamm wanderte einst über die Beringstraße von Asien nach Amerika ein. Ein Teil der Pima-Indianer lebt heute in Arizona/USA, der andere Teil im Hochland von Mexiko. Pima-Indianer haben ein genetisch bedingt erhöhtes Diabetesrisiko. Doch in den USA leiden 50 Prozent an Diabetes, in Mexiko nur neun Prozent. Was führt trotz gleichem Genpool zu so einer hohen Differenz? Die Pima-Indianer sind gute Futterverwerter. Vorteil: Überleben in kargen Zeiten. Nachteil: Kriegen Diabetes im Überfluss. Sprich: Nicht die Gene, der Lebensstil macht's! Für die Indianer in Südamerika gehört schwere körperliche Arbeit zum Alltag. Sie leben noch weitgehend nach dem traditionellen Jäger-und-Sammler-Prinzip. Sie laufen. Laufen. Laufen. Übergewicht gibt's nicht. Ganz anders bei den Pimas in den USA, die sich dem westlichen Lebensstil angepasst haben. TV, Rumsitzen, Junkfood … 9 Prozent zu 50 Prozent – wer da noch überlegt!

Die Lauber-Methode: Messen, Essen, Laufen. Damit ist es mir gelungen, meinen Diabetes ohne Medikamente im Griff zu behalten.

Hans Lauber, Autor

Die beste Diabetesprophylaxe

Während Sie langsam, locker, lächelnd beim richtigen Puls dahinlaufen oder stramm walken oder auf dem Trampolin springen, sinken der Blutzucker- und der Insulinspiegel. Das liegt daran: Der Muskel entwickelt einen richtigen Appetit auf Zucker und holt sich kontinuierlich Nachschub aus dem Blut. Dann macht sich auch das arbeitslose Insulin davon. Studien zeigen: Der Insulinspiegel ist nach dem Joggen halb so hoch. Messe ich täglich. Und freue mich. Die beste Nachricht: Sie müssen jetzt nicht den ganzen Tag vor sich hinlaufen, nur damit Sie das Insulin wegkriegen. Die Effekte halten länger an. Die hormonelle Regulation wird auf Dauer verfeinert. Weil die Zellen ihre Energievorräte verbrauchen und auf Nachschub angewiesen sind, interessieren sie sich plötzlich wieder für Zucker und Fette aus dem Blut.

Herztod oder Lebenslauf!

Das Cooper-Institut, gegründet von dem berühmten Dr. Kenneth Cooper, ist wohl die älteste und beste sportmedizinische Einrichtung dieser Welt. Und das hat sich nicht nur um Leistungssportler gekümmert, sondern auch um den Normalmenschen in den USA. Das kann aufgrund der außerordentlichen Datenmenge wirklich profunde Aussagen treffen. Aussagen über den Zusammenhang zwischen körperlicher Fitness und Herzinfarkt. Aussagen darüber, ob Joggen nun den Herztod verhindert oder – so die deutsche Sensationspresse – fördert. Lesen Sie ja nach jedem Marathon. Wie viele Tote da ins Ziel fallen.

Spaß beiseite. Mit Ernst zur Sache: Untersucht wurden über 11 000 Männer im Schnitt 25 Jahre lang. So etwas kann nur das Cooper-Institut. Bewundernswert.

Protokolliert wurde die Anzahl der Todesfälle durch Herzversagen. Durch Kardio-vaskuläre Erkrankung, wie Ärzte so schön verklausulieren. Und dabei fanden sich eben gewaltige Unterschiede zwischen den Fitten und den weniger Fitten. Zwischen den Läufern und den Nichtläufern. Sehen Sie selbst:

Alter	Fit	Nicht fit
45 Jahre	3,4 Prozent	13,7 Prozent
55 Jahre	15,3 Prozent	34,2 Prozent
65 Jahre	17,1 Prozent	35,6 Prozent

In dem gesamten Untersuchungszeitraum gab es 1106 Herz-Kreislauf-Todesfälle. Die Forscher guckten bei 45-, 55- und 65-jährigen Männern, wie hoch das Risiko aufgrund der Fitness war. In jedem Alter hoch. Wie die Tabelle zeigt, hat ein 45-jähriger fitter Mann nur ein Risiko von 3,4 Prozent für einen kardiovaskulären Tod. Sein nur über geringe Fitness verfügender Altersgenosse hat ein vierfach höheres Risiko. Auch im Alter von 55 und 65 waren fitte Männer klar im Vorteil, nur jeder sechste hatte was Tödliches am Herzen. Und bei den Nichtfitten mehr als jeder Dritte.

Laufen schützt also vor Herztod. Mit dieser Langzeitstudie klar und eindeutig bewiesen. Können Sie ab jetzt den üblichen Kritikern (Marathon bringt Leute um) unter die Nase halten. Wer läuft, lebt länger. Und gesünder. Hat einfach mehr vom Leben. Weiß übrigens jedes Reh ganz ohne Studie.

Wunderbares Läuferherz

Nur 300 Gramm schwer, versorgt uns das Herz vom Scheitel bis zur großen Zehe mit Blut. Gemütlich am Schreibtisch sitzend, von der einsamen Insel träumend, kontrahiert es sich 70 Mal pro Minute und pumpt dabei fünf Liter Blut über die Arterien in 70 Billarden Körperzellen, um sie mit Sauerstoff und Nährstoffen zu versorgen. Diese Pumpe des Lebens ist wunderbar zuverlässig. Sie kontrahiert sich und kontrahiert sich. Pro Tag 100 000 Mal, in einem 70-jährigen Leben 2 555 000 000 Mal, dann hört das kleine Zivilisationsherz auf zu schlagen – und oft schon früher. Das Läuferherz aber schlägt länger. Es schlägt noch mit 120 Jahren quietschfidel und zuverlässig. Weil der Läufer seine Pumpe wartet. Denn das Herz ist ein Muskel und braucht Bewegung, sonst wird es schwach.

Regelmäßiges Training vergrößert das Herz. Das Herz ist Ihr Lebensmotor. Ihr Energieproduzent. Das Sportherz ist kräftiger. Die Herzwände sind dicker und leistungsfähiger, die Herzhöhlen nehmen an Volumen zu – und das hat nur Vorteile: Das Sportherz arbeitet ökonomischer. Es wirft in Ruhe genauso viel Blut in den Kreislauf – fünf Liter –, muss dafür aber statt 70 Mal nur 50 Mal schlagen. Summa summarum spart sich diese Pumpe 10 1/2 Millionen Schläge im Jahr – und lebt um etwa 1/3 länger. Die Herzkammern sind größer, fassen also mehr Blut – statt 700 bis zu 1300 Milliliter. Das größere Schlagvolumen schickt bei Belastung (Treppensteigen oder Training) mehr Blut in den Kreislauf – nämlich mitunter 40 statt 20 Liter. Die Zellen werden mit Sauerstoff überflutet – jeder Nerv, jedes Organ, jede Gehirnzelle arbeitet besser.

Das Läuferherz hält sich bei jedem Schlag mehr Blut zurück, ernährt sich selbst besser. Es bilden sich mehr kleine Blutgefäße – Kapillaren; das Läuferherz wird hervorragend mit Sauerstoff und Nährstoffen versorgt.

Ein Läufer hat dreimal mehr Blutgefäße in seinem Herzen als ein Sesselhocker. Wie soll er da nur einen Herzinfarkt kriegen? Doch man ist aufgewacht. In speziellen Kliniken in den USA, in der Schweiz und jetzt auch in Deutschland bewegt man Menschen mit Herzkranzgefäßverkalkung – natürlich auch nach dem Herzinfarkt. Leicht, locker, lächelnd lässt man sie laufen, bis ihnen mehr und dickere Blutgefäße wachsen. Sie züchten sich so langsam ihren Bypass selbst, damit nicht ein zweiter oder gar dritter Herzinfarkt ihr Leben beendet.

Was laufend für Ihre Herz-Gesundheit passiert

Lassen Sie sich vor Ihrem Trainingsbeginn die Blutfette messen und dann noch einmal nach vier Wochen. Wetten, dass auch Ihr Arzt zu laufen anfängt, wenn er es noch nicht tut? Auch wenn Sie das nicht glauben wollen: Immer wieder besuchen Arztkollegen mein Seminar, weil sie die dramatische Cholesterinsenkung ihrer laufenden Patienten einfach nicht glauben wollen.

Laufen verbrennt Fett. Das einzige Organ, das im nennenswerten Maße Fett verbrennt, ist Ihr Muskel. Doch mit 40, das Längenwachstum ist dann abgeschlossen, beginnt das Tiefenwachstum. Sie bekommen ein schlechtes Gewissen, kaufen sich Turnschuhe und düsen los. Tag für Tag – und verbrennen kein Gramm Fett. Denn die meisten Menschen kennen die Gebrauchsanleitung für ihren Muskel nicht. Sie haben das Kleingedruckte nicht gelesen. Darin steht: Nur im Sauerstoffüberschuss wird Fett verbrannt – langsam, locker, lächelnd laufend. Laufend! Nicht dahinschlappend!

Laufen senkt den Cholesterinspiegel. Es gibt kein Medikament, keine Diät auf der Welt, die den Cholesterinspiegel so dramatisch senkt, die Blutfettwerte so verbessert wie Laufen. Triglyzeride (Blutfette) sinken, das ›böse‹ Cholesterin LDL, das ranzig wird und die Adern verstopft, verschwindet aus dem Blut. Das ›gute‹ Cholesterin HDL, das das Cholesterin aus den Gefäßen entfernt, steigt an.

Laufen senkt zu hohen Blutdruck. Regelmäßiges Lauftraining macht die Aderwände elastisch und senkt den Blutdruck. Dieser ist bekanntlich ein Risikofaktor für Herzinfarkt und Schlaganfall.

Laufen macht das Blut flüssig. Es verbessert die Fließeigenschaften des Blutes, Blutplättchen verklumpen nicht so leicht, das mindert die Thromboseneigung.

Auch Gicht muss nicht sein. Laufen senkt den Blut-Harnsäurespiegel. Die Harnsäure

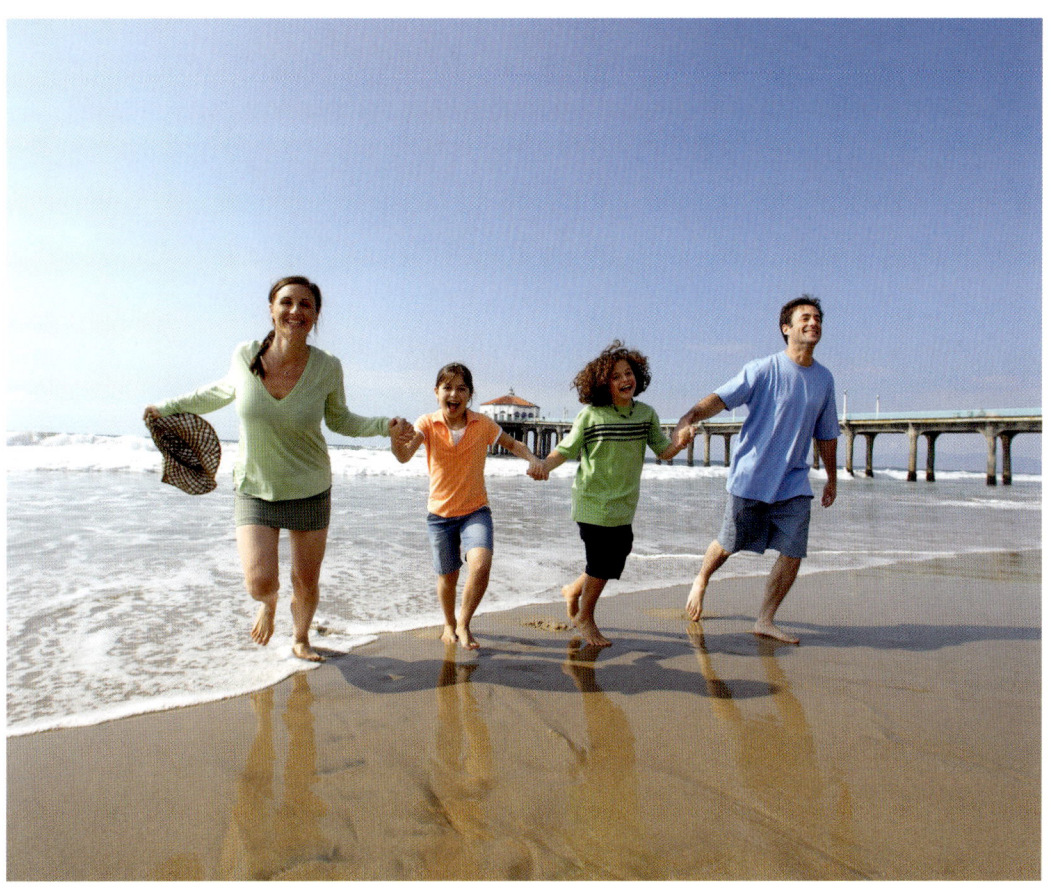

kann nicht mehr in nadelspitze Kristalle ausfallen und in dieser Form die Gelenke reizen oder den Schutzfilm in den Gefäßinnenwänden zerstören, was wiederum zu Arteriosklerose führt.

Laufen beugt Diabetes vor. Es senkt den Insulinspiegel im Blut. Insulin ist das Hormon, das Zucker in den Muskel schafft und Fett auf den Hüften bunkert. Insulin speichert zudem Salz im Körper, hält so das Wasser im Gewebe und lässt einen schwammig aussehen. Die Insulinsenkung beugt Altersdiabetes vor. Denn wenn hohe Insulinspitzen Jahr um Jahr die Körperzellen reizen, werden sie irgendwann resistent gegen die Botschaften des Hormons. Der ständig hohe Blutzuckerspiegel zerstört Nerven und feine Gefäße. Fördert Arteriosklerose, Herzinfarkt und Schlaganfall.

Fazit: Laufen ist die Medizin des Jahrtausends

Das alles kann man sich erlaufen – von Appetitzügler bis zu einem neuen Leben …

» **Appetitzügler** Laufen bremst den Hunger. Wissenschaftler von der Universität Surrey und dem Imperial College London fanden heraus: Sport dämpft den Hunger. Körperliches Training lässt das appetitanregende Hormon Ghrelin nicht ansteigen. Durch die Bewegung werden sogar körpereigene Appetitzügler wie Serotonin und Endorphine ausgeschüttet. Forscher der Universität in Santiago de Chile zeigen in einer Studie: Allein, weil sie sich bewegten, hatten die übergewichtigen Probanden weniger Appetit, sie nahmen, ohne irgendeine Diät zu halten, täglich einfach 300 kcal weniger auf.

» **Weniger Asthmaanfälle** Eine Studie der Klinik Schillerhöhe, Stuttgart, belegt: Laufen lindert Asthma. Die Teilnehmer im Alter zwischen 20 und 50 Jahren litten alle unter Asthma. Die eine Hälfte bekam Medikamente, den anderen wurde ein regelmäßiges Lauftraining verordnet. Die laufenden Teilnehmer hatten an 24 Tagen im Monat keine Symptome, die anderen nur an 16 Tagen. Hinzu kam: Zustände von Angst und Depression nahmen ab, das verbesserte die Lebensqualität der Studienteilnehmer deutlich.

» **Saubere Blutgefäße** Sie kriegen die Blutgefäße eines Zehnjährigen. Und die eigentliche Sensation: Sie können bereits bestehende Fettablagerungen wieder loslösen. Einfach wegbrennen. Bewiesen hat das Dr. Dean Ornish an Herzkranzgefäßen. Er hat gezeigt, dass durch ›Bewegung beim richtigen Puls‹ bereits völlig verstopfte Gefäße wieder frei werden und sich außerdem neue bilden. Fest steht: Sie können auf diese Weise buchstäblich ein Blutgefäßsystem einer Zehnjährigen, eines Zwölfjährigen wiederbekommen. Kriegen keinen Herzinfarkt, keinen Schlaganfall, keinen Diabetes, keine Impotenz und ähnlichen Unfug. Das Ganze ist so simpel und eben deshalb genial.

» **Schutz vor Brustkrebs** Die wichtigste und beste Krebs-Präventionsmaßnahme: Übergewicht vermeiden, Sport treiben! Adipöse Frauen mit einem BMI über 30 haben ein doppelt so hohes Brustkrebsrisiko wie Normalgewichtige. Das Bauchfett löst viele entzündliche Prozesse aus, es besteht eine hohe Korrelation zwischen Adipositas und dem C-reaktiven Protein (CRP), eine Messgröße für entzündliche Prozesse. Im internationalen Online-Magazin ›Breast cancer research‹ wurden die Ergebnisse einer elfjährigen prospektiven Studie mit mehr als 30 000 Frauen veröffentlicht. Das Ergebnis: Normalgewichtige Frauen, die regelmäßig schnell joggten, hatten ein um 30 Prozent verringertes Brustkrebsrisiko als die Frauen, die nur leicht aktiv waren. Eine Auswertung von über 100 klinischen Studien zeigt, man kann das Brustkrebsrisiko durch drei bis fünf Stunden Sport in der Woche um 30 Prozent verringern. Auch bereits erkrankte Frauen profitieren von Ausdauersport, denn er beeinflusst alle metabolischen Prozesse, lindert die Erschöpfung, stabilisiert den Kreislauf, stärkt die Immunfunktion und erhält die Muskelmasse, so Professor Christine Graf von der Sporthochschule Köln.

» **Natürlicher Bypass** Jedes Jahr werden in Deutschland an die 100 000 Bypässe gelegt. Die Hälfte davon ist binnen zehn Jahren wieder dicht. Das Herz ist ein wunderbares Organ. Es kann sich seine Bypässe selbst basteln. Kleine Umgehungsadern um Verengungen in Gefäßen bauen. Und die Herzgefäße weiter machen, so dass keine Verengung auftritt. Man muss nur laufen. Täglich, unter dem Grenzpuls.

» **Weniger Stress** Das Hauptstresshormon Cortisol steigt mit zunehmendem Alter an. Mit wachsendem Stress natürlich. Mit wachsender Anspannung. Aber: Es kann gesenkt werden – durchs Laufen. Wer Ausdauer läuft – eine halbe Stunde oder auch mehr beim richtigen, entspannten Puls –, baut nachweislich Cortisol ab. Wird also wieder anabol. Eiweiß aufbauend. Wird wieder jugendlich. Verbessert sein Immunsystem. Und kann so wirksamer vorgehen gegen Bakterien, Viren und Krebszellen. Ein niedriger Cortisolspiegel hält Sie gesund. Wichtig: Wenn Sie bei einem zu hohen Puls laufen, wenn Sie zu lange – zum Beispiel einen Marathon – laufen, dann steigt das Cortisol. Hat man nachgewiesen bei älteren, um die 60-jährigen Marathonläufern, die wöchentlich 120 bis 150 Kilometer trainiert haben. Die hatten alle erhöhte Cortisolspiegel und wurden katabol. Solches Laufen meine ich hier natürlich nicht. Bei mir geht es um den täglichen halbstündigen, entspannten Dauerlauf beim richtigen Puls. Wenn Sie wollen (und das sollten Sie, wenigstens dann und wann), kombiniert mit Meditation. Wirkt doppelt.

>> **Mehr Darmgesundheit** Divertikulose, sackartige Ausstülpungen der Darmwand, haben viele Menschen, tut nicht weh und muss nicht behandelt werden. Schmerzhaft wird's, wenn sich diese Ausstülpungen entzünden, nennt man dann Divertikulitis. Dann muss der entsprechende Darmabschnitt häufig entfernt werden. Kann man mit Joggen vermeiden. Weshalb? Divertikel sind Folge von zu starker Darm-Verkrampfung. Daten der Health Care Professional Study mit 40 000 Probanden, zeigen: Intensive sportliche Betätigung senkt das Risiko um 40 Prozent. Joggen hilft also, walken leider nicht.

>> **Halbiertes Demenzrisiko** Unter 4000 Bayern im Alter von über 55 Jahren blickten sich Forscher der TU München um, wie viele Teilnehmer innerhalb von zwei Jahren leichte kognitive Einschränkungen (MCI) entwickelten. Sechs Prozent! Die, die sich dreimal wöchentlich bewegten, hatten nur halb so oft Demenz. Dass man seine Gehirnleistung im Alter nicht nur halten, sondern sogar verbessern kann, beweist ein Experiment mit alten Käfigmäusen. Da wurden die Mäusegreise in eine Art Mäuse-Fantasyland mit Brücken, Treppen und Labyrinthen umgesiedelt. Sie freuten sich und rannten viel herum. Schon nach wenigen Monaten erschienen die Probanden wie verjüngt. Ihre Bewegungskoordination nahm zu, sie konnten Aufgaben besser lösen. Sie waren sogar fitter als ihre jüngeren Artgenossen, die im Käfig gehalten wurden. Schließlich wurden ihre Gehirne wissenschaftlich untersucht. Da zeigte sich, dass die Anzahl der Synapsen und Verästelungen im Gehirn trotz des Alters zugenommen hatte. Darum glauben Sie mir: Die jüngsten Gehirne haben die Menschen, die ihre Beine benutzen. Die laufen.

>> **Diabetesprophylaxe ohne Nebenwirkungen** Für die Helsinki-Studie untersuchte man zwölf Jahre lang an 6898 gesunden Finnen und 7392 gesunden Finninnen im Alter von

35 bis 64, wie sich Bewegung auf das Diabetesrisiko auswirkt. Wer täglich eine halbe Stunde lang mit dem Rad fährt oder zu Fuß geht, senkt das Risiko, einen Diabetes zu entwickeln, um 36 Prozent. Wer sich noch ein bisschen körperlich anstrengt, in der Arbeit oder Freizeit, senkt sein Risiko um weitere 30 Prozent. Macht 66 Prozent. Find ich sensationell. Und wenn Sie dann noch bedenken, dass Sie, wenn Sie sich ein bisschen mehr bewegen, auch automatisch Lust bekommen, gesünder zu essen, dann sind wir bei 100 Prozent. Dann müssen Sie keine Tabletten nehmen. Sind eh wenig wirksam!

Wissenschaftler der George-Washington-Universität untersuchten in den USA 3234 übergewichtige ›Gerade-noch-nicht-Diabetiker‹ mit erhöhtem Blutzuckerspiegel über drei Jahre. Das Ergebnis: Die Gabe von Metformin senkte das Risiko, an Diabetes zu erkranken, um gerade mal 31 Prozent. Und der Versuch, den Lebensstil der Betroffenen zu ändern, senkte es um 58 Prozent.

» **Starke Gelenke** Es heißt immer, Laufen schade den Gelenken. Ein Ammenmärchen. Der Knorpel braucht die Bewegung – um zu leben. Er ist weder durchblutet, noch führen Nerven durch ihn hindurch. Nur Bewegung ernährt den Knorpel. Das schützt ihn vor Verschleiß. Studien zeigen, es ist völlig egal, ob Sie auf Asphalt laufen oder durch den Wald. Vor Verschleiß schützt Ihr körpereigenes Dämpfungssystem. Nur wer rumhockt, bekommt Gelenkprobleme, kriegt Arthrose.

» **Keine Insulinspritzen mehr** Der dreifache Deutsche Meister im 200-Meter-Sprint, Daniel Schnelting, ist Typ-1-Diabetiker. An Trainings- und Wettkampftagen misst er seinen Blutzucker mehr als zehnmal, um seine Stoffwechsellage zu kontrollieren. Macht bei ihm Sinn, er ist Leistungssportler, seine Muskeln verbrennen den Zucker sofort. Er muss gucken, dass er nicht unterzuckert. Ich betone: Er ist Leistungssportler. Und so einer sagt dann auch noch: »*Sport macht mein Leben nicht komplizierter, sondern schöner. Er bringt mir Spaß und hilft beim Erreichen meiner Blutzuckerziele.*« Das sollte sich jeder Diabetiker merken: Laufen senkt den Blutzucker! Schon eine halbe Stunde Spazieren verringert den Blutzuckerspiegel um 30mg/dl. So kann man sich einen super Hba1c, den Langzeitwert, erlaufen. Und die beste Nachricht: Auch wenn man unter Diabetes Typ 2 leidet und schon Insulin spritzt, kann man durch Laufen von der Nadel wegkommen.

» **Weniger Entzündungen** Hohe Entzündungswerte verstopfen die Blutgefäße. Und die Pharmaindustrie bastelt natürlich an einem Medikament, das die Entzündung mindert und auf diesem Weg die Arteriosklerose verhindert. Noch 'ne Herzschutz-Pille mehr. Würde mich lieber an den Rat von US-Forschern halten. Die stellten fest, dass man durch regelmäßigen Ausdauersport auch das C-reaktive Protein runterkriegt, seine Entzündungen loswird.
Ich sag ja: Laufen Sie. Täglich. 30 Minuten.

» **Herzstärke bei Herzschwäche** Der Herzspezialist Prof. Dr. med. Aloys Berg von der Uniklinik Freiburg wurde gefragt, was er Patienten rät, die nur mühsam laufen können, weil ihre Herzleistung zu gering ist: *»Das Intervalltraining. Mit kurzen Belastungszeiten. Es gibt Beispiele dafür, dass Patienten, die für eine Herztransplantation anstanden, über ein solches Trainingsprogramm die Wartezeiten deutlich haben verlängern können bzw. im Einzelfall sogar von der OP-Liste heruntergekommen sind.«* Toll! Laufen statt Herztransplantation. Was wäre Ihnen lieber?

» **Schutz vor Herzinfarkt** Was ist ein Herzinfarkt? Ein Gefäß verschließt sich, dahinter stirbt das Muskelgewebe. Ein Drittel der Patienten ist gleich tot. Die anderen haben kein besonders schönes Leben mehr. Die haben Angst. Aber der Herzmuskel, richtig bewegt – also beim richtigen Puls – lässt Herzkranzgefäße wachsen. Und die bereits vorhandenen werden weiter, so dass sie mehr Sauerstoff und Nährstoffe transportieren können. Wissen wir von Läufern (Stanford-Universität): dreimal mehr Herzkranzgefäße und im Durchmesser 2,5-mal weiter. Wie soll denn so ein Herz noch einen Infarkt erleiden?

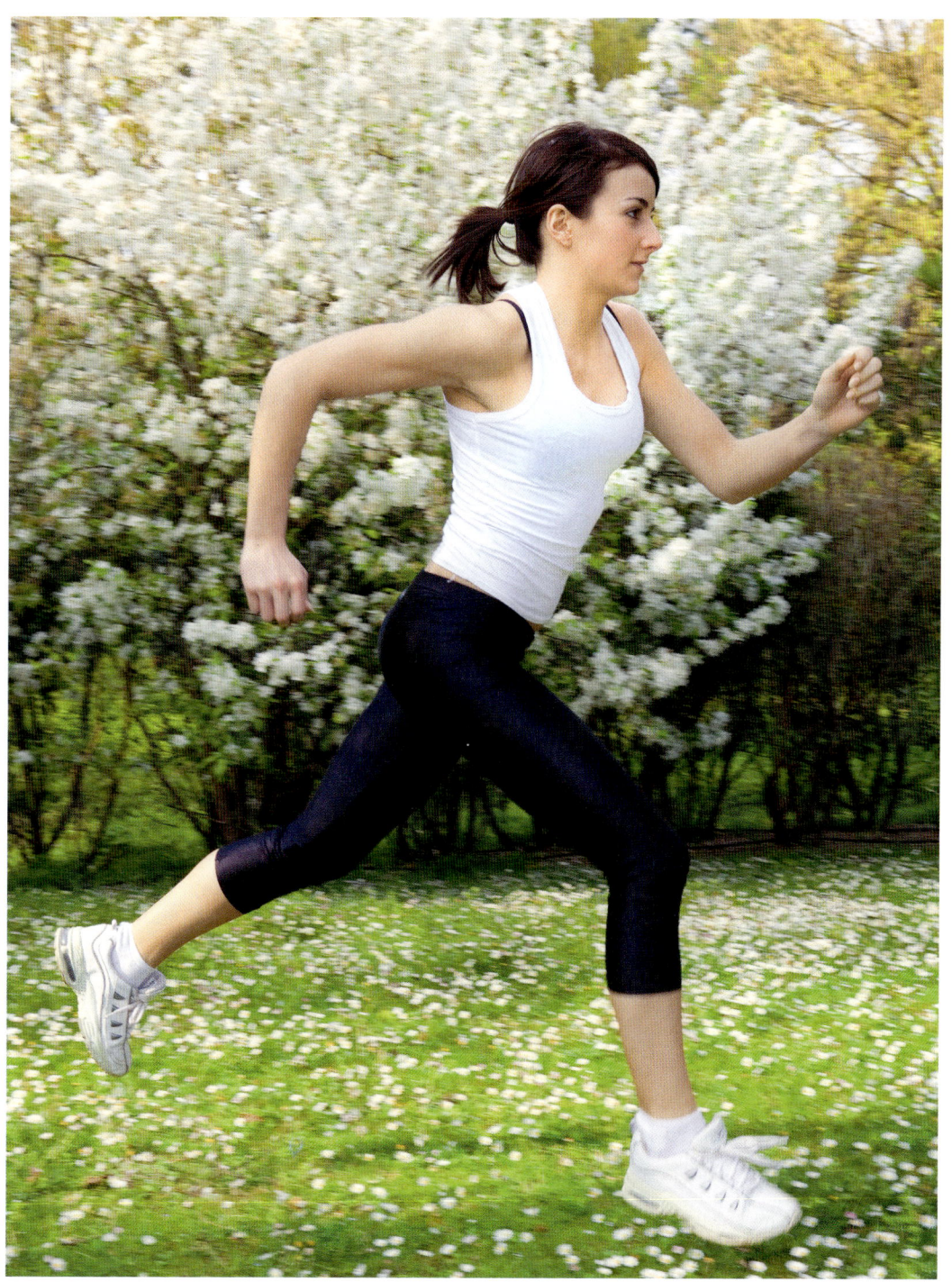

» **Stärkere Knochen** Dr. Wolfgang Kemmler von der Uni Erlangen untersuchte bei 246 älteren Frauen über 65, wie sich ein 1,5-Jahres-Aerobic-Training im Vergleich zu einem Wellnesstraining auf Knochendichte, Sturzgefahr und Herz-Kreislauf-Risiko auswirkt. Nach 18 Monaten, mit nur 160 Minuten Training in der Woche, war die Knochendichte in der Trainingsgruppe signifikant höher als in der Wellnessgruppe, und die Zahl der Stürze war um zwei Drittel geringer.

» **Krebs-Risiko wird gesenkt** Fast jede zweite Krebserkrankung sei vermeidbar, schreibt die ›Ärztezeitung‹ im Dezember 2011. Ein ungesunder Lebensstil ist die Ursache von mehr als 40 Prozent aller Krebserkrankungen, berichten Forscher in einer Sonderausgabe des ›British Journal of Cancer‹ (2011; 105, Issue S2: Si-S81).

Essen Sie Obst, Gemüse, Omega-3-Fisch – und bewegen Sie sich regelmäßig mit dem richtigen Puls. Der berühmte Immunologe Professor Uhlenbruck hat es schärfer formuliert: Mit dieser Methode können Sie dem Krebs buchstäblich davonrennen. Würde ich nie zu sagen wagen. Man verliert seinen guten Ruf. Prof. Uhlenbruck darf das. Er ist Professor.

Sehen Sie: Das müsste man den Krebskranken und Aidskranken rechtzeitig sagen. Die Betonung liegt auf rechtzeitig.

Krebs ist überflüssig. Das meine ich ganz ernst. Eine Studie nach der anderen beweist diesen Punkt. Beweist, dass man weniger Prostatakrebs, weniger Brustkrebs, weniger Darmkrebs usw. hat, wenn man nur läuft. Sie wollen Zahlen? Fitte Männer, die laufen, haben ein um 25 Prozent niedrigeres Risiko, an Prostatakrebs zu erkranken. Das Risiko, an Darmkrebs zu sterben, sinkt um 30 Prozent, wenn man sich ausdauernd bewegt. Ein leichtes Ausdauertraining lindert die Nebenwirkungen von Chemo- und Strahlentherapien, so dass Krebskranke, die laufen, besser mit Erschöpfung, Übelkeit, Schlafstörungen und Schmerzen fertig werden.

» **Laufen gegen Rauchen** Kombiniert man ein Entwöhnungsprogramm mit Bewegung, lassen Jugendliche das Rauchen eher bleiben. An der Studie zur Raucherentwöhnung

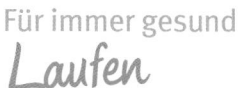

von Forschern um Kimberly Horn von der West Virginia University School of Medicine nahmen 233 Jugendliche teil. Warum ist das so? Warum hilft das Laufen dabei, die Sucht zu lassen? Jede Zigarette erhöht den Dopaminspiegel im Gehirn. Ein geheimnisvoller Botenstoff, der Sie hellwach stimmt, glücklich stimmt, wie ein Filter wirkt für das Graue im Leben. Grau nicht durchlässt. Sie das Leben fröhlicher erleben lässt, die Denkschärfe erhöht, Sie wacher, fitter, dynamischer macht. Dopamin ist das Verlangen. Das Wollen. Der Neurotransmitter der Lust auf mehr, mehr Sport, mehr Aktion, mehr Arbeit, mehr Sex. Viel Dopamin heißt schlank. Sie essen nicht, Sie arbeiten lieber. Weiß jeder Raucher direkt nach der Zigarette. Und wenn man das Rauchen einstellt, wird man ›normal‹. Fehlt dieser Antrieb, diese Dynamik, diese Denkschärfe. Man sitzt da und … Sie ahnen es: holt sich seine Genüsse aus der Pralinenschachtel. Dann laufen Sie los. Bewegen Sie sich jeden Tag eine Stunde. Spüren Sie Ihren Körper. Fühlen Sie, wie er sich in dieser Stunde mit Sauerstoff vollpumpt. Sie mit Vitalität und Wachheit ausstattet. Ein schönes Gefühl. Das Ihnen jede Zigarette raubt.

» **Mehr Kreativität** Nur 30 Minuten dauert der Kreativitätsmarathon für den Kopf. Sie sind nüchtern morgens unterwegs. Laufen. Dann laufen Sie etwas schneller als langsam. Sie merken das sofort. Plötzlich wird es im Kopf so hell, die Gedanken so glasklar. Das Hirn wacht auf. Das hat einen Namen: ACTH. Das Kreativitätshormon durchflutet den Körper. Es senkt den Blutdruck, wirkt entspannend. Und weckt den Kopf.

» **Weniger Migräne** Bei Migränepatienten, die regelmäßig joggen, geht die Häufigkeit, Intensität und Dauer der Migräneattacken zurück. Dies konnte Dr. Horst Koch mit seinem Team von der Helios Klinik Aue für Psychiatrie und Psychotherapie in einer Metaanalyse von vier Studien nachweisen. Die Migränepatienten joggten zwei- bis dreimal wöchentlich für jeweils 20 bis 60 Minuten.

» **Erhöhte Produktivität** Wie schafft man mehr? Wie bekommt man gute Ideen, wird kreativ? Wie kann man nicht nur sich, sondern auch anderen, den Mitmenschen Gutes tun?

Mehr als bisher? Tja. Wen wollen Sie da fragen? Mein Vorschlag: einen Menschen, der es bereits vorgemacht hat. Solch ein Mensch ist Richard Branson. Und genau den hat man gefragt: »Wie wird man produktiver?«

Richard Branson lehnte sich zurück und überlegte kurz. Um ihn herum saßen 20 Leute und lauschten aufmerksam. Wie würde die Antwort eines Milliardärs auf eine der großen Fragen – vielleicht die große Frage – der Wirtschaftswelt ausfallen? Branson hat nämlich ein Imperium aufgebaut, das mehr erwirtschaftete als so manches Entwicklungsland. Schließlich brach Branson das Schweigen: »*Mit Sport.*«

Er meinte es ernst und erklärte es auch gleich: Das Training verschaffe ihm mindestens vier Stunden zusätzliche Zeit, in der er produktiv sein konnte. Verblüffend dieser Ratschlag, verblüffend die Begründung. Für den Laien. Für den Nichtläufer. Ihnen ist der Zusammenhang längst klar. Wir wissen, dass die Bewegung das neuronale Netz (das Gehirn) wachsen lässt. Dass Bewegung das berühmte Kreativitätshormon ACTH freisetzt (Hollmann 1988). Und dass der Läufer andere Prioritäten setzt. Weg vom überflüssigen Fernsehgegucke. Hin zur Konzentration auf das Wesentliche.

Und das Ganze, wenn's gut läuft, im entspannten Glücksrausch. Richard Branson weiß, wovon er spricht.

» Ein Raucherbein weniger Durch Bewegung beim richtigen Puls bilden sich neue Blutgefäße in der Muskulatur. Nicht 20 oder karge 40 Prozent, sondern bis zu 400 Prozent mehr. Das heißt, Sie vervierfachen die Anzahl der Adern in Ihren Muskeln! Wissen Sie, wen das brennend interessiert? Jeden Raucher. Kennen Sie ein Raucherbein? Da ist eine Ader, die verschließt sich, dann wird der Fuß erst kalt, dann schwarz, dann platzt er auf, dann stinkt es, dann kommen die Fliegen, dann hackt man ihn halt ab. Sehen Sie, das ist ein Raucherbein. Hätte der Raucher nicht eine Ader, sondern mehr, hätte er sein Bein noch.

» Mehr Testosteron, bessere Libido Testosteron, das männliche Keimdrüsenhormon, ist das Hormon für den inneren Antrieb. Das Hormon der Macht, der Mächtigen. Das Hor-

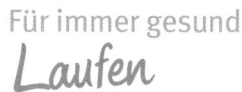

mon, das Sie (auch Sie als Frau, Sie haben auch Testosteron, nur weniger) hartnäckiger, intensiver und antriebsstärker leben lässt. Das Hormon, das es Ihnen ermöglicht, um 22 Uhr abends am Schreibtisch zu sagen: *»Das mach ich jetzt auch noch schnell.«* Auch dieses Hormon fällt mit zunehmendem Alter natürlich ab. Schon ab 20, 25 Jahren. Das messen wir täglich. Und mit 60 haben wir deutlich weniger. Auch das misst jedes Labor.

Dass das nicht so sein muss, ist neu. Da muss man erst mal drauf kommen. Sie können Ihren Testosteronspiegel nämlich ganz leicht anheben.

Wenn Sie nur eine halbe Stunde beim richtigen Puls laufen, steigt der Testosteronwert um bis zu 50 Prozent. Ist das was? Und ich kenne Messungen an mir, wo ich es verdoppelt habe. Und ich kenne Triathleten, die es verdreifacht haben.

» **Tinnitus verhindern** Ja, auch Ärzte arbeiten mitunter zu viel. Es hieß, das Pfeifen im Ohr sei stressbedingt. Blutgefäße im Innenohr ziehen sich zusammen, verkrampfen sich, dann fängt es an zu klingeln und zu pfeifen. Und dann hört man gar nichts mehr. Was auch immer die auslösende Ursache ist, Sie können es verhindern. Durch Laufen, durch Meditieren, durch eine ausreichende Menge Magnesium im Blut. Nicht im Mund, im Blut. Der Blutwert sollte über 1,0 mmol/l liegen. Magnesium entkrampft die Blutgefäße, stellt sie weit, das merken Sie auch an den Fingerspitzen. Und ein weitgestelltes Blutgefäß im Innenohr kennt keinen Tinnitus und schlussendlich Hörsturz.

Besteht Tinnitus schon Monate oder Jahre, wird es schwierig. Dann sind die hauchfeinen Haarzellen im Innenohr wahrscheinlich schon geschädigt. Oder das Geräusch hat sich tief in das Gehirn eingegraben und agiert dort selbstständig – ganz ohne Ohr. Aber auch dann hilft etwas. Wenn Sie verzweifelt sind, gilt hier, genau wie bei chronischen Schmerzen: Lenke deine Aufmerksamkeit auf etwas anderes. Und das einfachste, durchschlagendste Rezept ist das Laufen, das tägliche Laufen, das Marathonlaufen. Schon Millionen Menschen haben sich auf diese Weise von chronischen Kreuzschmerzen oder vom Tinnitus ›abgelenkt‹.

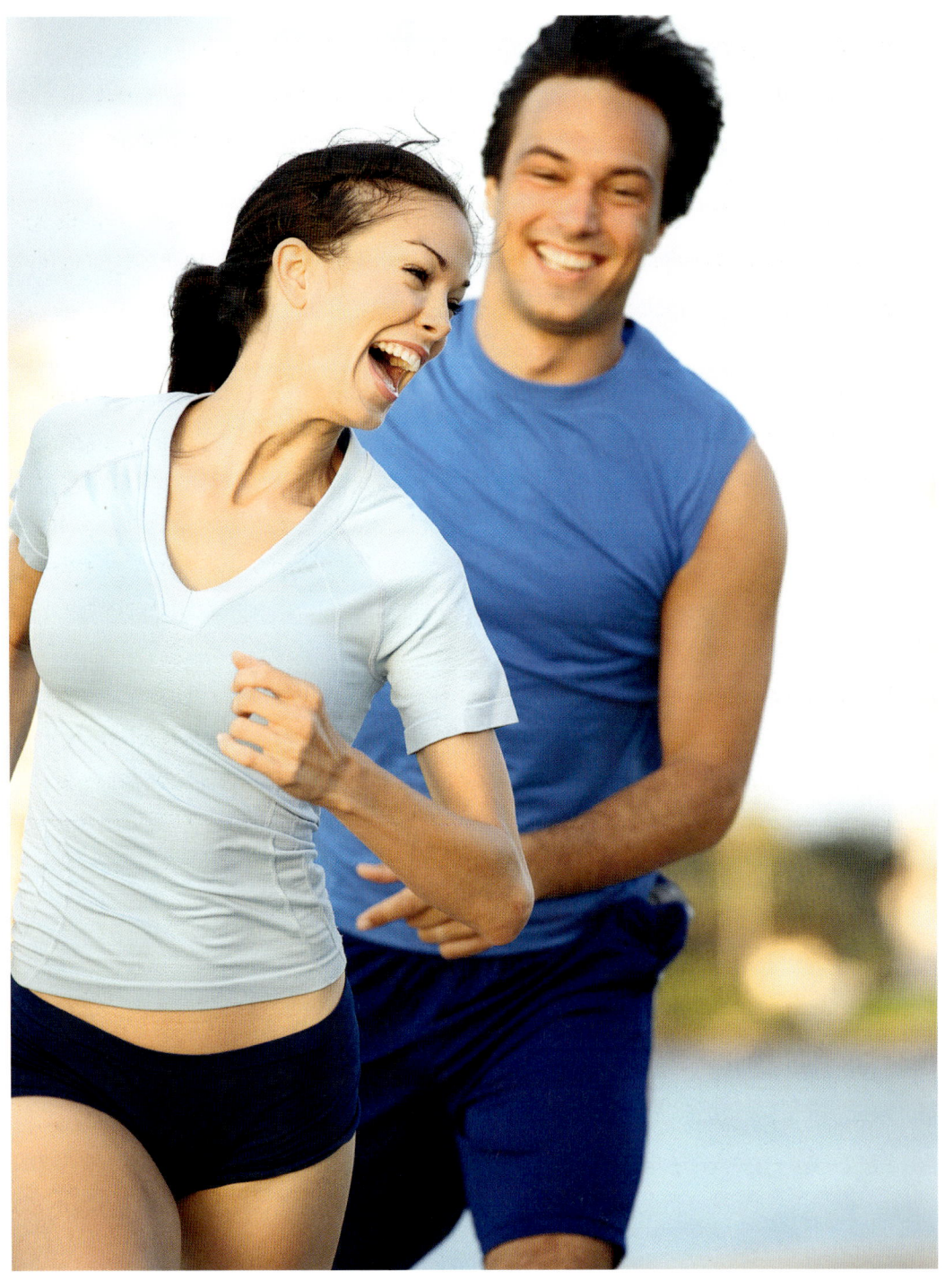

>> **Das Gehirn verjüngen** Bisher waren wir der Meinung, dass Gehirnzellen sich nicht teilen, nicht vermehren, höchstens absterben. Heute ist klar: alles Unfug. Das gilt vielleicht für den sitzenden Menschen. Beim laufenden Menschen bilden sich sogar neue Gehirnzellen und mehr Verknüpfungen. Das Gehirn wird größer.

Und noch mehr passiert: Die Blutversorgung des Gehirns verbessert sich, weil die Anzahl der Blutgefäße ins Gehirn zunimmt. Das heißt im Klartext: In jeder Minute fließen mehr Sauerstoff und Nährstoffe zu den Gehirnzellen. Das Gehirn wird besser versorgt, wird wieder wach. Der Mensch wacht auf.

Laufen macht also mehr Blutgefäße im Gehirn, mehr Gehirnzellen, ein sich stärker verzweigendes neuronales Netz. Der laufende Mensch kennt Gehirn-Alterungsprozesse nicht. Im Gegenteil: Seine Gehirnleistung nimmt ständig zu. Und das finden Sie auch in der Natur. Tiere werden im Laufe ihrer Lebensspanne nicht dümmer, sondern gescheiter. Meine Dressurpferde merken sich ihre Lektionen bis ins Alter von 25 Jahren, das heißt bei Pferden uralt.

>> **Wirtschaftlicher Erfolg ...** Wenn Kleinunternehmer Sport treiben, wirkt sich das positiv auf den wirtschaftlichen Erfolg aus – so eine Studie der Ball State University in Municie im US- Bundesstaat Indiana. Die Forscher untersuchten 336 Kleinunternehmer. Und die, die täglich in die Laufschuhe schlüpften, machten die besseren Geschäfte. Bei Gewichthebern stellten die Wissenschaftler keine Auswirkungen auf den Umsatz fest. Sie ahnen, dass ich jetzt gerade lächele. Tun Sie's auch.

>> **... und ein neues Leben** Sie suchen einen Lebenspartner? Dann laufen Sie. Laufen Sie los. Schreibt mir soeben ein junger Mann, der genau dies erfahren hat.
Will sagen: Laufen verändert Ihr Leben. Radikal. Sehr viel tiefgreifender, als Sie es sich überhaupt vorstellen können. Das Wunderschöne daran: Es klappt immer. Ausnahmslos. Etwas ganz Seltenes in der Medizin ...

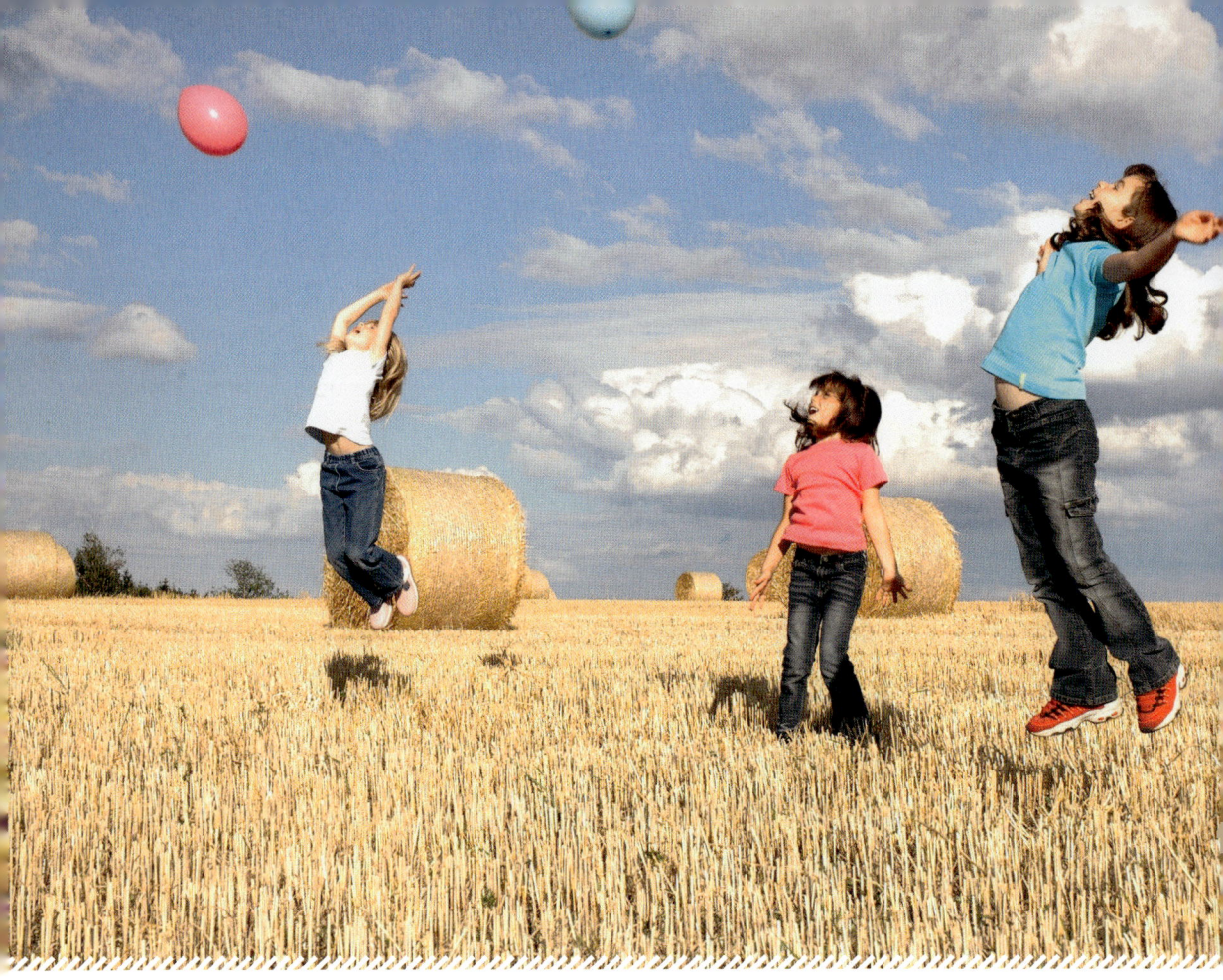

Der Körper als Glückspillendreher

Sie wollen etwas erreichen in Ihrem Leben? Wirklich etwas grundlegend verändern? Sich, ihr Leben? Dann fangen Sie einfach an, sich mit Ihrem Körper zu beschäftigen. Er ist es, der Ihnen Glück schenkt, Zufriedenheit – und Gesundheit.

Sie müssen nur wissen, wie Sie mit ihm umgehen ...

Beschäftigen Sie sich mit Ihrem Körper

Was soll gut daran sein, sich mit dem Körper zu beschäftigen? Durchaus berechtigte, verständliche Frage. Theorie nützt hier gar nichts (... dient der Gesundheit ...). Praxis ist alles. Denn regiert werden wir von Gefühlen, die zu Glaubenssätzen werden. Kennen Sie unter: Ich fühle mich gut. Der passende Glaubenssatz: Das Leben ist einfach schön. Geht natürlich auch anders: Mir tut der Rücken weh. Der passende Glaubenssatz: Warum immer nur mir ...

Also: Machen Sie sich gute Gefühle. Nehmen Sie diese wahr. Und das Leben wird sich ändern. Nur: Ein gutes Gefühl für den Körper müssen Sie eben erst einmal bekommen. Geht nur in der Praxis.

Erst als ich in Hawaii meinen (Ironman)Körper kennengelernt habe, wurde ich vom Mediziner zum Arzt – habe ich meine Patienten verstehen gelernt. Über diese entscheidende Einsicht haben auch andere nachgedacht. Zum Beispiel ein Praktiker namens Timothy Ferriss, Unternehmer und Bestsellerautor in den USA, laut Forbes ein Name, den man kennen muss. Hat geschrieben ›Die 4-Stunden-Woche‹. Da steht drin, wie man sein Leben so organisiert, dass man nur noch vier Stunden in der Woche arbeiten muss. Freilich ein Bestseller. Und wer so brillant denken kann, schreibt natürlich auch ›Der 4-Stunden-Körper‹. Mit minimalem Aufwand das Maximale erreichen. Kommt mir ziemlich bekannt vor. Jedenfalls, Ferriss bringt es immer auf den Punkt. Vielleicht trifft Sie dieser Punkt ja ... jäh in die Seele:

Ferriss stellt die Frage, welchen Wert es in einer heute doch gültigen Wissensökonomie hat, wenn man zwei Prozent mehr Kraft entwickelt oder zwei Prozent Körperfett verliert. Oder einen Marathon schafft. Jetzt wörtlich weiter:

»Mit einem Wort: Verwandlung. Mein Vater verlor in zehn Monaten über 32 Kilo Fett und verdreifachte seine Kraft. Bei seinem jährlichen medizinischen Check-up erklärte der Arzt, er könne möglicherweise ewig leben.Die physischen Veränderungen waren unglaublich, aber die seltsamen Nebenwirkungen des Programms waren der größte Anreiz, damit weiterzumachen. Mein Vater erklärte: Ganz abgesehen von den Vorzügen in punkto Fitness und Aussehen profitiere ich in gesellschaftlicher Hinsicht enorm.

Ich bin nicht mehr unsichtbar. Das ist aber noch nicht alles. Wenn man erst 20 oder 30 Kilo abgenommen hat, indem man getan hat, was man bislang für unmöglich gehalten hat, beginnt man die anderen ›Unmöglichkeiten‹ – das Einkommen innerhalb von zwölf Monaten zu verdoppeln oder so etwas – auf einmal als Möglichkeiten zu betrachten.«

Wenn Sie Ihr Leben verändern wollen, wissen Sie, dass Sie Ihr Denken verändern müssen. Das ist Ihnen völlig klar. Aber wie macht man das? Kann ich Ihnen sagen: Laufen Sie. Laufen Sie los. Tun Sie etwas vordergründig ganz Dämliches, benutzen Sie Ihren Körper. Der Geist wird folgen.

Ein supergutes Bodyfeedback

Wenn Sie die Stirn runzeln, bereiten Sie den Nährboden für negative Gedanken. Wenn Sie die Schultern hängen lassen, lastet der Alltag viel schwerer drauf, als wenn Sie sie zurücknehmen. Wenn Sie den Kopf hängen lassen, lassen Sie die Traurigkeit einziehen. Ihre Haltung macht Gefühle.

Eine gekrümmte Haltung weckt im Kopf Depression, Aufgeben, Mutlosigkeit. Eine aufrechte Haltung weckt Mut, Lust auf Leistung. Nennt sich Embodiment. Heißt Verkörperung. Psychische Zustände drücken sich im Körper aus – als Haltung, Gestik oder Mimik. Und auch in umgekehrter Richtung wirkt sich der Körper aus – auf die Psyche. Was bedeutet das? Wir können mit unseren Muskeln etwas, was wir mit unserem Willen nicht können: Emotionen beeinflussen. Glücklich werden, zufrieden werden ....

Bewegung, täglich, ist unabdingbar für Ihr Lebensglück. Für das helle Gefühl, mit dem Kinder durch den Alltag springen. Wie Sie wissen, ist das naturwissenschaftlich begründbar: Glückshormone, Botenstoffe im Gehirn werden freigesetzt durch ausdauernde Bewegung. Das weiß jeder, der schon einmal zwei Stunden durch den Wald gelaufen ist.

Der Ferriss-Laufstil – die Ferris-Diät

Körperumwandlung. Geht nicht mit Fernsehgucken und Pralinen naschen. Geht aber mit Diät, Training und Vitalstoffen. Sagt der 4-Stunden-Körper-Ferriss. Wissen Sie, was er verschreibt, um neun Kilo in 30 Tagen abzunehmen?

» Vier Protein-Mahlzeiten am Tag. Morgens bereits 30 Gramm Eiweiß. Und dann mindestens 20 Gramm pro Mahlzeit.

» Keine weißen Kohlenhydrate essen (Brot, Reis, Müsli, Kartoffeln, Pasta).

» Erlaubt sind vor allem Proteine (Eier, Huhn, Fisch, mageres Rind- und Schweinefleisch) und Hülsenfrüchte (Linsen und Sojabohnen).

» Viel Gemüse (Spinat, Blumenkohl, Sauerkraut, Spargel, Brokkoli, Erbsen, grüne Bohnen).

» Keine Kalorien trinken (nur Wasser, Tee, Kaffee).

» Keine Früchte, abgesehen von Tomaten und Avocados.

» Einen Tag pro Woche Diät-Auszeit. An diesem Tag dürfen Sie alles essen und trinken, so viel Sie wollen.

» Magnesium, Kalzium und Kalium als Nahrungsergänzungsmittel.

» Der Laufstil: Die Pose-Technik wurde 1977 von dem russischen Sportwissenschaftler Dr. Nicholas Romanov entwickelt. Der Begriff ›Pose‹ weist auf die Technik: Die Laufbewegung ergibt sich aus einem kontrollierten Nach-vorne-Fallen und schnellem Wegziehen der Füße, die unter dem Körperschwerpunkt aufsetzen. Kleine Schritte. Vorteile: Bessere Eigendämpfung, weniger Muskelleistung. Die Schwerkraft treibt voran.

» Und dazu kombiniert Ferriss natürlich: Maximalkrafttraining mit speziellen Workoutübungen.

Das alles wird Ihnen vielleicht bekannt vorkommen. Aber wir kochen alle nur mit Wasser.

Glück = Bewegung + Ernährung

Die Art unserer Ernährung entscheidet darüber, ob wir Glück überhaupt empfinden können. Ob wir Glückshormone herstellen. Die Leichtigkeit des Seins tatsächlich spüren können. Wir wissen heute sehr präzise, woraus diese Botenstoffe sind und was es braucht, sie freizusetzen. Stichwort Eiweiß, Stichwort Vitamine.

Bewegung und Ernährung also. Zwei Worte, die die gesamte Schulmedizin in den Schatten stellen. Die ganze Universitäten, unsere Kliniken überflüssig machen. So hat die Universität Regensburg kürzlich verkündet, einen neuen, einzigartigen Studiengang einzurichten. Nämlich ›**Angewandte Bewegungswissenschaften**‹. Um das Verständnis des Einflusses der Bewegung auf das menschliche Verhalten und Erleben zu wecken. Ein Anfang.

Kürzlich las ich übrigens folgenden Leserbrief von Kerstin Wadehn. Und bin getroffen von den Worten: *»Fahren Sie an einem Montagmorgen in irgendeiner deutschen Großstadt mit der S-Bahn, und schauen Sie in die mürrischen Gesichter um sich herum. Dann bekommen Sie eine Ahnung von der Dunkelziffer des wahren Scheiterns.«* Mürrische Gesichter. Ein Parameter für das wahre Scheitern. Tiefste Wahrheit. Menschen, die verloren haben. Innerlich.

Beim Laufen lernt man sich ganz neu kennen – man staunt über sich, man verflucht sich, man stellt sich in Frage, man wird kreativ und entwickelt sich mit den Erfahrungen, die man nur macht, wenn man läuft.

Frank Busemann, gewann 1996
olympisches Silber im Zehnkampf

Die Gute-Laune-Haltung

Aufrichten, Brust raus, Schultern zurück, Kinn leicht heranziehen, Nacken lang. Fröhlich ausschreiten. So tanken Sie ständig ein Quäntchen Selbstbewusstsein, Leistungskraft und Freude. Überschreiben Sie in Ihrem Gehirn die Fehlhaltungen des Lebens. Mutieren Sie zu einem fröhlicheren, leichteren Menschen.

Kleine Praxishilfe: Suchen Sie sich einen Erinnerer – dem Sie häufig begegnen. Immer wenn ein Telefon klingelt, eine Mail reinkommt: Aufrichten. Und am besten dann gleich noch: Ausatmen und Schultern fallen lassen. Siehe Seite 154.

Der Körper, das Glück und die Einstellung

Wissen Sie, warum ich so gerne auf dem Vorfuß federe? Weil das eine Aufwärtsbewegung ist. Jede Aufwärtsbewegung macht glücklich. Deshalb hüpfen wir vor Freude, winken fröhlich, heben die Mundwinkel an. Gleich mal ausprobieren: Mit den Handflächen nach oben Luft vor dem Bauch nach oben fächeln. Laut Embodiment-Forschung macht das gut drauf. Wenn Sie die Luft nach unten drücken, sinkt auch die Laune. Psychologen, die die Phänomene der Körperwahrnehmung studieren, sagen sogar: Muskeln schenken uns nicht nur Glück und Zufriedenheit, sie verändern unsere Einstellung. So ließen die Psychologen in einer Studie Studenten sechs Minuten lang Kopfnicken oder Kopfschütteln. Danach wurden sie gefragt, ob man die Studiengebühren erhöhen dürfe. Kopfnicker hatten nichts dagegen, während Kopfschüttler sie sogar senken wollten. Das finde ich unglaublich. Und äußerst praktisch. Sie wollen irgendwas? Dann lassen Sie Ihren Partner, Chef … erst mal ein paar Minuten lang nicken.

Glück ist machbar. Leicht.

Sie wissen, dass ich fast ausschließlich über Dinge rede, die ich persönlich gemessen oder erfahren habe. Also kann ich auch über Glück sprechen. Weshalb? Weil ich durch einen beinahe tödlichen Unfall und inzwischen neun Operationen ein kleines bisschen die Kehrseite kennengelernt habe.

Und deshalb weiß, dass Glück machbar ist. Ganz leicht. Mit einer winzigen, pfiffigen, für manche von Ihnen überraschenden Idee. Die Gebrauchsanleitung:

Glück lässt sich nur durch Wahrnehmung von Glück erzeugen.

Das war's. Noch einmal ein bisschen langsamer: Wenn Sie Ihre Wahrnehmung (bedenken Sie dieses Wort) immer wieder gezielt auf schöne Dinge richten, werden Sie nach

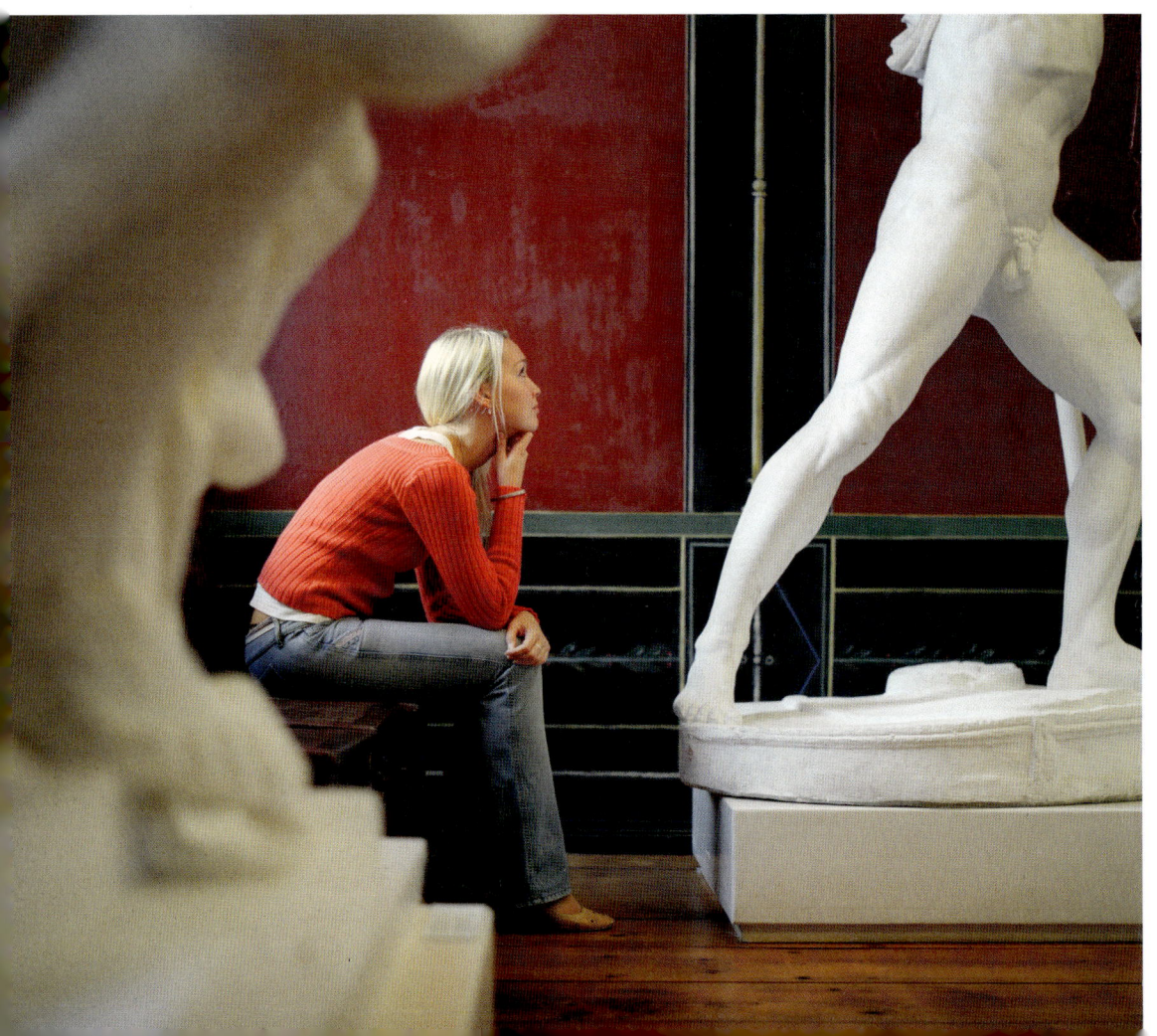

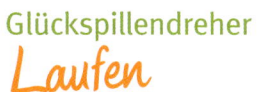

einiger Zeit feststellen, dass Ihr Gehirn eine neue Angewohnheit entwickelt. Dass Ihr Gehirn anfängt, automatisch nach schönen Dingen statt wie bisher nach potenziellen Problemen Ausschau zu halten. Sobald dieser Automatismus einmal in Gang gesetzt ist, ist er kaum noch aufzuhalten.

Sehen Sie, deshalb bewundere ich meine kleine Frau so sehr. Doch, doch: Sie ist klein, außerdem zierlich, grazil, besteht nur aus Muskeln und rennt am liebsten Bergmarathon. Aber zurück: Die hat diese Technik geübt. Täglich geübt. Jahrzehnte. Und kann gar nicht mehr anders.

Sie weiß, weil sie es erfahren hat, was die bewusste (!) Wahrnehmung von Glück auf der subjektiven genauso auch wie auf der objektiven Ebene bewirkt. Einerseits sieht man nämlich viele Dinge, die schon immer da waren, mit ganz anderen Augen (Stichwort ›rosarote Brille‹), und andererseits passieren plötzlich (auf höchst wundersame Weise) immer mehr Ereignisse, die man auch objektiv als schön bewertet.

Das Geheimnis dahinter: Ihr Bewusstsein erschafft die Welt. Dürfen Sie wörtlich nehmen. Ein Grundgesetz der Quantenphysik.

Und das Schönste an dieser Technik: Glück machen wir ja ganz naiv an bestimmten Dingen fest. Einer guten Note in der Schule, einem Sportwagen, einer Gehaltserhöhung, einem Traumpartner … Wenn Sie sich aber angewöhnen, Glück täglich wahrzunehmen, dies ständig einzuüben, dann lösen Sie sich von diesen Glücks-Objekten und erleben plötzlich als ständige Lebensrealität genau das, was hinter den realen Objekten steckt: das Glücksgefühl.

Denn – kurz nachgedacht – der neue Sportwagen dient ja auch nur … einem möglichst intensiven Glücksgefühl.

Haben Sie sich auf diesem Weg einmal vom Sachzwang gelöst, wird Ihnen klar, was ich lange, lange Zeit nie verstanden habe: dass man auch im Unglück sehr wohl glücklich sein kann.

Glück ist eine grundsätzliche Lebenshaltung. Und die kann man … erlernen.

Laufen und meditieren Sie.

Die Quinta essentia: der Flow

Also die Quintessenz des Sportes, das innerste Geheimnis, den Grund, weshalb wir Sport treiben, fühlt jeder Sportler tief in sich drin. Wenige aber können es ausdrücken. Wenn dies einmal jemandem gelingt, klingt das in einem, und jeder Sportler spürt – jähes Glück.

Früher habe ich das Idolen wie Dieter Baumann übelgenommen. Dass die sich nicht deutlich artikuliert haben. Dass die nicht auch mir, dem kleinen Provinzdoktor, das reine Glück des Sportes deutlich gemacht haben. Denn Ausnahmesportler wie Baumann müssen es gewusst haben und hätten es wohl auch ausdrücken können. Was meine ich eigentlich?

Da gibt's an der Stanford University den Professor H. U. Gumbrecht. Ein Deutscher. Der sich mit seinen 62 Jahren nicht nur im amerikanischen Football, sondern auch in der deutschen Bundesliga eins a auskennt. Sportverliebt ist. Und der kürzlich – so schreibt er – verstanden hat, was ihn beim Sport so mitreißt. Wörtlich:

»Es muss diese Sehnsucht zur höchsten Intensivierung der Gegenwart sein, die impliziert, dass man die sonst immer schon und immer häufiger auferlegte Verpflichtung zur Vorwegnahme einer Zukunft nicht mitmacht. Sich ausschließlich im Jetzt befinden für einige Stunden, das kann Sport sein.«

Er beschreibt nichts weiter als den Flow. Das Verschmelzen von Denken und Tun. Das Einswerden mit sich selbst. Das Leben im Hier und Jetzt. Und er berichtet weiter:

»Für die älteren Zuschauer hat Sport die Anziehungskraft einer Rückkehr zur Jugend, mit der man die Gegenwart des Alterns ausblendet.«

Stimmt. Wunderbar formuliert. Drum sitze ich vor jedem Marathonlauf im Fernsehen. Gebannt von der ersten Minute an. Da lauf ich mit. Da fiebere ich mit. Da leide ich mit. Da triumphiere ich mit. Da bin ich glatt drei, vier Jahre jünger …

»Höchste Intensivierung der Gegenwart« und »Rückkehr zur Jugend« – das isses!

»Flow = wenn Kopf und Körper sich sagen:
Schön, dass es dich gibt.«

Den Flow kann jeder erleben

Versuchen Sie nicht perfekt zu sein, sondern genießen Sie es, Fehler zu machen. Und strengen Sie sich nicht an. Denn viel leichter geht's im Flow.

Laufen, laufen, laufen ... weicher Boden, Morgensonne. Irgendwann denken wir nicht mehr an die Wurzeln, an die nachtsteifen Muskeln, Hundehaufen, Steuererklärung ... Ein zäher Fluss voller Glück strömt durch unsere Blutbahnen. Wir sind mit der Welt – und in uns. Geist und Körper verschmelzen. Kennen Sie das? Solche Momente sind selten – aber immerhin. Ein solches Verschmelzen mit dem Augenblick nennt die Wissenschaft Flow.

Flow ist Körperkonzentration. Flow kann jeder erleben. Der Fließbandarbeiter, der Chirurg, die Balletttänzerin, der Westernreiter – oder der Tennisspieler. Flow ist Bewegung im Sein. Leichtigkeit, Kreativität, Timing, unendliche Freude strömt durch jede Zelle ... Leider endet die Euphorie nur zu bald. Der Verstand holt uns auf den Boden des Mittelmaßes zurück. Zurück bleibt nur die Erinnerung an ein außergewöhnliches Glücksgefühl.

Am einfachsten ist es, sich Flow in Form von Bewegung zu holen. Bewegung, die uns Spaß macht, Bewegung, die uns guttut. Und Bewegung wiederum schenkt uns einen Körper, der uns Flow überhaupt erleben lässt. Der Körper ist übrigens auch im Flow, dann wenn Herzschlag, Atmung und Blutdruck optimal synchron laufen. Das bedeutet: Das Gehirn schwingt in Harmonie. Das limbische System, das die Emotionen steuert, harmoniert mit dem Neocortex, dem Sitz für Bewusstsein und Verstand. Gefühle und Verstand sind in wunderbarer Balance. Flow kann man übrigens messen, über die Herzfrequenzvariabilität HRV.

Flow ist also Leben pur. Eine Euphorie, die länger andauert. Den Flowzustand können wir uns jeden Tag selbst machen. Wenn wir neben all unserem Wichtigtun und Beschäftigtsein immer wieder auch mal in uns hineinspüren. Laufen und Meditieren. Die Anleitung finden Sie ab Seite 194.

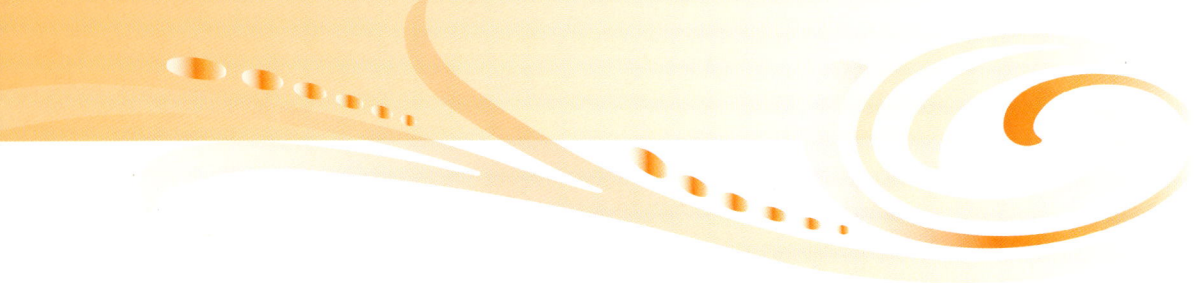

7 magische Gründe, warum jede Anleitung zum Glücklichsein in den Laufschuhen endet

1 Laufen macht zum Sanguiniker. Der Sanguiniker ist psychisch stabil und extrovertiert. Wollen Sie so sein? Dann laufen Sie los. Allerdings: ohne verbissenen Ehrgeiz.

2 Laufend wächst das Selbstbewusstsein. Die Erfahrung, etwas geschafft zu haben, stählt das Selbstbild, polstert das Selbstwertgefühl und dopt das Selbstbewusstsein. Der Mut, Dinge anzupacken, wächst für alle Bereiche – den Beruf, die Liebe, das Abenteuer.

3 Man gefällt sich besser, ist schöner. Jeder Mensch hat ein Schönheitsideal, nur guckt eben nie Raabs Lena oder das Bo aus dem Spiegel. Zwischen Selbstbild und Idealbild, klafft eine riesige Lücke, das frustriert. Bis man in die Laufschuhe schlüpft. Verhaltensforscher haben festgestellt, dass Jogger anfangen, sich Kilometer für Kilometer wohler in ihrem eigenen Körper zu fühlen. Weil man den Körper wahrnimmt. Zu sich selbst läuft. Und das macht glücklich.

4 Laufend öffnet sich ein Kokainkästchen. *»Plötzlich entdeckst du: Huch, du kannst das Betäubungsmittelgesetz durch körpereigene Drogenausschüttung umgehen«,* bemerkte unser damaliger Außenminister Joschka Fischer.

Recht hat er. Laufen im Sauerstoffüberschuss – also langsam – setzt Endorphine frei. Ihr körpereigenes Rauschgift. Endorphine werden vom Gehirn, ja sogar von den Immunzellen produziert und strömen durch das ganze Nervensystem. Die Botenstoffe für Euphorie hüpfen von Nervenzelle zu Nervenzelle und überfluten den ganzen Menschen mit Glückseligkeit.

5 ... und der Körper wartet mit weiteren Drogen auf.

Noradrenalin und Dopamin stellen das Gehirn auf Glück. Noradrenalin – auch bekannt unter dem Namen ›Eustress-Hormon‹ – lässt die Gedanken blitzen und stimmt den ganzen Menschen optimistisch, hellt gemeinsam mit Dopamin (dem Hormon der Kreativen) die Stimmung auf. Laufen, draußen im Licht, vermehrt Serotonin, den Neurotransmitter, der im Gehirn für gute Laune sorgt. Sicher. Tummeln sich viele Serotoninmoleküle in den synaptischen Spalten in unserem Gehirn, sind wir so richtig fröhlich. Mangelt es daran, leiden wir unter Depressionen.

6 Laufend führt der Weg aus der Krise.

Denn laufend fliegen einem Gedanken zu, die Lösungen für Probleme. Laufend lösen Sie Ihre Probleme auf eine einfache, aber wirkungsvolle Art: indem Sie sich von Ihren Problemen lösen. Probieren Sie es aus. Laufen Sie: locker, leicht, lächelnd. So dass jeder einzelne Schritt die Chance hat, Sie glücklich zu machen. Laufen Sie morgens, damit Sie sich die stimmungsaufhellende Wirkung für den ganzen Tag reservieren. Joggen wirkt nicht nur temporär: Wer morgens joggt, schafft sich für den ganzen Tag Distanz zu den Mühen des Alltags.

7 Und man wird zum Magnet für andere Menschen.

Das Persönlichkeitsmodell von Cattell zeigt den typischen Jogger als • intelligent und zuverlässig, • emotional stabil und reif, • ernst, aber trotzdem fantasievoll, • selbstsicher und nicht abhängig von Gruppen, • entspannt und locker. Diesen Menschen möchte man zum Freund haben. Wer läuft, hat Freunde. Auch darum macht Laufen glücklich.

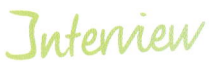

Tausche Rollstuhl gegen Laufschuhe ...

Markus Holubek war querschnittsgelähmt – und kann wieder laufen

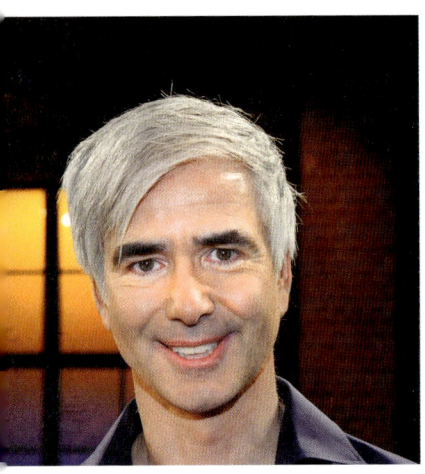

2007. Vorarlberg. Drei Jahre nachdem ich mit Wirbelbruch im Rollstuhl saß: Markus Holubek wartet auf den Startschuss. Der scharfe Wind rötet seine Ohren. Der Freizeitsportler ist fest entschlossen, das längste Amateurskirennen der Welt zu gewinnen. Die eisige Piste will es anders: Er stürzt und bricht sich das Rückgrat. Der erste Lendenwirbel unterhalb seiner Rippenbögen ist auseinandergeplatzt und ein Stück Wirbelknochen so unglücklich abgesplittert, dass es fast alle Nerven im Rückenmarkskanal durchtrennt hat. Den Rollstuhl, den sie ihm nach der schweren OP an sein Klinikbett stellen, und die Diagnose Querschnittslähmung lehnt er ab. Stattdessen entwickelt der Fernsehredakteur eine eigene Selbstheilungsmethode. Die ›Holubek-Therapie‹ hat mittlerweile auch schon andere Querschnittsgelähmte aufgerichtet, bewegt ... Markus Holubek läuft wieder. Ein Wunder? Auch. Vor allem aber eiserner Wille, beinhartes Training – und Meditation. Ein Mensch, den ich mehr als bewundere.

Nach einem Skiunfall komplett querschnittsgelähmt, sind Sie inzwischen leidenschaftlicher Walker. Was bedeutet Walken für Sie – für Gesundheit, Seele, Geist ...?

Ich bin Freewalker, meide Straßen und Wege. Meine Route ist mein Ziel. Ich walke, weil ich seit meinem Sturz bei dem Skirennen nicht mehr laufen kann. Um meinen Puls hochzutreiben und um meine Muskeln stärker zu belasten, führen meine Strecken nur bergauf und -ab. Meine Leki-Carbonstöcke geben mir Halt bis 70° Steigung. Ohne sie würde ich nicht mal das erste Wegekreuz erreichen. Durch meine spezielle

Lauftechnik walke ich downhill sogar schneller als Gesunde, denn die Stöcke machen große Ausfallschritte möglich. Da merkt man mir kaum an, dass ich weder Po- noch Unterschenkelmuskeln habe. Walken hat mich endgültig auf die Beine zurückgebracht und hält mich da oben ... im Winter gerne mit Schneeschuhen durch den Tiefschnee. Ich bin ein sehr aktiver Mensch. Mein Gehirn arbeitet ständig, manchmal zu viel des Guten. Wenn ich walke, verdunsten überflüssige Gedanken wie Nebelschwaden in der Mittagssonne. Das klärt meinen Geist und hält meine Seele gesund.

Meditieren Sie auch dabei?

Am Ende der ersten Stunde habe ich alles losgelassen. Das rhythmische Walken, mein Atmen, ab und zu unterbrochen vom tiefen Schluck aus der Wasserflasche, bringt mich in eine Art Trance, einen Zustand klarer Zufriedenheit. Nur das Klingeln meines I-Phones könnte mich da herausreißen. Deswegen ist es abgestellt. Sonst hätte ich aus meinem früheren Leben nichts gelernt.

Verraten Sie uns, welche Technik Sie dabei anwenden?

Ich atme ein, ich atme aus. Ich blicke links, ich blicke rechts, sehe Dinge, die mir sonst verborgen bleiben. Probleme relativieren sich, Lösungen erhellen meinen Horizont. Ich habe schon ganze Kapitel meiner Bücher beim Walken formuliert. Und nach sechs Stunden, zwölf Kilometern und 1400 Höhenmetern waren alle Sätze noch da, bereit, um niedergeschrieben zu werden.

Haben Sie einen persönlichen Tipp gegen den inneren Schweinehund?

Erstens: Halte dich an deinen Plan. Lerne aus deinen Vermeidungen, deinen Ausreden, deiner Faulheit ... Wenn nicht, dann ...

... zweitens: Lies das Buch in deinen Händen noch mal durch und bitte auch meines: ›Gelähmt sind wir nur im Kopf‹ (Südwest Verlag, 2011) ... Wenn nicht, dann ...

... drittens: Kauf dir einen Rollator. Du wirst ihn bestimmt noch brauchen.

Markus Holubek gibt es auch auf Facebook : www.facebook.com/markus.holubek

Meditation ist die zweite Pille, für die Sie ein Vermögen zahlen würden ...

Heiter, ausgeglichen, optimistisch? Na, dann haben Sie wohl gerade

meditiert. Meditation ist der Königsweg zur Zufriedenheit, zum

sprühenden Glück – und zur Gesundheit. Die gute Nachricht:

Man muss nicht stillsitzen. Wer mag, wählt den bewegten Weg.

Lernen Sie laufend zu meditieren.

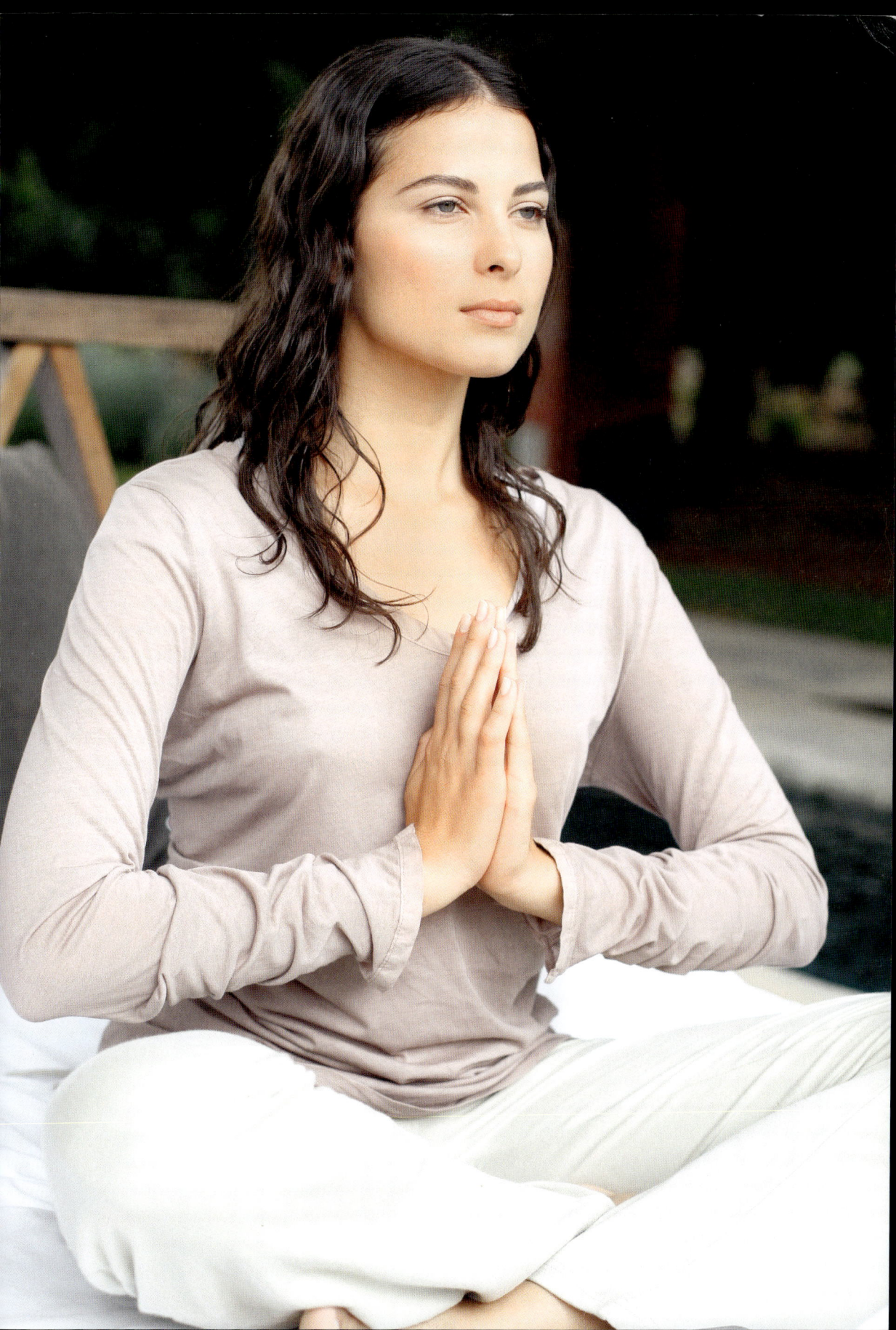

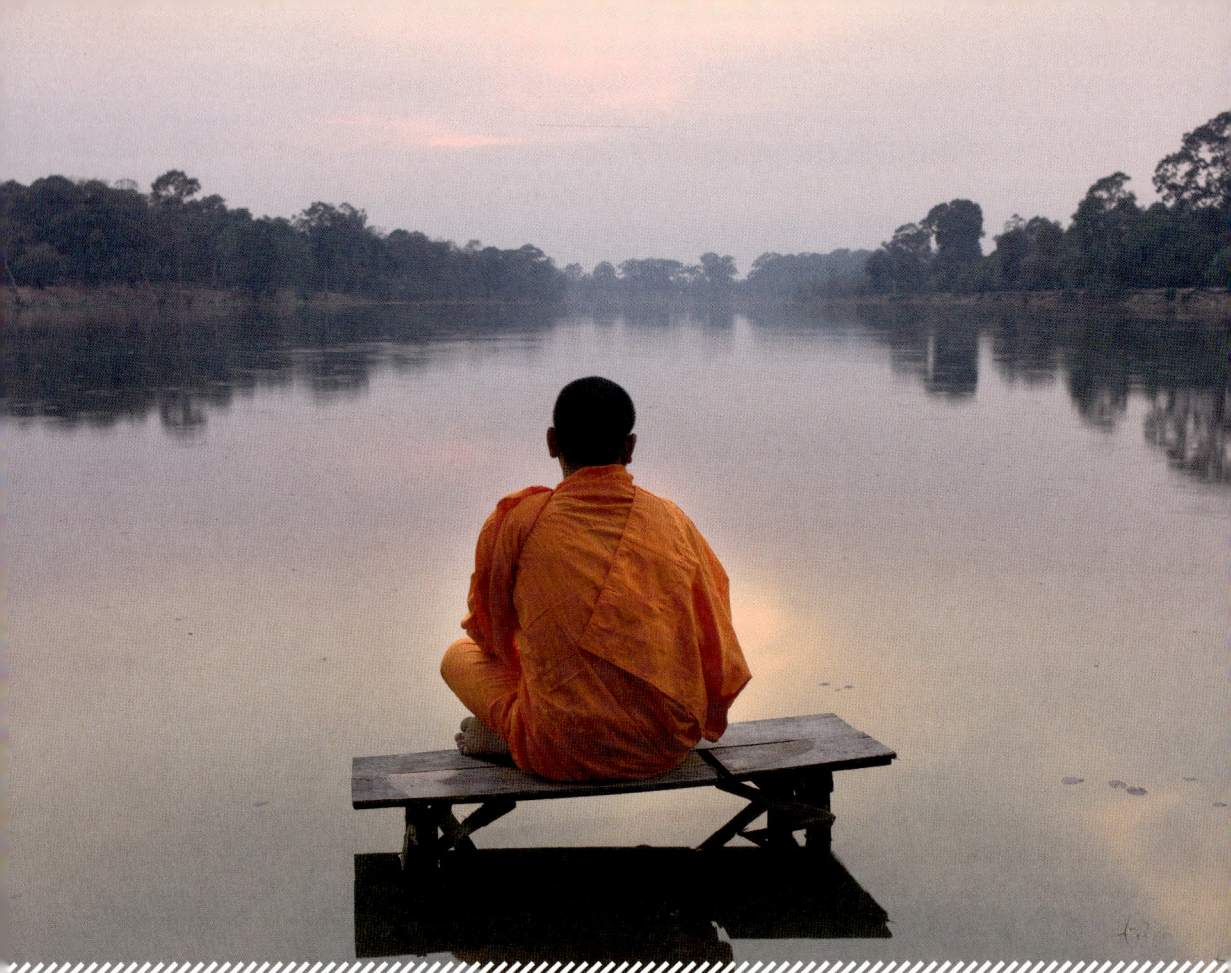

Was Meditation bewirkt

Seit Jahrtausenden meditieren Mystiker und Weise verschiedener

Kulturen – um sich selbst zu erkennen, das Bewusstsein zu erweitern,

Körper, Geist und Seele zu heilen. Meditative Praktiken findet man in

allen großen Religionen. Und Techniken gibt es viele.

Man richtet zum Beispiel die Aufmerksamkeit auf ein Objekt, das Herz, den Atem, den Rosenkranz – nennt man konzentrative Meditation. Oder man guckt mit einem inneren Weitwinkel auf das, was man gerade erlebt – heißt Achtsamkeitsmeditation. Davon lesen Sie natürlich noch mehr in diesem Kapitel.

Meditation wirkt. Weiß man seit Jahrtausenden. Heute legt man die Menschen in den Magnetresonanztomografen, guckt also ins Gehirn, macht Studien, um das uralte Wissen zu beweisen. Die Meditationsforschung versucht einen Blick auf unser Bewusstsein zu werfen und guckt sich den Zusammenhang an zwischen Denken und Fühlen, Mentalem und Physiologischem. Ein Mehr an Denkleistung und ein Zugewinn an emotionalen Fertigkeiten zeigen sich wunderbar in bestimmten Gehirnregionen. Und zugewinnen können Sie immer. Denn unser Gehirn ist wunderbar formbar. Weder irgendwann ausgewachsen noch irgendwann nicht mehr veränderbar. Es ist neuroplastisch. Heißt: Sie können sich ein Gehirn machen, wie es Ihnen gefällt. Klug oder liebevoll. Gelassen oder voller Mitgefühl, zufrieden und ungestresst ... Funktioniert durch Laufen. Funktioniert durch Meditation. Funktioniert unglaublich durch die Kombination: Laufen und Meditation.

Lauter Gründe, sofort mit dem Meditieren zu beginnen

Richard Davidson von der University of Wisconsin in Madison untersuchte vor einigen Jahren in seinem Magnetresonaztomografen die Gehirne von acht tibetischen Mönchen. Der berühmte Gehirnforscher machte sich auf die Suche nach der Erleuchtung. Und er fand sie. Die Aktivität des linken Stirnhirns, des Frontalcortex, bei Menschen, die meditieren, ist viel höher. Dort sitzen: Heiterkeit, Ausgeglichenheit, Optimismus. Es sprüht vor Glück, nicht nur während des Meditierens. Immer.

Wenn die Mönche ›vorbehaltloses Mitgefühl‹ meditieren, durchfluten Gammawellen das ganze Gehirn. Die tauchen beim Normalmenschen nur ganz selten auf und ganz,

ganz kurz – dann, wenn er sich extrem auf etwas konzentriert. Wenn er im Flow ist. Bei Mönchen ist das anders: Im Moment tiefster Entspannung und höchster Aufmerksamkeit schwingen alle Nervenzellen im Gehirn synchron auf Gammafrequenz. Man denkt nicht, spürt seinen Körper nicht mehr, alles wird eins – man ist erleuchtet.

Bedeutet: Die Erleuchtung, das Feuerwerk namens Gammawellen, das Phänomen, das Normalmenschen zweifeln lässt, ist wissenschaftlich belegt.

Ist Güte denn trainierbar? Erst kürzlich legte Prof. Davidson 16 Mönche und 16 Laienmeditierer in den Kernspin. Diesmal wollte er herausfinden, ob wir Güte und Mitgefühl genauso lernen können wie Tennis oder Gitarrespielen. Und diesmal fand er sein Feuerwerk in der Inselrinde der Mönche – und die spielt eine Schlüsselrolle, wenn unser Körper Emotionen zeigt. Dort erschaffen sich Langzeitmeditierende Barmherzigkeit. Und durch Meditation können wir die Aktivitäten in der Inselrinde vermehren. Güte lernen. Uns selbst empathisch machen. Die Forscher wissen nun: Bewusstsein und Persönlichkeit lassen sich durch Meditation gezielt beeinflussen. **Keiner muss bleiben, wie er ist.**

Würdest Du auch die ganze Welt absuchen, nie fändest Du einen, welcher Deiner Liebe würdiger wäre als Du.
Buddha

Meditation – von Kopf bis Fuß

Was geschieht in unserem Körper, wenn wir meditieren?

Gehirn: *Das EEG zeigt mehr Alpha- und Thetawellen, also langsame, ruhige Wellen, die stehen für innere Ruhe. Im Gehirn tummeln sich mehr Serotonin-Moleküle, die Botenstoffe der guten Laune. Entspannung lindert Depressionen, baut Angst ab, puffert Aggressivität. Man schläft besser, nimmt Schmerzen weniger wahr.*

Lunge: *Man atmet tiefer und weniger hektisch. Das Atemminutenvolumen nimmt zu, der Körper bekommt mehr Sauerstoff – die Organe verbrauchen aber um bis zu ein Fünftel weniger Sauerstoff.*

Immunsystem: *Meditierende haben um 25 Prozent mehr Antikörper im Blut.*

Herz-Kreislauf: *Der Blutdruck sinkt, das Herz schlägt ruhiger – für ein längeres Leben.*

Magen, Darm: *Das vegetative Nervensystem schaltet auf Beruhigung. Wirkt sich positiv aus auf Durchfall, Verstopfung, gereizten Darm oder Magen.*

Muskeln: *Der Weichspülgang für die Seele wirkt direkt auf Verspannungen der Muskulatur. Rücken- und Nackenschmerzen schwinden.*

Stresshormone: *Der Körper drosselt die Produktion von Adrenalin und Cortisol. Was den ganzen Menschen auf jünger und gesünder stellt.*

Geschlechtshormone: *Stress bringt den Hormonhaushalt durcheinander, drosselt die Libido, macht unfruchtbar. Meditations- und Entspannungstechniken verhelfen nicht selten zum so lange erwünschten Kind.*

Stimmung: *Der linke präfrontale Cortex, ein kleiner Teil der Gehirnrinde, ist bei Menschen, die meditieren, aktiver – nicht nur während der Meditation. Dieser linke Frontallappen sorgt nämlich für positive Gefühle, Enthusiasmus, gute Laune.*

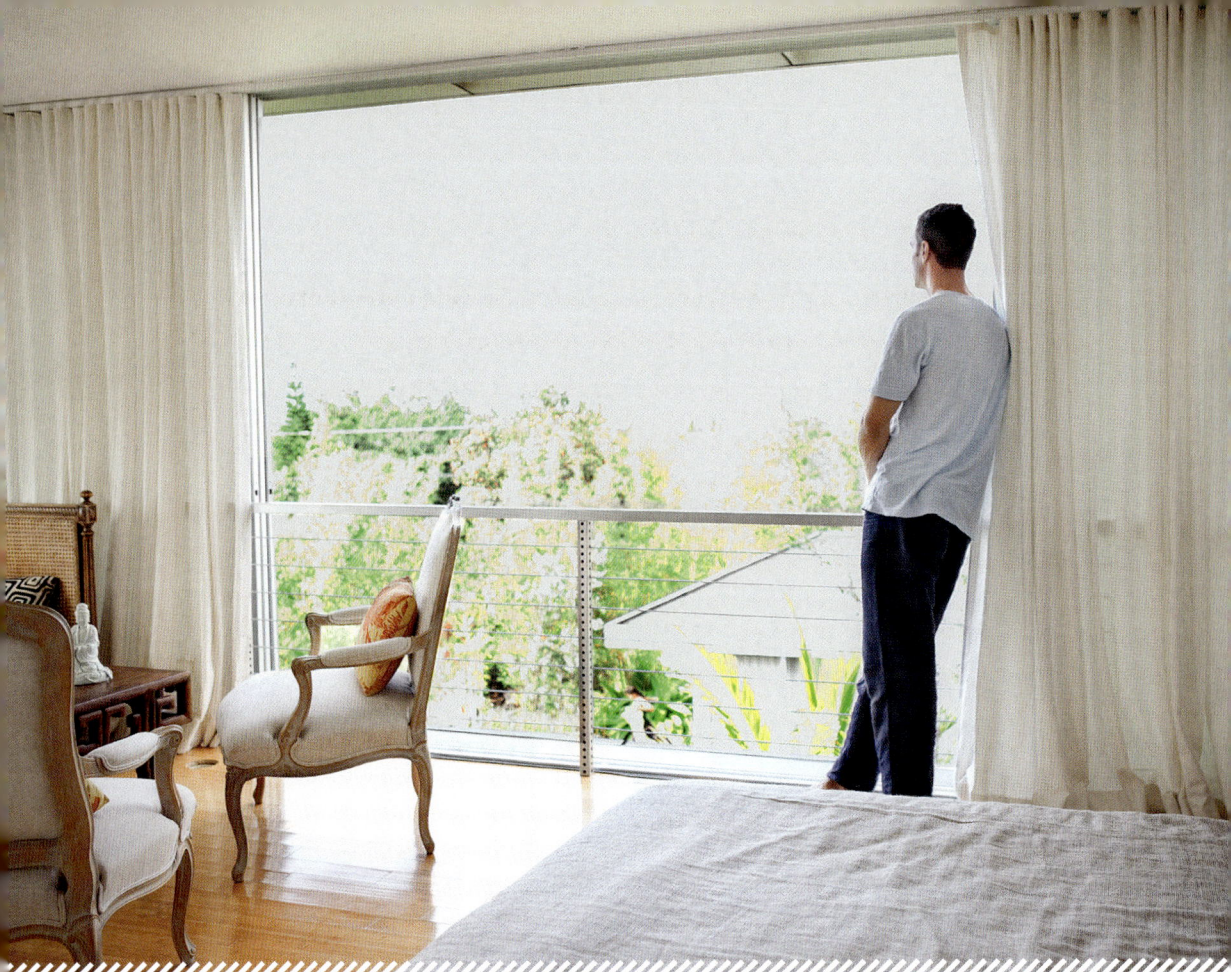

Medis Meditation

Meditieren ist ein Ausstieg auf Zeit aus der Tempogesellschaft, ein Rendezvous mit sich selbst. Und: eine Absage an das Wartezimmer des Doktors. Wer meditiert, ist gesünder. Das wiesen amerikanische Wissenschaftler in einer Langzeitstudie nach. Wer meditiert, erkrankt zu fast 90 Prozent seltener an Herz-Kreislauf-Krankheiten.

Die Wirkung: von Abnehmen bis Vorhofflimmern

Abnehmen: Übergewichtige Menschen, die regelmäßig meditieren, nehmen ab, ohne sich großartig an eine Diät zu halten. Zeigen mehrere Studien aus den USA und Indien. Wer meditiert, wird nicht nur leichter im Kopf, sondern möchte auch Leichteres auf dem Teller. Außerdem entwickeln Meditierende eine neue Körperwahrnehmung. Und kriegen trotz der Pfunde Spaß am Bewegen. Natürlich schwindet mit den Pfunden dann auch der hohe Blutdruck, die Arteriosklerose, der Diabetes, die hohen Blutfette, Gicht ...

Aggression: Die indische Vipassana-Meditationstechnik wurde im Auftrag einer Studie des Queen Elisabeth Psychiatric Hospital in Birmingham (GB) in Gefängnissen in Indien, USA und Neuseeland erprobt. Mit positivem Ausgang: Meditierende Häftlinge neigten weniger zu Aggressionen, fühlten sich weniger hilflos, hoffnungslos und feindselig.

Blutdruck: Meditation kann den Blutdruck spürbar senken, das ergaben Auswertungen von neun Studien mit insgesamt über 700 Bluthochdruckkandidaten. Im Durchschnitt sanken der systolische Blutdruck um 4,7 mmHg und der diastolische um 1,9 mmHg im Vergleich zu den nicht meditierenden Personen. Die Teilnehmer meditierten ein- bis dreimal in der Woche.

Burnout ist Volkskrankheit. Neunmal mehr Menschen lassen sich jedes Jahr wegen chronischen Ausgebranntseins krankschreiben als noch 2004. Während Anfang der achtziger Jahre nur jeder Zehnte chronisch erschöpft war, sind es heute 30 Prozent der arbeitenden Bevölkerung. Seinen Burnout kann man nicht beim Arzt abliefern, aber man kann meditieren und laufen gehen. Beides hilft.

Chemotherapie: Meditatives Bewegen hilft Chemo-Patienten auf ganz vielen Ebenen. Sie vertragen die Medikation besser und leiden weniger unter depressiven Verstimmungen, gewinnen nachweislich an Lebensqualität. Dies hat Dr. Stephanie Reid-Arndt von der Universität von Missouri in Columbia in einer Pilotstudie überprüft. Die Krebs-patientinnen führten zweimal in der Woche für 60 Minuten Tai-Chi-Übungen aus, eine Kombination aus Meditation und ganzheitlichen Gesundheitsübungen.

Depression: Klinisch manifeste Depressionen lassen sich wegmeditieren. Klingt unglaublich, ist aber wahr. US-Forscher haben dieses Ergebnis, das durch zwei Studien belegt wurde, auf einem Kongress in Seattle vorgestellt: Bei der Hälfte von über 100 depressiven Probanden gingen die Symptome rasch zurück. Meditation konnte also jedem Zweiten helfen.

Diabetes: Wissenschaftler der Duke-Universität in Durham, USA, fanden heraus, dass Entspannungs- und Atemübungen den Blutzuckerspiegel von Diabetes-2-Patienten ähnlich wirkungsvoll senken wie Medikamente.

Bevor man die Achsamkeit erfolgreich auf Gefühle, Gedanken, Emotionen oder den Geist anwenden kann, muss sie in Gewahrsein von Atem und Körper fest verankert sein.

Mark Epstein,
»Gedanken ohne den Denker«

Fibromyalgie: Meditation lindert den unerträglichen diffusen Körperschmerz einer Fibromyalgie, das fanden Forscher der Oregon Health & Science University heraus. In ihrer Studie nahm der eine Teil der Probanden an einem achtwöchigen Programm teil. Es umfasste täglich 40 Minuten Yoga-Übungen, 25 Minuten Meditation, zehn Minuten Atemübungen und eine Gruppendiskussion. Das Ergebnis: Nach dem Meditationsprogramm hatten die Fibromyalgie-Patienten deutlich weniger Schmerzen als vorher.

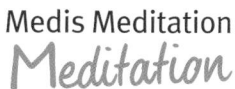

Krebs: Laut einer amerikanischen Langzeitstudie ist die Rate von Krankenhausein-weisungen bei Meditierenden um 56 Prozent geringer als bei Nichtmeditierenden. Außerdem litten die Meditierenden erheblich seltener an Herz-Kreislauf-Erkrankungen und Krebs. Wunderbare Krebsprophylaxe sind Qigong-Übungen ebenso wie Yoga oder Meditation. Sieht nicht jeder Schulmediziner so. Mir reicht, dass Yoga- und Qigon-meister viel länger leben – und so gut wie nie an Krebs erkranken.

Migräne: US-Forscher haben die Wirksamkeit von geistigen Entspannungstechniken an jugendlichen Migräne-Patienten erforscht. Acht von zehn Probanden konnten die Beschwerden durch Meditation lindern.

Schmerz: Meditation lindert Schmerzen, fanden Forscher um Fadel Zeidan von der Wake Forest University (US-Bundesstaat North Carolina) heraus. Auch die zugehörigen Vorgänge im Gehirn wiesen die Forscher nach. Die Studie zeigt: Schon nach kurzer Zeit setzt die schmerzlindernde Wirkung ein. 15 Testpersonen mussten nur vier Tage lang insgesamt 90 Minuten meditieren. Sie lernten, sich mit der Achtsamkeitsmedita-tion auf die Atmung zu konzentrieren.

Vorhofflimmern: Besser als ein Medikament hilft Meditieren gegen Vorhofflimmern. An einer Studie von Dr. Dhanumjaya Lakkireddy aus Kansas City nahmen 40 Patienten mit vorübergehenden Herzrhythmusstörungen teil. Sie begannen mit Bewegung, die ihnen guttat. Und nach drei Monaten gesellte sich die Meditation dazu. Ihre Herztä-tigkeit wurde während der gesamten Studie mit einem tragbaren Monitor überwacht. Die Vorhofflimmer-Episoden verringerten sich um 45 Prozent – und 22 Prozent der Patienten hatten überhaupt keine Herzrhythmusstörungen mehr. Die Lebensqualität der Patienten verbesserte sich signifikant, sie litten zudem weniger unter Angst und Depressionen. Die Kombination aus Bewegung und Meditation verbesserte die Ent-zündungswerte im Blut, senkte Blutdruck und Cholesterinspiegel.

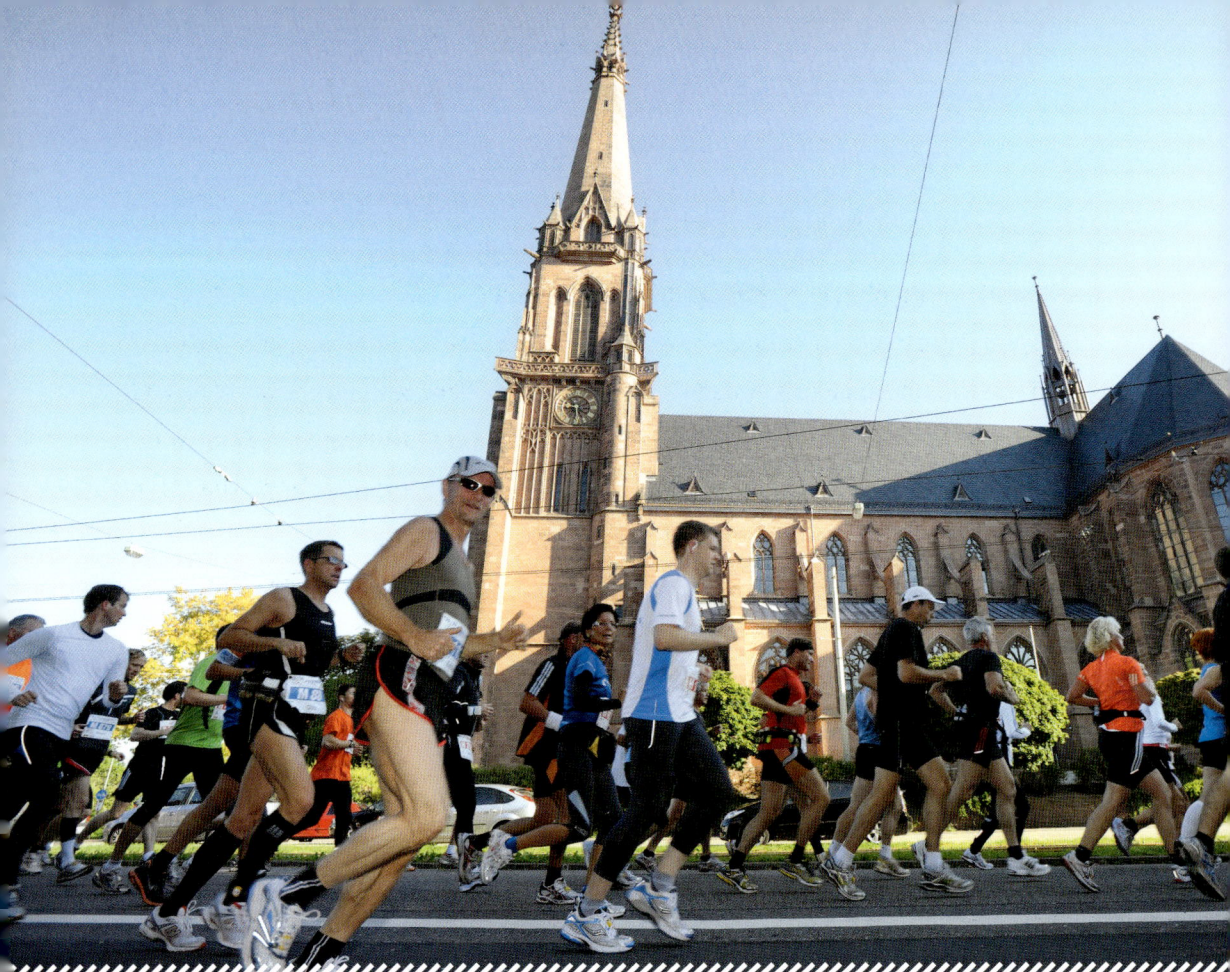

Der Laufpfad der Spiritualität

Wir alle suchen Gelassenheit, Ruhe, inneren Frieden, Zufriedenheit,

Geduld, Glück, Liebe, Halt, Sinn, Erfüllung. Das alles finden wir durch

Spiritualität. Wie Sie »Begeisterung für das Leben« in den Laufschuhen

finden, dass erzählt auf den folgenden Seiten der Benediktinermönch

Frater Michael Bauer ...

Spiritualität kann ganz westlich sein

Der Begriff Spiritualität geht zurück auf das lateinische *spiritus* ›Geist‹, ›Hauch‹ oder auch *spiro* ›ich atme‹. Leider hat dieser Begriff schon viele Definitionen über sich ergehen lassen müssen. Recht einfach drückt es der Psychologe Rudolf Sponsel aus. Er definiert Spiritualität als mehr oder minder bewusste Beschäftigung »*mit Sinn- und Wertfragen des Daseins, der Welt und der Menschen und besonders der eigenen Existenz und seiner Selbstverwirklichung im Leben*«.

Mir ist noch wichtig: Spiritualität bringt rund um die Welt in allen Religionen und auch in heidnischen Kulturen Körper, Geist und Seele in Balance. Nicht nur der Kopf spielt eine Rolle – auch die Beine. Beim Ge(h)bet, der Bewegungsmeditation, dem Trancetanz …

Weil viele in den letzten Jahrzehnten meinten, im Westen verkümmere die Spiritualität, suchten sie den ›Geist‹ in östlichen Lehren – zum Beispiel im Buddhismus die Erleuchtung über acht Pfade. Natürlich über Meditation.

Also ich denke, man kann ruhig auch in den Heuhaufen um die Ecke gucken – und mit Glück findet man die goldene Nadel … Darf ich zitieren?

»*Spiritualität fördert die Selbsterkenntnis und die Selbstverwirklichung, denn sie klammert keinen Bereich des menschlichen Daseins aus. Sie erfüllt uns mit Be-Geisterung für das Leben, streift uns den Mantel der Trauer von den Schultern und hüllt uns in Freude … Wenn Sie nachhaltige Gelassenheit, erfrischende Ruhe, inneren Frieden, Zufriedenheit, Geduld, Energie, kreative Ausdauer, gesunde Selbstdisziplin und bedingungslose Liebe suchen, dann ist der Pfad der Spiritualität genau das Richtige für Sie. Sie müssen ihn nur gehen. Laufen Sie los, am besten sofort!*«

Das stammt von Frater Michael Bauer, Mönch im Benediktiner-Kloster St. Paul in Kärnten, der ein Buch über meditatives Laufen geschrieben hat. ›Die Seele läuft mit‹. Bitte. Lesen Sie es. Für ihn ist Laufen ›eine Art Körpergebet‹. Er sagt: »*Ich laufe täglich. Laufen ist für mich die schönste – umfassendste – Form der Meditation. Mit ihr trainiert man die seelisch-geistige Fitness und die körperliche Fitness zugleich. Und Schauplatz der Meditation ist die prächtige Natur, ihr Gewinn für den Übenden eine Extraportion Lebensenergie und Daseinsfreude.*«

mit Frater Michael Bauer

»Laufen ist für mich ein Körpergebet«

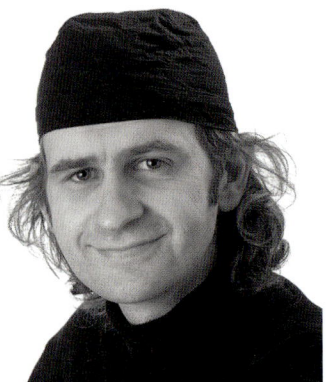

Frater Michael Bauer lebt als Mönch im Benediktiner-Kloster St. Paul in Kärnten, arbeitet in der Krankenseelsorge, meditiert in Laufschuhen – und schrieb das wundervolle Buch *»Die Seele läuft mit«*.
Ein Interview mit dem weisen Läufer über geerdete Spiritualität, über das meditative Laufen.

Bitte erklären Sie kurz, was Frater heißt.
Frater heißt lateinisch Bruder. Eine Anrede für die Mönche untereinander.

Seit wann leben Sie als Mönch?
Ich bin dem Orden kurz nach meinen 30 Lebensjahr beigetreten.

Warum?
Aus dem gleichen Grund, der die Wüstenväter und die Wüstenmütter in die Einsamkeit trieb. Ich suchte Antworten auf die Frage: Wer bin ich? Wohin möchte ich? Und wo ist mein Platz im Leben.

Und haben Sie diese Antworten gekriegt?
Ja. Immer wieder. Man kriegt immer wieder Antworten. Das Leben ist ja eine Entwicklungsphase. Eine lange Reise – wenn es gut geht. Und immer fragt uns das Leben: Ist es der richtige Weg oder geht's vielleicht auch woanders hin?

Sie sagen: Glück und Zufriedenheit wurzeln in unserem Inneren – warum sehen das viele Menschen nicht?
Vielleicht weil viele Leute ein oberflächliches Glück suchen, nicht Innehalten und schauen: Wofür schlägt mein Herz eigentlich wirklich? Was macht mich wirklich glücklich? Zufriedenheit heißt Frieden schließen mit sich selbst, mit seinen Lebensumständen.

Und wenn ich nachgucke, dann finde ich ja vielleicht schöne Dinge und Eigenschaften an mir und meinem Leben und höre auf, ewig mit dem Schicksaal zu hadern. Und sobald ich die innere Zufriedenheit in mir entdecke, finde ich auch Frieden mit den anderen Menschen. Wenn ich eine innere Herzensruhe entwickelt habe, kann ich verstehen, was Glück wirklich bedeutet.

Laufen ist für Sie eine Art Körpergebet?

Laufen ist das Symbol für das Leben an sich. Man kommt von A nach B, von der Geburt bis zum Tod. Und Laufen ist für mich das Symbol für die Weiterentwicklung im Leben, die statt finden sollte damit man zu einem besseren Menschen wird.

Laufen ist gleichzeitig ein Bittgebet und ein Dankgebet. Man dankt, dass man gesund ist, dass man laufen kann, dass Entwicklung stattfindet. Und ich bitte, dass ich immer in Bewegung bleibe, und dass der Lauf einmal einen guten Abschluss findet. Im Himmel. Wenn es zu Ende geht. Und ich sagen kann: »Mein Lebens-Lauf war gut und sinnvoll.«

Laufen bringt Körper, Geist und Seele in Einklang ...

Ja, wenn man los lässt. Sicher nicht, wenn man verbissen läuft und sich dabei so richtig schwer tut. Für mich ist das Laufen, die Fortführung der Zen-Meditation. Die Haltung, die ich beim Sitzen habe. Diese innere Haltung, diese Zentriertheit, nehme ich ins Laufen mit genauso wie die Absichtslosigkeit, die Leistungsabsichtlosigkeit. Ich habe keine Pulsuhr.

Jeder Mensch braucht Spiritualität. Wieso?

Braucht würde ich nicht sagen, sondern jeder sehnt sich danach. Denn weder Wirtschaft noch Finanzbereich noch Naturwissenschaften haben Antworten auf die Fragen, die mich als vergängliches Wesen beschäftigen. Die Fragen nach dem Grund. Man kann es Gott nennen oder Transzendenz. Es ist dort wo ich bedingungslose Liebe erfahre, Sicherheit, Hoffnung, Vertrauen.

Was verstehen Sie unter geerdeter Spiritualität?

Geerdete Spiritualität, ist das, wo ich abgeholt werde in meiner Situation in der ich jetzt bin. Frei von übertrieben hohen moralischen Ansprüchen. Sie holt mich zurück auf die Erde. Lehrt mich Demut. In dem Wort Demut, humilitas, steckt das lateinische Wort Erde humus. Demut ist in unserer heutigen Zeit ein wenig attraktiver Begriff. Damit verbindet

man immer eine gebückte Haltung. Damit hat Demut gar nicht zu tun. Demut bedeutet eine Haltung der Dankbarkeit. Geerdete Spiritualität ist heilsam, weil sie mich so
nimmt, wie ich bin und mir dann die Möglichkeit gibt, mich weiter zu entwickeln.

Man sollte sich ja annehmen wie man ist, und nur, wenn man das kann, kann man sich auch charakterlich weiter bilden, sprich verändern?

Annehmen setzt immer eine Versöhnung voraus. Eine Versöhnung mit mir selbst. Wenn
ich Dinge in mir ablehne, bin ich ständig im Kampf mit mir selbst. Und dabei geht viel
Energie geht verloren – sie fehlt einem für die Weiterentwicklung.

Die Assistentin der Spiritualität ist die Meditation.

Die Meditation ist der Weg. Spiritus ist der Geist – der Geist der mir eingehaucht wurde.
Die eigene Persönlichkeit, die in mir drin ist. Meditation ist der Weg mit sich in Kontakt zu kommen. Sich selbst zu finden. Den wahren Kern. Nicht das, was ich mir einge-
redet habe zu sein, oder was mir von außen mitgeteilt worden ist. Um mit Spiritus, mit
diesem Geist, mit diesem Wesen in Kontakt zu kommen, brauche ich die Meditation.

Und man kann überall meditieren.

Ja, weil es verschiedene Möglichkeiten gibt: Laufen, Zen-Meditation oder die Achtsamkeitsmeditation. Also man muss sich nicht großartig zurückziehen, sondern man
kann bei allem, auch bei täglichen Arbeiten, meditieren.

Viele Menschen fürchten, dass sie 45 Minuten still sitzen müssen ...

Diese Stille ist bedrohlich. Weil diese Stille paradoxerweise unglaublich laut sein kann.
Weil man Fragen gestellt bekommt über sein bisheriges Leben oder über das, was ich
grad tue, oder wer ich bin. Und dann stehen oft Entscheidungen an, die man lange
versucht hat vor sich her zu schieben. Oftmals Jahre. Und da haben sehr viele Leute
aus einer übertriebenen Erwartungshaltung heraus Angst. Nämlich, dass sich immer
etwas tun muss, in einer vorgeschrieben Zeit.

Und das ist alles andere als meditativ.

Meditation ist nur eine Art Vorbereitung. Der Boden den ich bereite, in den ich etwas ein-
setze. Aber ich kann das Wachsen nicht beeinflussen. Innere Einsicht, Erkenntnis, wo

es sinnvoll ist in meinem Leben, kommen meist in dem Augenblick wo man es nicht vermutet. Das sind Augenblicke in denen man erwartungslos ist.

Sie sagen, laufen ist für Sie eine der schönsten Formen der Meditation. Warum?

Weil man lernt loszulassen und das kleine Ego hinten anzustellen. Ich darf bei jedem Schritt, bei jedem Atemzug loslassen. Mit jedem Schritt neu beginnen, um vorwärts zu kommen. Diese Übung lässt das kleine Ego, das man sich aufgebaut hat im Leben, immer noch kleiner werden. So dass man zu dem wird, der man sein will, der man sein könnte, oder sogar sein sollte.

Meditation macht uns einzigartig.

Ja, denn sie bringt uns zum eigentlichen Wesenskern. Unverstellt. Ich glaube, dass jeder Mensch einzigartig ist, und dass jeder seine individuelle Aufgabe hat im Leben. Und: Ich glaube, wir gewinnen an Lebensqualität und genussvollere Lebenszeit. Weil ich auch in Hektik immer noch ruhig bleiben kann. Immer wieder schnell zurück finde, in diese Haltung, in der ich ruhige Entscheidungen treffen kann.

Welche Technik ist für den Anfänger der Laufmeditation am besten?

Ganz einfach: absichtslos loslaufen. Ohne Pulsuhr, ohne verbissenes Ziel. Etwas tun, ohne gleich eine Gegenleistung zu erwarten. Je absichtsloser man Dinge tut, desto leistungsfähiger wird man. Man konzentriert sich einfach auf die Atmung, macht einen Schritt nach dem anderen. Man muss nur eine Achtsamkeit entwickeln für das, was man tut, für das hier und jetzt.

Manche tun sich mit einem Mantra leichter.

Eine sehr alte Form der orthodoxen Kirche ist die Herzmeditation, man rezitiert ein Mantra. Von dem Herzgebet weiß man, dass es beruhigt und heilende Wirkung hat. Ein Mantra ist: »Jesus heile mich« ... Man muss nicht christlich sein, auch das indische »um mani patimi hum« hat als Rezitationsform eine heilende Wirkung. Aber man kann auch Coca Cola rezitieren, um in einen meditativen Zustand zu kommen.

Na, da gibt es Gott-sei-Dank Sinn-volleres.

Vielen Dank Frater Michael für dieses wundervolle Gespräch.

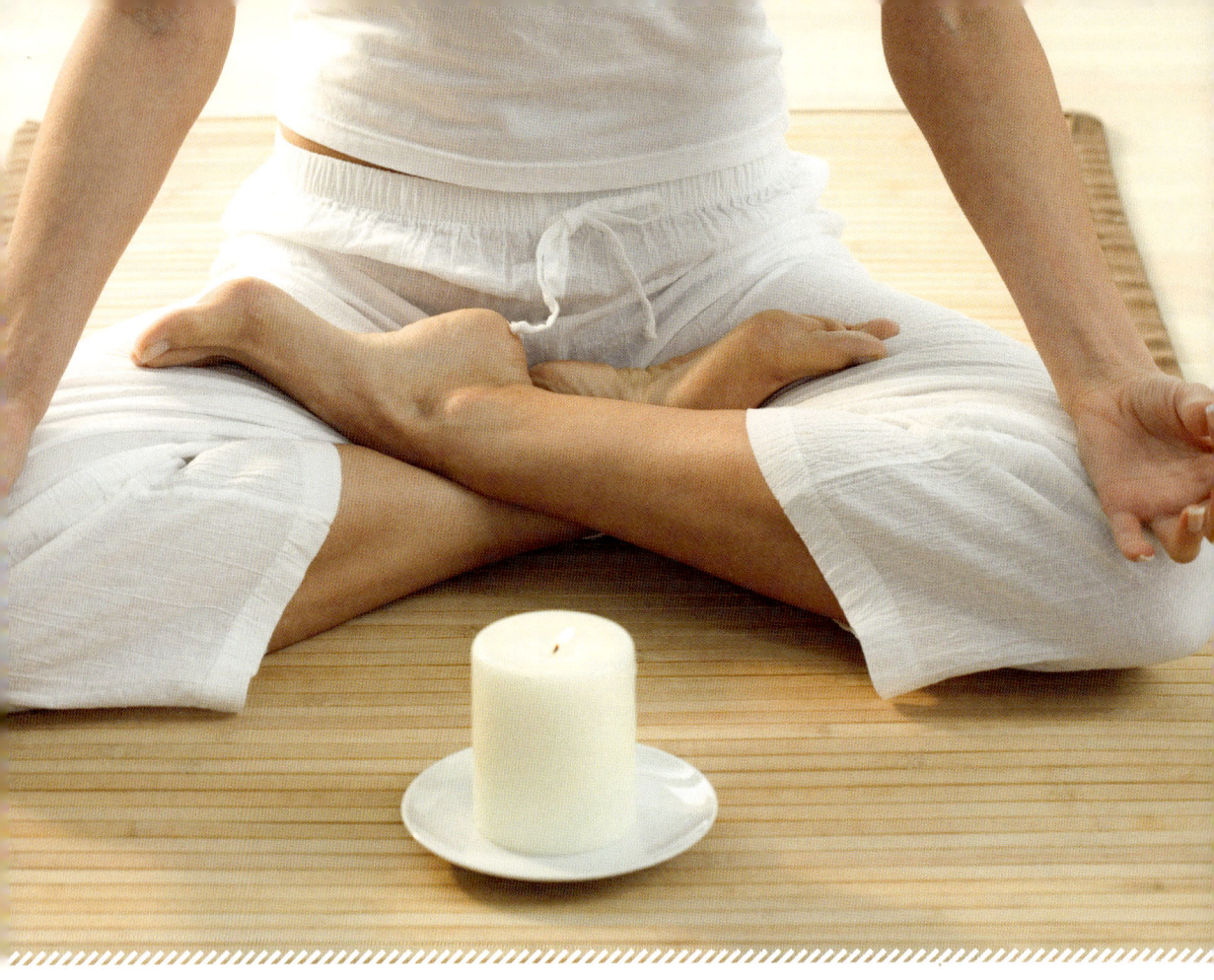

Für jeden gibt es eine passende Medi-Technik

Die Fähigkeit zum Glücklichsein wird in den ersten drei Lebensjahren in unserem Gehirn angelegt. »Das können wir aber verändern«, sagt der berühmte indische Arzt, Wissenschaftler und Philosoph Deepak Chopra. Nach vier Wochen Meditation haben wir ein besseres Hirn – das unseren 70-Billionen-Zell-Haufen glücklich macht.

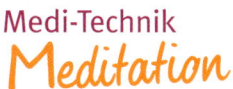

Aktiv oder passiv, achtsam oder konzentriert?

Es gibt verschiedene Formen der Meditation. Das, was darüber so geschrieben wird, kann einen ganz schön durcheinanderbringen. Da muss man das Gelesene erst mal mit in den Wald nehmen und drüber meditieren … Meditieren kann jeder – jeder, der laufen kann. Und man muss auch nicht täglich eine Stunde investieren. Schon fünf Minuten bringen viel. Sie wissen, wie ich denke: Macht was Spaß, fühlt es sich gut an, wird es von alleine mehr. Man muss nur herausfinden, welche Meditation zu einem passt. Und eine wird dann auch für Sie dabei sein.

Es gibt die **aktive Meditation** – dazu komme ich später – und die **passive Meditation**, im Stillen und sitzend. Beispielsweise die ›Transzendentale Meditation‹, mit der man tiefe Stille und erhöhte Wachheit erreichen will – sogar die gedankliche Aktivität ist auf ein Minimum reduziert. Die Ruhemeditation ist auch eine Form der christlichen Spiritualität. Mehrere Schritte – lesen, beten, meditieren, fühlen – führen zu einem weiten Bewusstsein im Alltag und zu Gott.

> *Meditation ist die immer neue Versöhnung von Seele und Geist.*
>
> Hermann Hesse, »Glasperlenspiel«

Die Konzentrationsmeditation und der Gedankenfluss

Mit der Konzentrationsmeditation schaltet man den Gedankenfluss aus – lässt den Geist entspannen, indem man sich auf eine Sache konzentriert, eine Kerze, den Atem, das Herz, die Schritte oder ein Mantra, ›Omm‹. Oder ›So Ham‹. ›So bin ich‹. Das wirkt durch Wiederholung. Holt einen aus dem Alltag. Das war lange meine Lieblingsmeditation. Mit dem Kunstwörtlein Iamon. Iamon, Iamon, Iamon.

Gleich mal ausprobieren: Mit der ersten Übung im Zen konzentriert man sich auf seine Atemzüge. Zählt sie leise mit – bis zehn, und wieder von vorne. Und man fängt auch

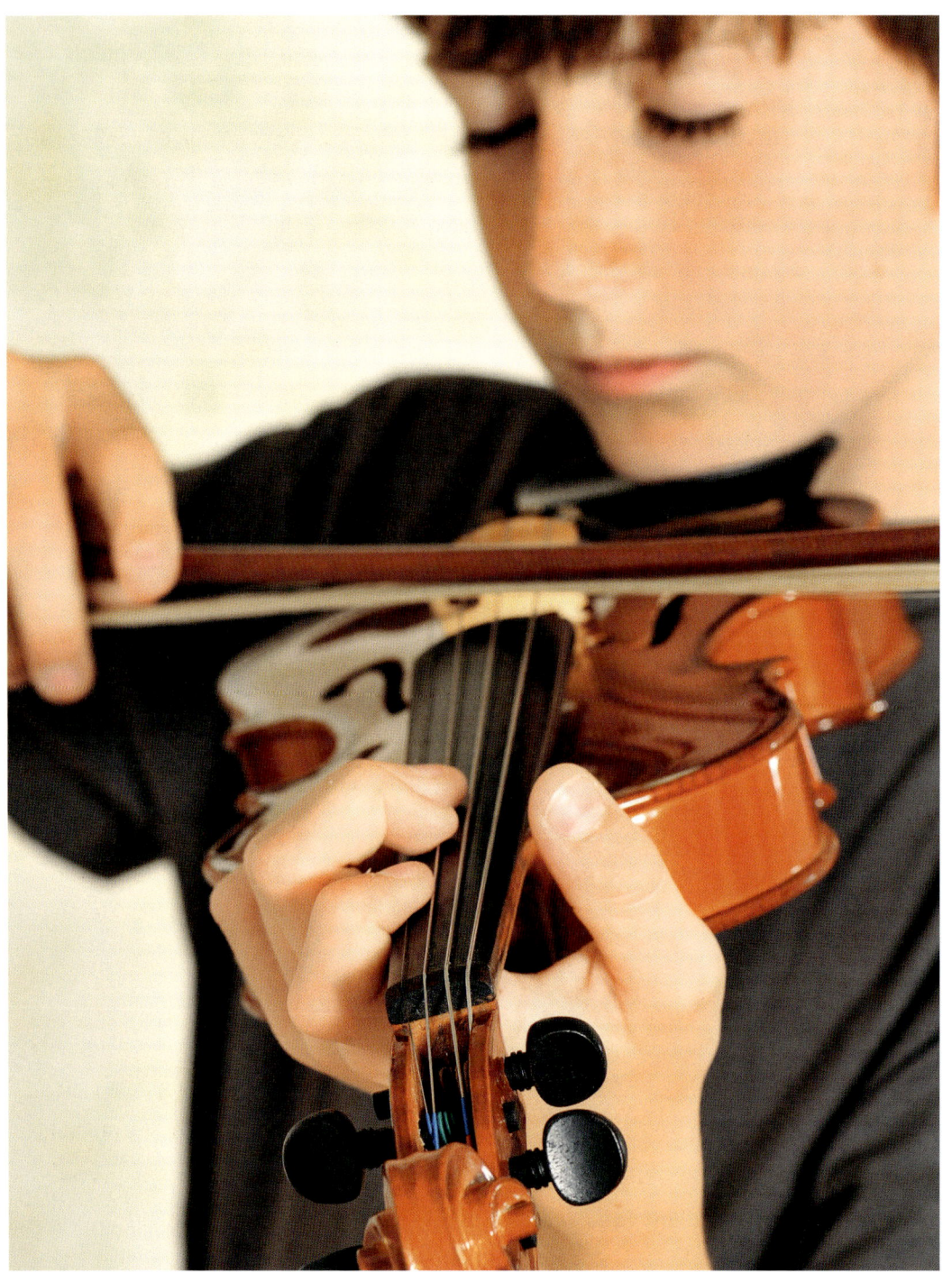

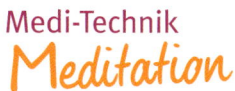

dann wieder bei eins an, wenn einen die eigenen Gedanken ablenken. Machen Sie mal. Wundern Sie sich nicht, dass Sie ständig bei Neustart landen.

Wichtig! Auch hier gilt: nicht verdrängen, vielmehr loslassen. Tauchen Gedanken auf, dann tun sie das, dann dürfen sie das. Nicht bewerten. Nicht sauer darüber werden. Nein, nicht mal ein kleines bisschen! Loslassen.

Die Achtsamkeitsmeditation ist mehr

Man geht weg aus der Zukunft und der Vergangenheit und hinein mitten ins Hier und Jetzt. Man konzentriert sich nicht mehr nur auf den Atem, sondern auf alles, was man wahrnimmt – mit allen Sinnen. Was man gerade hört, riecht, spürt, denkt, fühlt …

Man betrachtet seinen Körper, geht achtsam mit dem Körper um, man betrachtet seine Gefühle, nimmt sie an, egal ob sie uns unangenehm sind oder nicht.

Der Sinn dahinter: Wenn wir Gefühle unbeachtet im Untergrund brodeln lassen, kriegen sie immer mehr Kraft. Wir lassen unsere Ängste wachsen, wir lassen sie unsere Blutgefäße ruinieren, das Immunsystem angreifen, jede Zelle alt und krank machen.

Dagegen: Achtsamkeitsmeditation schenkt uns nicht nur innere Ruhe, jeder Zelle Gesundheit und Jugend, sie macht uns auch zum besseren Menschen. Denn sie lernt uns den Augenblick schätzen, die Dinge, die ihn wertvoll machen – und die Menschen.

Reflexion oder Kontemplation – was sagt das Gehirn dazu?

Die **Reflexion** eignet sich auch hervorragend für einen kleinen Lauf. Stellen Sie sich Fragen, wie: Wer bin ich? Was ist meine Aufgabe in dieser Welt? Welche Talente habe ich? Welche Beziehungen sind mir wichtig? Was möchte ich erreichen? Auf was blicke ich irgendwann mit Stolz zurück? Es reicht, sich diese Fragen zu stellen. Sie müssen sich keine Antwort geben.

Die Wirkung auf das Gehirn: Hier aktivieren Sie den linken präfrontalen Cortex. Den Sitz der Heiterkeit. Er macht unser Bewusstsein glasklar, initiiert Handlungen, indem er sie mit unseren gespeicherten Gefühlen abgleicht.

Kontemplation heißt Folgendes: Sie entfachen ein Gefühl in sich. Liebe, Mitgefühl und Freude. Dankbarkeit. Denken Sie an eine Situation, in der Sie starke Freude empfunden haben, einen Menschen, dem Sie echte Liebe entgegenbringen … Lassen Sie dieses Gefühl in jede Ihrer Zellen dringen.
Die Wirkung auf das Gehirn: Wenn Sie Freude, Liebe und Dankbarkeit aktivieren, dann aktiviert das unser limbisches System. Zuständig für Wohlbefinden, Heilung und Hom-

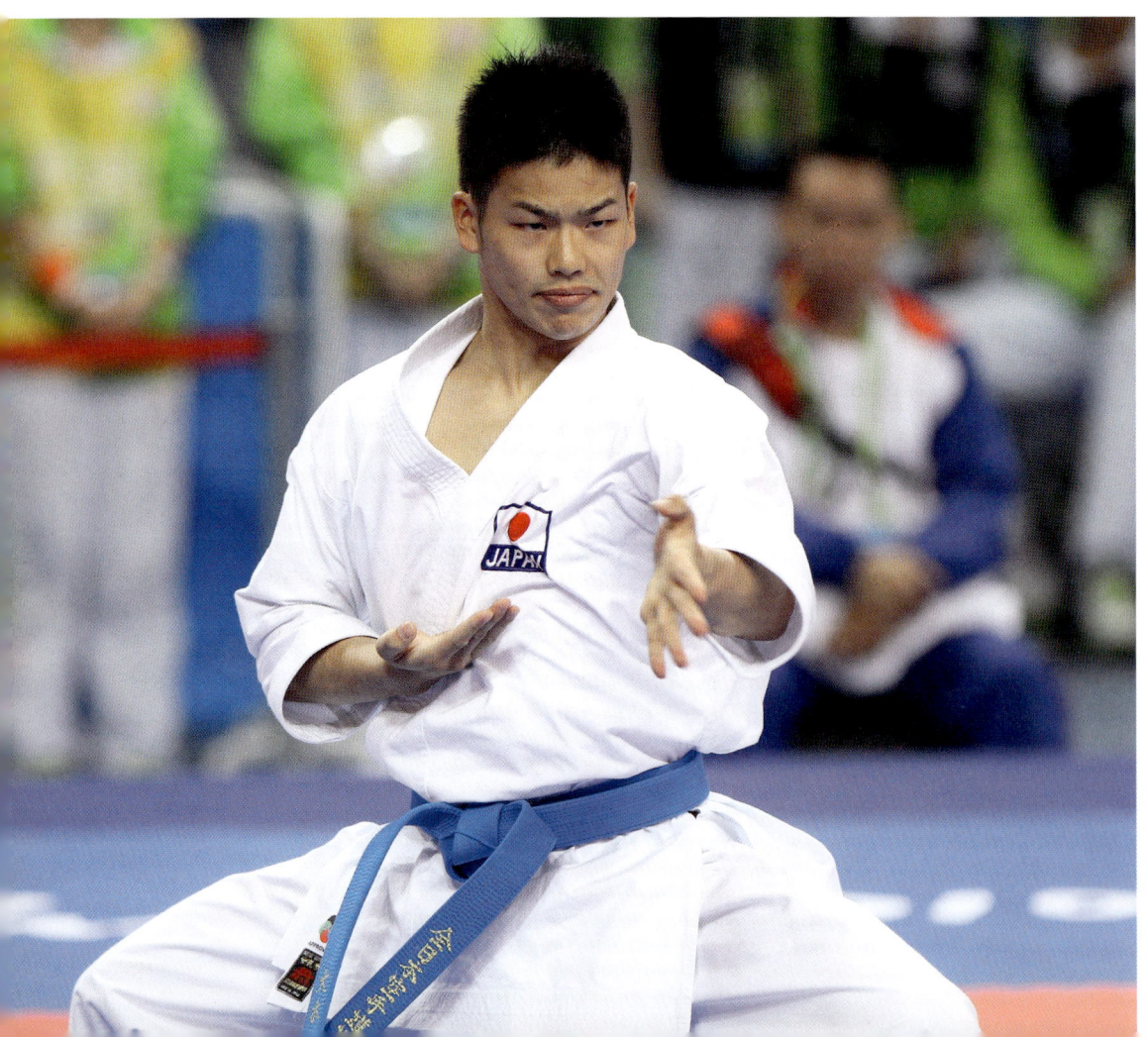

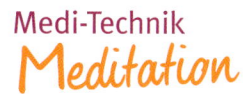

öostase. Die Balance aller Stoffwechselvorgänge. Und wenn Sie Mitgefühl meditieren, dann ist die Inselrinde aktiv. Das heißt: Dort bilden Sie mehr Spiegelneuronen, und die sorgen für mehr Empathie, wir werden also tatsächlich mitfühlender. Liebevollere Menschen.

> *Und das ist Meditation: nicht im Lotussitz sitzen oder auf dem Kopf stehen, sondern das Wahrnehmen der Ganzheit und Einheit des Lebens. Das ist nur möglich, wenn Liebe und Mitgefühl da sind.*
>
> Krishnamurti, indischer Philosoph

Und das Ganze in Bewegung ...

Die gute Nachricht: Konzentrationsmeditation und Achtsamkeitsmeditation kann man auch aktiv machen. Passive Meditation ist nämlich nicht jedermanns Sache. Wir im Westen – behaupte ich jetzt mal – sind im Lotussitz schlechter aufgehoben als in den Laufschuhen.

Womit wir bei der anderen Form wären, der **aktiven Meditation.** Aktive Meditationsformen werden oft durch Musik oder rhythmische Klänge unterstützt. Im Christentum sind das vornehmlich Choräle oder das Rosenkranzgebet, im Buddhismus und Hinduismus sind das die Mantras. Aktiv heißt, da tut sich was: Da trommelt man, hört Musik, gibt Laute von sich und/oder bewegt sich. Die aktive Meditation reicht vom Teetrinken, dem Bogenschießen im Zen, über die Asanas des Yoga, zum Tanz der Derwische, von den indianischen Trancetänzen zu Oshos Dynamischer Meditation – und natürlich Judo, Akido, Karate, Yoga ... Und neben der weltweit ausgeübten Gehmeditation gibt es die Laufmeditation. Das Wunderbarste, was ich kenne. Tauchen Sie in die Praxis ab Seite 198.

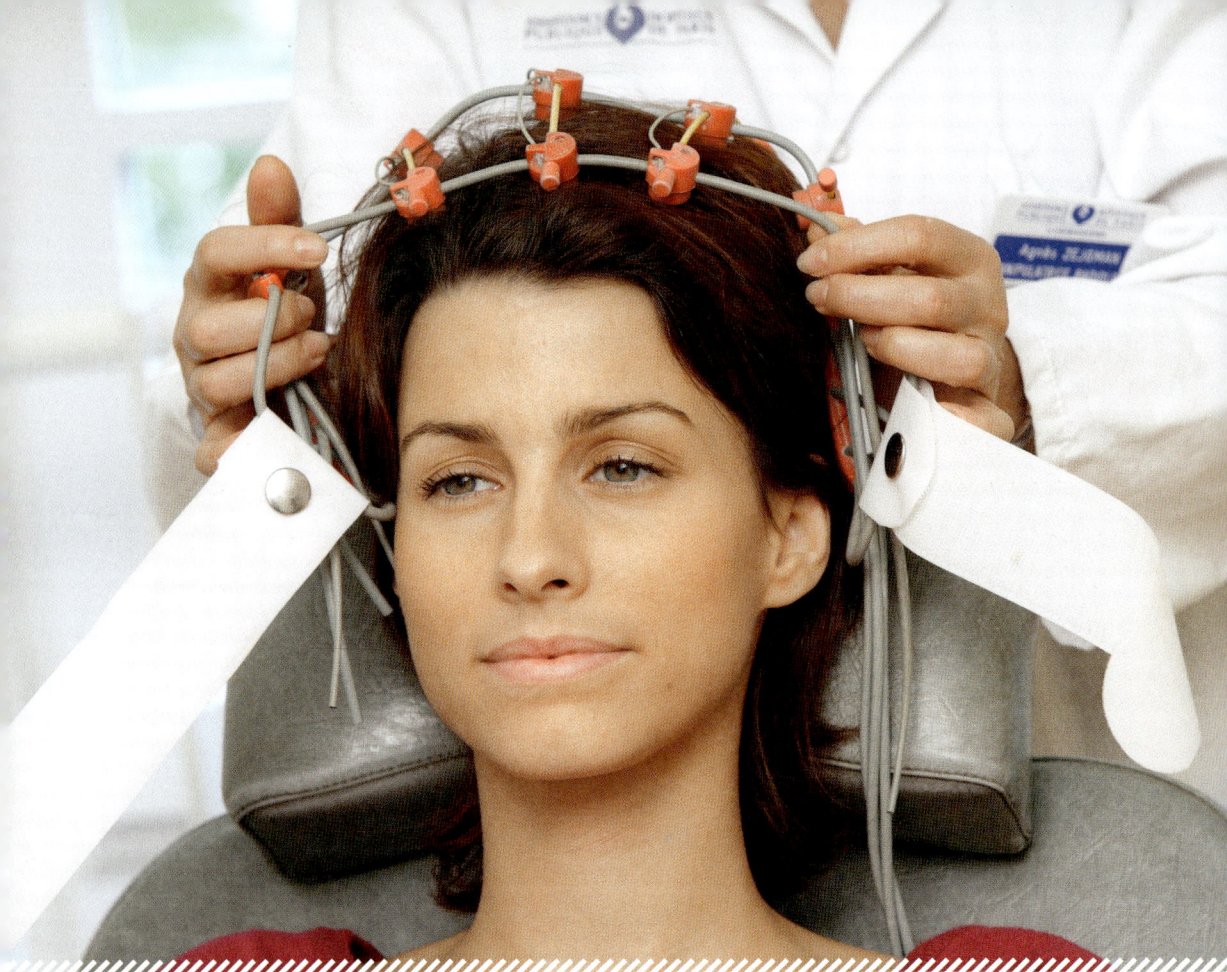

Einblicke ins meditierende Gehirn

Das menschliche Gehirn ist veränderbar. Ist formbar.

Ist Wachs in Ihren Händen.

Sie können Ihr Leben, Ihr Gehirn buchstäblich selbst gestalten.

Soeben ganz neu und sensationell bewiesen an der Harvard University.

Meditation macht klug

An der Harvard University hatte Frau Dr. Britta Hölzel ein Kernspin zu Verfügung. Die war in Indien, im Ashram. Hat selbst das Meditieren gelernt. Sie sagt: *»Die Yogaübungen und das Meditieren taten mir unheimlich gut. Es war einfach eine große Bereicherung, und ich fragte mich, wie können wir selber Wege finden, unsere Gesundheit zu stärken, nicht mit Medikamenten, nicht mit äußeren Hilfsmitteln, sondern aus uns selber heraus, in unserem täglichen Leben. So wurde ich Wissenschaftlerin.«*

Solchen Wissenschaftlern/innen glaube ich. Sie hat sich das Gehirn angeschaut von normalen Menschen (Kontrolle) und von Menschen, die über acht Wochen täglich 25 Minuten meditiert hatten. Aber alle sagten, sie litten unter Stress.

Resultat war: Die Meditierer fühlten sich nicht nur wohler, sondern hatten auch eine deutliche ›Verdichtung‹ in den Gehirnbezirken, die für Gedächtnis, Selbstbewusstsein, Mitgefühl und Stress verantwortlich sind. Genauer: Die graue Masse verändert sich durch Meditation. In bestimmten Bereichen.

Vergrößert war der Hippocampus, verantwortlich für den Lernvorgang und das Gedächtnis, für das Verarbeiten von Emotionen. Und verkleinert (neu!) wurde die Amygdala, ein Gebiet, was Angst und Stress kontrolliert.

Natürlich ist das Ganze altbekannt. Das haben zehnjährige Kinder vor 3000 Jahren in Indien schon gewusst. Auch ohne Kernspin. Aber so sind wir aufgeklärten, modernen Menschen nun einmal. Unser Gefühl, unser inneres Wissen reicht uns nicht. Wir müssen es schwarz auf weiß bewiesen haben.

Haben wir hiermit.

Mindestens dreimal die Woche nehme ich mir Zeit zum Joggen – so acht bis zehn Kilometer an der Außenalster müssen es schon sein. Mindestens ...Da bin ich einfach nur bei mir, mache mir den Kopf frei.

Johannes B. Kerner, TV-Moderator

Mit nur viermal 20 Minuten die geistige Leistung signifikant verbessern, so etwas schafft Meditation. Davon träumt jede Traubenzuckertablette. Der US-Forscher Fadel Zeldan von der Wake Forest University of Medicine in Winston-Salem ließ 49 Probanden einen Test machen, klopfte sie ab auf Stimmungslage, Gedächtnisleistung, visuelle Aufmerksamkeit und Konzentrationsfähigkeit. Danach teilte er sie in zwei Gruppen auf. Eine Gruppe hörte an vier Tagen hintereinander 20 Minuten lang ein Hörbuch, die andere Gruppe meditierte. Auch 20 Minuten lang. Diese Probanden lagen entspannt auf dem Rücken, machten die Augen zu und konzentrierten sich auf ihren Atem. Aufkommende Gedanken sollten sie annehmen, aber nicht weiter vertiefen und den Fokus immer wieder auf die eigene Atmung richten. Nach vier Tagen wiederholte der US-Forscher den Eingangstest – und staunte: Die Medis hatten die kognitiven Fähigkeiten massiv gesteigert. Das Arbeitsgedächtnis war besser und die räumlich visuelle Wahrnehmung geschärft. Die Meditiergruppe hatte weniger Angst und war weniger müde. Dafür nehmen viele, viele Menschen starke Tabletten. Und: Die Viermal-20-Minuten-Meditierer waren im Test besonders leistungsstark unter Zeitdruck. Meditieren macht also stressresistenter.
Natürlich: Wer keinen Stress hat, braucht nicht zu meditieren.

Das Ameisenhaufen-Syndrom

Sie wissen: Ich interessiere mich für Adler und Ameisen. Die einen nutzen die Kraft des Windes. Die anderen schuften fleißig. Zugegeben, ich interessiere mich ein wenig mehr für Adler. Im Wald lag an meiner Laufstrecke ein Ameisenhaufen, an dem lief ich immer vorbei. Fokussierte mich auf meinen Lauf, ließ die fleißigen Tierchen ihre Arbeit machen.
Irgendwann 2009 las ich ein Interview in der Süddeutschen Zeitung mit dem berühmten Neurobiologen Wolf Singer – und beschloss: Bleib da mal stehen. Beschäftige dich mal mit dem ›Ameisenhaufen-Syndrom‹.
Man kann diesen schwarzbraunen Haufen nämlich auf zwei Arten betrachten. Ent-

weder man betrachtet die Details, sieht die kleinen Kreaturen, wie sie sich mit den großen Blättern abmühen, Holzstückchen umherwuchten und wunderbare Teamarbeit leisten. Oder man sieht die Bewegungsströme, die Marschrichtungen der kleinen schwarzen Arbeiter, die sich wie feine Adern um den Haufen winden.

Wir können nicht beides auf einmal sehen, das Detail und die Bewegung. Die Bewegung wird in einer anderen Hirnregion verarbeitet als die Formenidentifikation. In der Regel benutzen wir nur eines der Systeme, das, was wir gerade brauchen, für das Detail oder für die Bewegung. Beides auf einmal zu sehen geht eigentlich nicht.

Nur: Der Neurobiologe Prof. Dr. Wolf Singer, der auch ein Buch über Meditation und Gehirn geschrieben hat, stellte fest, das meditierende Gehirn kann beides sehen. Die Ameisen und die Ströme. Der hat selbst, in einem Kloster, eine strenge Zen-Meditation praktiziert. Das heißt acht Stunden täglich vor einer weißen Wand sitzen, ohne ein Wort mit den anderen Teilnehmern zu wechseln, ohne Blickkontakt. 14 Tage lang. Schon nach drei bis vier Tagen bemerkte Singer, dass er beides sehen kann: die Ströme und die Ameise.

Meditation schärft also die Aufmerksamkeit, wir sehen Dinge in ihrer ganzen Komplexität. Wow.

> Das Laufen ist für mich vor allem aber Meditation: Es macht mich fröhlicher, kreativer, es stimuliert mein Gehirn. Beim Laufen entstehen sogar Songtexte.
> Rapper Smudo, Die Fantastischen Vier

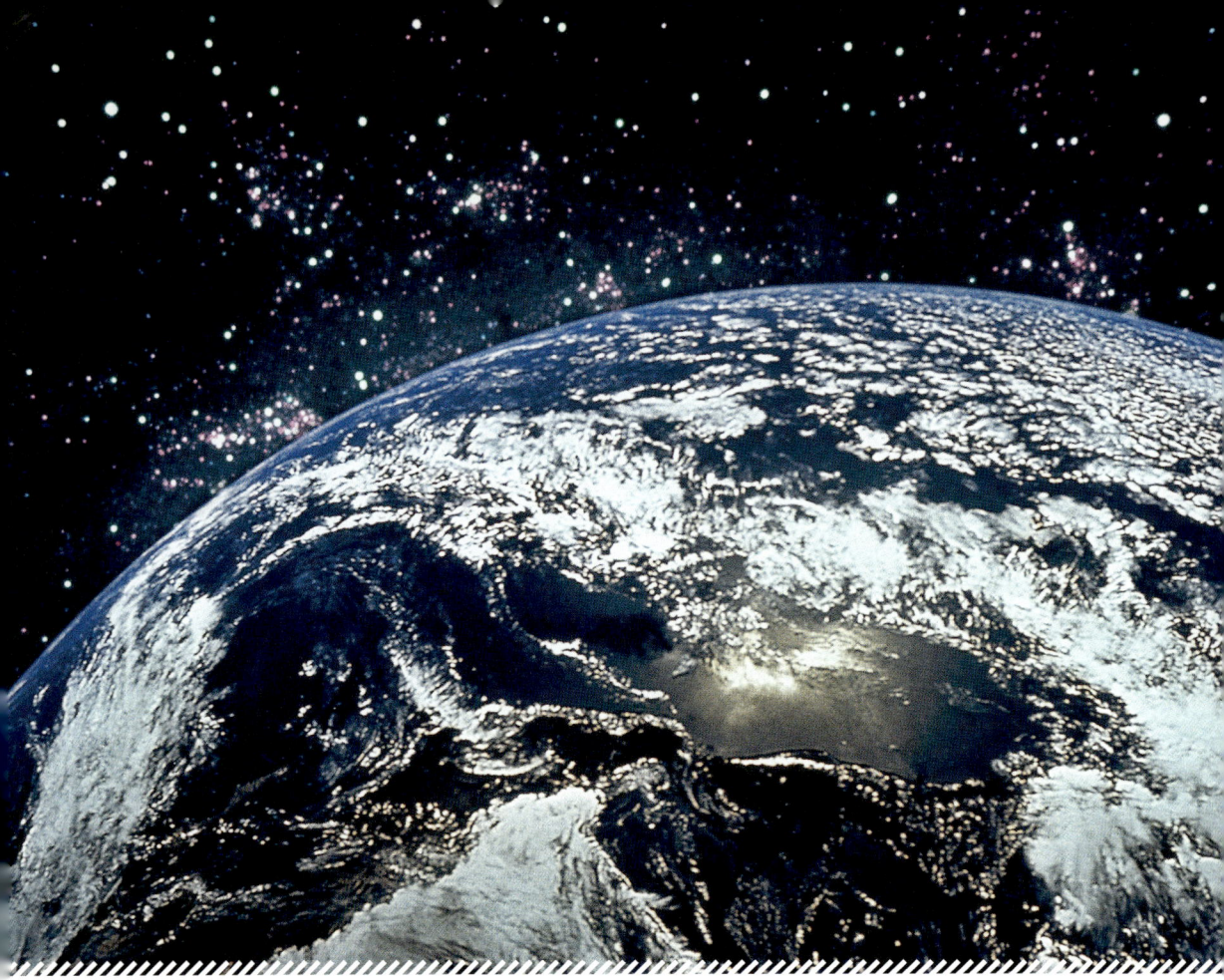

Unser Bewusstsein, die Achtsamkeit und das Universum

Das menschliche Bewusstsein ist wohl das größte Rätsel unserer Existenz. Die wunderliche Tatsache, dass ein weißgrauer Batzen Fett, genannt Gehirn, uns ... bewusst werden lässt. Uns die Fähigkeit verleiht, uns selbst zu erkennen, einen Blick in und über das Universum hinaus zu tun. Unbegreiflich.

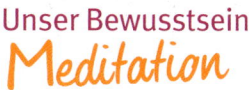
Alles ist Energie

Ich weiß etwas: Das gesamte Universum ist ein Energiefeld. Auch Masse ist nichts weiter als Energie, elektromagnetische Strahlung. Und Energie überträgt Information. Drum stelle ich mir unsere Gehirne als Empfänger vor. Als Antennen. Als Instrumente, welche bewussten Geist empfangen. Vertraute Gedanken. Zumindest für den überwiegenden Teil der Menschen. Nennen wir ihn ›den Osten‹. Diesen Menschen ist dieser Gedanke seit Jahrtausenden völlig selbstverständlich.

Das bringt uns zur Meditation. Wissen Sie, was ein Störsender ist? Der verhindert, dass Sie gewünschte Informationen empfangen. Störsender – das ist Ihr Alltag. Das sind all die störenden, meist quälenden Informationen, die ständig auf Sie einprasseln. Die Ihrem Gehirn einen Beta-Rhythmus aufzwingen. Irr und wirr. **Meditation ist das Ausschalten der Störsender,** ist das Stoppen des inneren Dialoges. Meditation ist das entspannte Gehirn. Ist der Alphazustand. Jetzt – und erst jetzt – kann Ihr Gehirn das tun, wofür es geschaffen ist: empfangen. Bewusst werden. Sich seiner selbst bewusst werden. In den Zustand (Zitat Damasio) ›höchster Konzentration und Wachheit‹ zu gelangen, das ist Meditation. Es wird Zeit ... Laufen Sie los. Langsam – locker – lächelnd – und lang. Oder mit Technik.

MBSR: Moderne Uralttechnik

Wissen Sie, was MBSR ist? Mindfulness Based Stress Reduction. Wird hierzulande übersetzt mit: Auf Achtsamkeit basierende Stressreduktion. Hat der Verhaltensmediziner Prof. Jon Kabat-Zinn ersonnen. Begründer der renommierten Stress Reduction Clinic in Massachusetts. Anfangs behandelte er Menschen mit chronischen Schmerzen. Und heute arbeiten rund 300 Kliniken in den USA und Europa mit seiner MBSR-Technik, die ja eigentlich ein ziemlich alter Hut ist. Achtsamkeitsmeditation haben die Buddhisten schon vor Tausenden von Jahren eingesetzt. Um sich wach zu fühlen, gut zu fühlen, den Mitmenschen lieb zu haben, den inneren Doktor am Arbeiten zu halten. Auch heute kriegt man seinen Blutdruck runter, seine Depression, seinen Burnout weg – den gab's halt damals noch nicht. Hektik, Druck, Stress führen zu Anspannungen im ganzen Körper. Diese führen zu Verspannung. Und die raubt Beweglichkeit. Im Atmen, im Gehen, im Tun, im Leben, im Freuen … im ganzen Körper. Die einen sagen: Energie fließt nicht mehr. Überall bauen sich Blockaden auf.

Achtsam mit Gefühlen Das Geheimnis der Meditation ist, Gefühle zu erkennen – und sie anzunehmen. Auch den Zorn. Die Wut. Die Traurigkeit. Die Langeweile. Alles, was während der Achtsamkeitsmeditation an Gefühlen hochkommt, wird eingeladen. Mit Interesse untersucht. Wo im Körper nehmen wir das Gefühl wahr? Wie sieht dieses Gefühl denn aus? Steckt da ein bisschen Trauer hinter der Wut, ein wenig Einsamkeit? Wichtig ist: Nicht wehren, nicht bewerten. Annehmen. Und nach dem Annehmen folgt: Nicht mit diesem Gefühl identifizieren! Jedes Gefühl ist nur ein winziger Teil des gesamten Lebens. Wenn ich mich heute wegen etwas schäme, ist das ja nur eine Minute in meinem ganzen Leben. Wir machen aber immer den Fehler zu sagen: Ich bin depressiv. Nicht selbstbewusst.

> *Wenn Achtsamkeit etwas Schönes berührt, offenbart sie dessen Schönheit. Wenn Achtsamkeit etwas Schmerzvolles berührt, wandelt sie es um und heilt es.*
> Tich Nhat Hahn

Achtsamkeit ist ja im Grunde etwas Natürliches – wie das Laufen

Man guckt hin. Man hört hin. Man schmeckt hin. Man fühlt hin. Tun Kinder ganz selbstverständlich. Forever-Young-Leser wissen: Unsere Sinne sind die Türchen zum Glück. Man muss sie nur einsetzen. Gucken Sie mal fünf Minuten eine Rosenblüte an. Machen Sie das mal. Ich wette, dass 40 Prozent von Ihnen auf eine wunderbare Reise gehen. Und bei 60 Prozent von Ihnen kommt Langeweile hoch, Ungeduld, der Finanzbeamte, die Schwiegermutter, der Zahnarzttermin … Auch das ist okay. Auch diese, nämlich alle Gedanken und Gefühle kann man zulassen, das vermittelt MBSR. Das Ziel: Alles, was da so auf uns einstürmt, erst mal betrachten. Offen. Und das Bewerten einfach stecken lassen. Wir alle müssen lernen, nicht ständig alles auf die Goldwaage zu legen, uns mit unseren Urteilen zurückzuhalten, alles negativ zu machen.

Wir alle können, sollten, dürfen ... lernen, die typisch deutsche Kritikmanie einfach abzulegen.

Die Achtsamkeit und die Rosine

Wie sieht so ein MBSR-Kurs aus? Er dauert in der Regel acht Wochen. Man lernt die Achtsamkeitsmeditation, trifft sich einmal die Woche, bespricht seine Erfahrungen in der Gruppe. Bekommt was über Wahrnehmung, Wirkung und Umgang mit Stress erzählt. Die Hausaufgaben machen einen zum geübten Achtsamkeitsmeditierer – man geht mit sich und der Welt und dem Universum auf eine ganz neue Art und Weise um.

Das Lieblingskind der Presse ist die ›Rosinenübung‹. Die Kursteilnehmer nehmen das erste Mal in ihrem Leben eine Rosine richtig wahr. Mit allen Sinnen. Gucken sie an, erzählen sich was über die Runzeln und Falten und das durchscheinende Licht. Ertasten sich die klebrige, weiche Konsistenz. Hören, was die Rosine erzählt, wenn man sie am Ohr zwischen den Fingern reibt – und schließlich dürfen sie die Rosine essen. Gaaaaanz, gaaaanz laaaaangsam. Richtig hinschmecken! So lehrt einen eine kleine Rosine Großartiges. Wie wichtig es ist, Aufmerksamkeit zu verschenken. Im Hier und Jetzt. Mal etwas richtig machen. Achtsam sein. Und nicht – wie sonst immer – unachtsam. Achtsamkeit macht alles um einen herum wertvoll. Die Dinge, die Menschen, die Natur.

Mitgefühl für den Körper entwickeln

Den Atem wahrnehmen. Nicht werten. Nur wahrnehmen. Oder den Körper durchscannen. Aufmerksam durch den ganzen Körper wandern. Bei den Zehen beginnen. Alles locker lassen, noch lockerer ... reinfühlen. Nicht werten. Den Körper als Ganzes wahrnehmen, ihn liebevoll wie einen Freund behandeln. Nicht kritisieren.

Was wir gewinnen? Die meditierende Psychologin und Gehirnforscherin Dr. Britta Hölzl sagt: *»Eine mitfühlende Einstellung zum eigenen Selbst lässt uns gesünder leben, weil wir mehr auf uns achten und besser für uns sorgen. Deshalb ist es wichtig, Selbstmitgefühl zu kultivieren, zum einen auf einer innerlichen Ebene, aber auch körperlich, also sich zu fragen, wie kann ich dafür sorgen, dass ich mich besser fühle, kann ich vielleicht mehr Sport machen, mich gesünder ernähren oder mir einmal Ruhe gönnen und eine Pause machen.«*

Also in meinen Worten: Gehen Sie laufen. Meditieren Sie Achtsamkeit. Kritisieren Sie nicht dauernd, schon gar nicht den eigenen Körper.

Meditieren Sie es weg!

Immer wieder faszinierend, wenn man miterleben darf, wie Mitmenschen aufwachen. Ahnen, dass es vielleicht doch noch etwas anderes gibt. Eine andere Welt. Eine Welt (ich zitiere) *»der Leichtigkeit, der Mühelosigkeit, eine Welt, in der der Mensch gewinnt, ohne sich anzustrengen«*. Es ist wunderbar, wenn man miterleben darf, wie ein Mitmensch an dieses geheimnisvolle Türchen kommt. Vielleicht sogar ein bisschen durchspitzt und ... staunt. Habe ich Sie neugierig gemacht? Dann lesen Sie doch bitte einmal das folgende Briefchen:

*»Meditieren Sie es weg … Was? Wie? Was will der Strunz jetzt wieder? Also war ich
laufen und denke darüber nach. Da fällt es mir wieder auf. Ich als kleines Kind.
Ich hatte jahrelang eitrige Mandeln. Eines Tages wieder. Der Arzt kommt und sagt:
›Noch einmal – und wir werden die Mandeln rausnehmen!‹ Wollte ich nicht. Ich
hatte nie wieder eitrige Mandeln. Später hatte ich zwei Jahre lang üble Magenbe-
schwerden. Grund: Stress und Vitamin-D-Mangel. Wusste ich aber nicht. Ich ging
zur Magenspiegelung, und es wurden drei von selbst verheilte Magengeschwü-
re festgestellt. ›Kann man nichts machen! Ein Leben lang Tabletten – und die
Probleme werden immer wieder kommen!‹, sagte man mir. Wollte ich nicht. Ich
habe keine Tabletten genommen und ich hatte nie wieder Probleme. Das waren
zwei unbewusste Wunder. Und Sie schreiben mir, es sei möglich, das Ganze bewusst zu machen.*

*Das ist sensationell. Das ist unfair. Sie haben uns gelehrt, Sport zu machen. Sie
haben uns gelehrt, wie man sich richtig ernährt. Und nun lehren Sie uns noch
das!!! Bitte. Der letzte Vorhang muss fallen. Klar habe ich von Meditation und
Yoga gehört. Aber nicht so ernst genommen. Wie wohl die meisten.«*

Ach, Jürgen! Wenn du wüsstest! Da habe ich jahrelang Meditationsseminare gegeben. Ganztägig. Ganze Wochenenden. Wo waren Sie? Ich hab's – wenn ich einmal mein Herz öffnen darf – bis heute nicht verstanden. Hunderttausende haben
erfahren, dass Laufen das Leben verändert. Haben erfahren, dass das Weglassen
überflüssiger Kohlenhydrate das Leben verändert. Haben also erfahren, dass meine schüchternen Ratschläge wirklich auch wirken. Und gerade beim wichtigsten
Ratschlag – der Meditation – hören 99 Prozent in der Regel höflich weg.

Laufen Sie los. Lange. Oder kürzer, mit einer der Techniken von Seite 132. Leichter geht es wirklich nicht. Und es wird Ihre Welt, Ihr Erleben, Ihr Denken, Ihr Fühlen noch einmal verändern. Genießen Sie es.

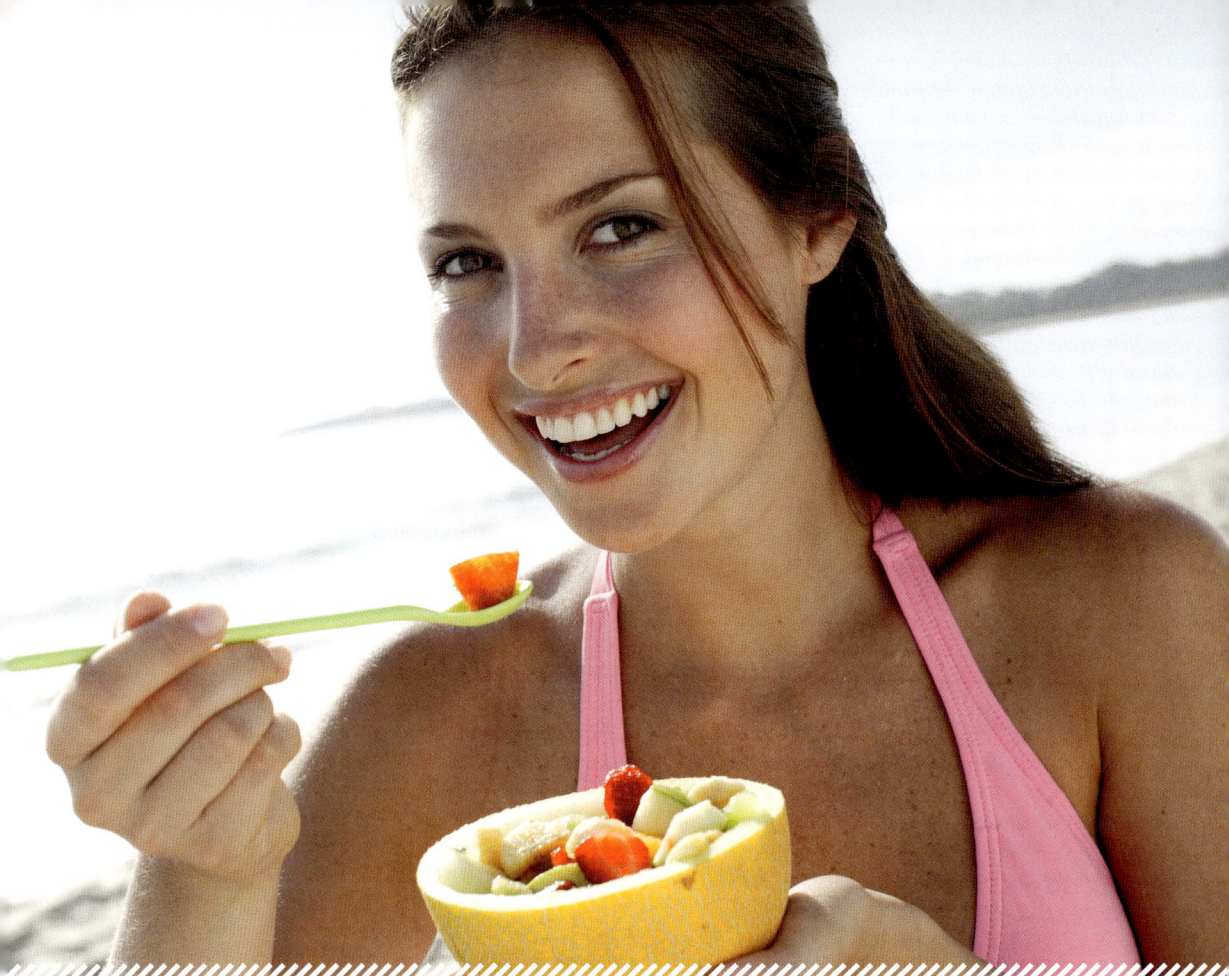

Die Meditation, der zu müde Körper und die Vitamine

Zufriedenheit, Gesundheit, Jugend – All das, was wir uns vom Leben

wünschen, steht auf drei Beinen:

1. Gutes Essen, 2. Bewegung, 3. Meditation.

Fehlt eines der beiden ersten Beine, dann fehlt die Basis für einen

meditierenden Geist.

Laufen verändert Ihr Leben

Das haben einige Hunderttausend in den letzten Jahren erfahren. Und sind glücklich darüber. Warum das so ist? Laufen ist genetisch in uns verankert. Wer läuft, erfüllt sein genetisches Programm.

Wer es nicht tut, erzürnt seine Gene … Das glauben Sie mir mittlerweile.

Nur das leider immer noch nicht: Meditation ist Ihr drittes Standbein im Leben. Genauso wichtig wie Laufen. Aber – wie ich nach nunmehr mehr als 20 Jahren und Tausenden von Vorträgen weiß – nur schwer vermittelbar. Haupthindernis: Ihre biologische Unfähigkeit zu meditieren. Will sagen: Ihre innere Unruhe. Ihr Magnesiummangel. Ihr Tryptophanmangel. Ihr Vitamin-B-Mangel. Ihr Kalziummangel. Der lässt Sie gar nicht erst zur Ruhe kommen. Verstehe ich. Sie müssen sich, bevor Sie sich ernsthaft Gedanken über sich selbst, das Universum und alles darüber hinaus machen, erst mal ein bisschen aus Ihrer alltäglichen Nervosität rausbeamen. Funktioniert wunderbar mit B-Vitaminen, Magnesium, Eiweiß, Kalzium … den zehn Geboten an die Nervosität. Seite 152.

Nun zu den anderen, zu den 40 Prozent (eigene Beobachtung), denen Meditation spontan gelingt. Die würden Ungeheuerliches erfahren wenn, wenn … wenn sie dabei blieben. Einfach weitermachen würden. Dazu später.

> Es gibt kein gutes oder schlechtes Meditieren;
> es gibt nur das Gewahrsein oder den Mangel an
> Gewahrsein dafür, was in unserem Leben
> vor sich geht.
>
> Charlotte Joko Beck, »Einfach Zen«

Gelassenheitscocktails für Läufer und Veganer

Natürliches Wasser, das viele Bakterien enthält, könnte veganischen Läufern zu mehr Gelassenheit verhelfen. Hat schon in Urzeiten indische Vegetarier ausreichend mit dem Vitamin versorgt, das nicht nur im Fleisch, sondern auch in Bakterien steckt. Drum trinke ich aus Pfützen. Tu ich wirklich! Impft mein Immunsystem.

Ohne Vitamin B12 liegen die Nerven blank. Linsen, Sprossen helfen, den Bedarf zu decken. Und Hefe enthält Mikroorganismen, die Vitamin B12 herstellen. Darum sind (hefebiertrinkende) Mönche so gelassen.

Yogis trinken Yoghurt (Lassi). Damit ihre Darmbakterien B12 herstellen. Ungesüßt. Zucker behindert die B12-Aufnahme im Darm. Übrigens: Unsere Nerven brauchen alle B-Vitamine.

Kleiner täglicher Basis-Mix für innere Ruhe, ein ausgeglichenes vegetatives Nervensystem: Vitamin B3: 500 mg; Vitamin B6: 50–100 mg; Thiamin (Vitamin B1): 50–100 mg; Kalzium: 1000 mg und Magnesium: 650 mg.

Ein meditierender Geist sitzt nur in einem funktionierenden Körper

Ein Blick durchs Schlüsselloch gefällig? Wie ein Mäuschen die Ohren spitzen? In meinem Arztzimmer? Falls interessiert, lesen Sie einfach weiter: Junge Frau aus Österreich. Etwa mein Alter. Mit der den Arzt erdrückenden Fülle von Beschwerden, nämlich:

>> Auffällige Müdigkeit
>> Kreislaufschwäche

>> Haarausfall

>> Seelische Probleme

>> Alkoholismus

>> Krampfadern

>> Arthrose in den Händen

>> Bronchitis

>> Ständige Angst

>> Verträgt Essen nicht

>> Ständige Schlafstörung

>> Nervöse Veranlagung

>> Erhöhter Blutdruck

Wenn Sie jetzt glauben, das sei etwas Besonderes, dann irren Sie sich. Das ist Alltag. Denkt jeder Arzt mit bangem Herzen: Wo soll ich da beginnen? Langer Rede kurzer Sinn … heute Telefonat: *»Alles weg. Hat wirklich geholfen. Danke!«*

Diese Dame konnte nicht meditieren. Weder laufen noch meditieren. Da muss man den Körper erst einigermaßen wiederherstellen, damit der Geist wach und konzentriert sein kann.

Wie man das schafft? Durch wissenschaftliche Medizin. Nicht durch Raten, nicht durch Ausprobieren, sondern indem man misst.

Das Aminogramm dieser Dame hat geradezu fürchterlich ausgesehen. Also Mangel an essenziellen Aminosäuren. Es war so gut wie kein Vitamin D vorhanden. Das Stresshormon war viel zu hoch und das Immunsystem messbar überlastet. Viele Vitamine haben einfach gefehlt.

Also haben wir diesen leidenden Körper ernährt. Ihm all die Stoffe gegeben, die ihm fehlten. Daraufhin das obig zitierte Telefonat. Nun ist überhaupt erst an Meditation zu denken.

Also: Wenn das Meditieren nicht so klappt, wie es soll, dann messen Sie mal – und füllen Sie auf.

7 Gebote der inneren Ruhe

1 Mit Magnesium meditieren. Täglich 650 Milligramm entstressen nachweislich, schenken innere Ruhe, so dass der Geist überhaupt abschalten kann.

2 Eisen entspannt. Kennen Sie Ihren Ferritinwert? Der sagt nämlich aus, wie es um Ihren Eisenspeicher steht. Ob der so leer ist, dass der Stress aus den Ohren rausblubbert. Yogi wird man nur mit einem Wert von 100 Nanogramm pro 100 Milliliter.

3 Tryptophan entzieht der Angst die Basis. Diese Aminosäure gilt als Weichspüler für die Seele, macht sanftmütig, lässt gut schlafen. Steckt natürlich in einem guten Eiweißpulver (siehe Seite 69). Gibt's auch in Kombination mit anderen essenziellen Aminosäuren.

4 Junkfood putzt die Nerven blank. Mit dem Bauch voller Industriemüll, dem Blut voller Fette und Zucker kommt man niemals auch nur in die Nähe des Nirwanas. Die Kombination Fett und Zucker schadet den Nerven, macht aggressiv, depressiv und ADHS – so Studien.

5 Vitamin B12 steckt im Gelassenheits-Lassi. Lasst uns lernen von den indischen Fasterleuchteten. Yogis essen kein Fleisch, müssten alle unter B12-Mangel-Nervosität leiden. Meditieren die einfach weg. Und: trinken Joghurt namens Lassi.

6 Gut drauf mit Vitamin D. Noch nicht so lang wissen wir, dass wir Vitamin-D-Rezeptoren im Gehirn haben und dieses Vitamin für unser Nervensystem wichtig ist. Hilft gegen Unfruchtbarkeit und beim Abnehmen, verbessert Gedächtnis und Stimmung. Bilden wir unter Lichteinfluss in der Haut. Drum draußen meditieren. Beim Laufen.

7 Mit Kalzium auf dem Weg zum kleinen Buddha. Wer zu wenig von diesem Mineral im Blut hat, wird leicht nervös, ist ängstlich – und explodiert schon mal.

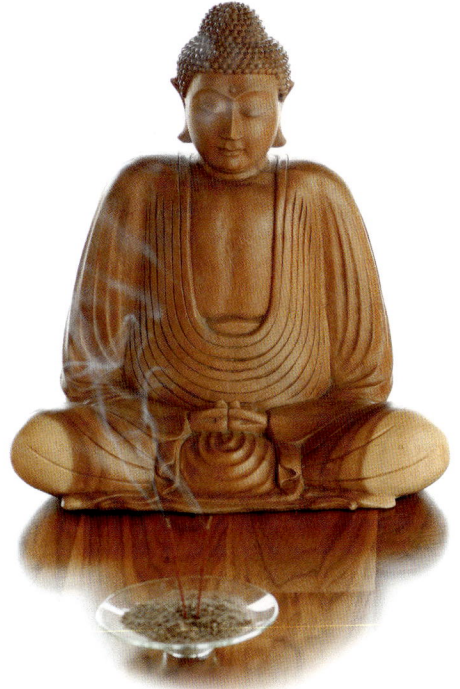

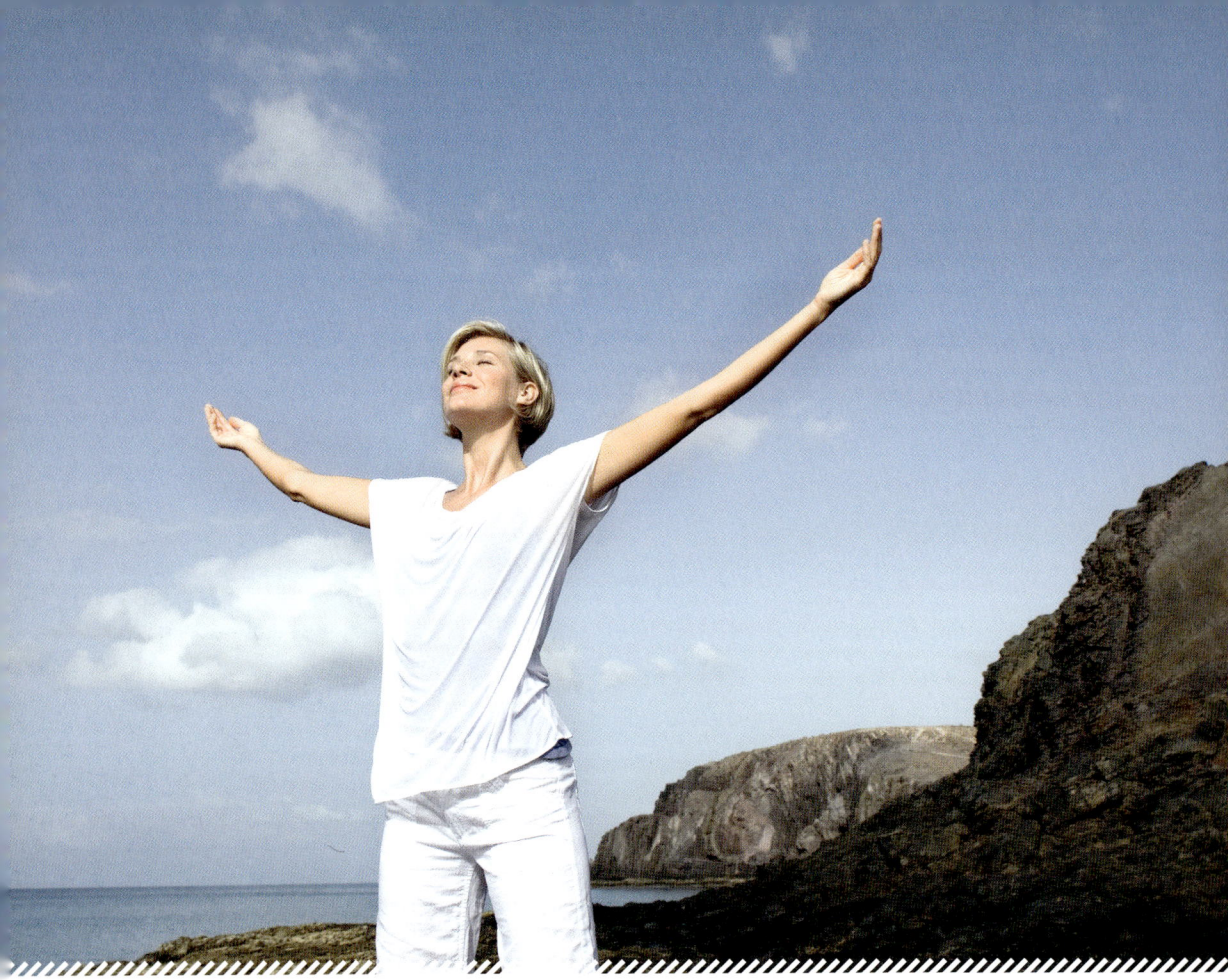

Das Atmen und die Meditation

Eine weitere Voraussetzung die Sie brauchen, um meditieren zu können: Sie sollten atmen. Richtig atmen. Tief atmen. Ganz tief in den Bauch hinein atmen. Oberflächliches Atmen, hecktisches Brustatmen macht Sie biochemisch nämlich so nervös, dass Sie gar nicht meditieren können.

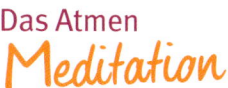

Der Atem und die Seele

Kennen Sie Duncan MacDougall? Der wollte wissen, ob die Seele unsterblich ist. Er entwickelte eine Balkenwaage, auf die er ein Bett stellen konnte. Und am 10. April 1901 lag im Krankenhaus von Haverhill ein Tuberkulosekranker im Sterben – und stimmte MacDougalls Experiment zu. Um 21.10 Uhr trat der Tod ein. *»Genau mit der letzten Bewegung seiner Atemmuskeln und im selben Moment mit der letzten Bewegung seiner Gesichtsmuskeln fiel das Ende des Waagebalkens auf die untere Begrenzungsmarke und blieb dort, ohne zurückzuschnellen, wie wenn ein Gewicht vom Bett weggenommen worden wäre«*, notierte der Arzt. Der Tote wog 21 Gramm weniger. Fünf weitere Menschen legte er auf seine Seelenwaage. Und mal wog die Seele 31 Gramm, mal 10 … Als er diesen Versuch mit Hunden machte, bewegte sich der Waagenzeiger nicht. Hunde, so schloss er daraus, haben keine Seele.

Und: Was meinen Sie, hat er da gemessen? Die Seele? Nein. Wenn wir unser Leben aushauchen, verlieren wir Flüssigkeit, die als Gas entweicht. Ein Hund nicht. Da bleibt's im Fell. Diese Geschichte und noch viel mehr lesen Sie in dem sagenhaften Buch ›Die Vermessung des Glaubens‹. Ich finde es einfach schön, dass wir glauben können. Auch an Seelen auf der Waage.

Gatha bewussten Atmens

»Ich atme ein und ich weiß, dass ich einatme, ich atme aus und ich weiß, je tiefer die Einatmung ist, desto langsamer wird die Ausatmung.

Das Einatmen beruhigt mich, das Ausatmen entspannt mich. Ich atme ein und lächle, ich atme aus und lasse los. Beim Einatmen gibt es nur den gegenwärtigen Augenblick, beim Ausatmen erlebe ich diesen wunderbaren Augenblick.«

Thich Nhat Hanh

Seele steht im neuen Testament für das griechische Wort Psyche, das heißt Schmetterling – aber auch Hauch, Atem, Lebenskraft. Der Atem ist in vielen, vielen Kulturen Sitz der Lebenskraft. Begriffe wie Prana oder Atman (in Indien), Qi (in China) oder Ki (in Japan) bedeuten nichts anderes als Seele, also eine besondere Art von Energie, die die Materie Mensch belebt. Also: Ihr Atem, jeder Atemzug, ist die Energie, die Sie belebt. Das ist so einfach. Zu einfach wahrscheinlich.

Geheimnis Gesundheit

Wenn Sie im Stress sind, atmen Sie schneller und flacher, als der Stoffwechsel es vorsieht, Sie atmen mehr CO_2 aus, als Ihr Körper produziert. Der CO_2-Spiegel im Blut sinkt. Der pH-Wert im Blut steigt über die normalen 7,4 an (heißt: Alkalose). Der Sauerstoff kann durch das basische Blut nicht mehr so gut zum Gehirn diffundieren. Sie fühlen sich benommen, leer im Kopf. Das freie Kalzium im Blut nimmt ab. Sie fühlen sich ziemlich gestresst. Mit tiefem Ausatmen machen Sie das alles wieder rückgängig. Der CO_2-Spiegel im Blut steigt an. Das Blut wird wieder saurer, genug Kalzium schwimmt herum, die Muskeln entkrampfen. Nun wissen Sie auch, warum Kalzium gegen Stress hilft.

Professoren hierzulande erzählen Ihnen: *»Die Anti-Stress-Kurse in unserer Ambulanz zum Beispiel laufen über zwölf Wochen.«*

Zwölf Wochen! Ich kenne Sie. Ist Ihnen viel zu lang. Ich schlage Ihnen vor: Zwölf Sekunden. Der Trick stammt von Formel-I-Piloten. Genauer gesagt: vom erfolgreichsten, von Michael Schuhmacher. Kein Wunder, dass der erfolgreich war. Der hat halt den Professoren nicht zugehört ... der hat einfach gehandelt. Wie?

Aaaaaauuuuuusatmen und Schultern fallen lassen

Ein Kombitrick, bestehend aus Atmung und aktiver Muskelentspannung. Wirkt sofort. Weshalb? Weil er eben nicht den Stress wegzaubert. Ihr großer Irrtum. Sie können die

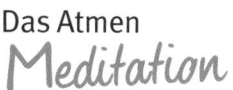

Welt nicht ändern oder verbessern. Sie können aber Ihre eigene Körperreaktion auf Stress sofort … Stopp. Noch einmal: **SOFORT** ändern. In wenigen Sekunden. Indem Sie **Aaaaaauuuuuusatmen und Schultern fallen lassen.** Wer tief ausatmet, atmet tief ein. Das ganze Geheimnis. Nicht oberflächlich. In die Brust. Tief in den Bauch. 2,5 Liter. Und wenn Sie das mal fünf Minuten getan haben, haben Sie verstanden. Werden Sie zum Buddha. Ruhig, glücklich. Sind einfach gut drauf! Mehr über den Atem lesen Sie ab Seite 154.

Das atemgesteuerte Ausdauertraining

Der Trick beim richtigen Bewegen heißt, im aeroben, also sauerstoffreichen Bereich zu bleiben. Das fordert den Körper, ohne ihn zu überfordern. *»Alle Körperzellen werden optimal mit Sauerstoff und Energie versorgt«*, erklärt der Präventionsexperte Gerd Schnack. Nur wer so trainiert, kann seine Leistung aufbauen und überflüssige Pfunde abbauen. Das ist die Grundlage für fettabbauendes Laufen, für gesundes Laufen, für meditatives Laufen. *»Das funktioniert am besten mit dem atemgesteuerten Ausdauertraining – drei Schritte laufen und dabei durch die Nase einatmen, drei Schritte laufen und dabei durch die Nase ausatmen.«* Damit wird garantiert, dass die aerobe Schwelle nicht überschritten wird. Zusätzlich schützt diese Form des Atmens Nase, Rachen, Hals, Bronchien und Lungen. Die Atemleistung verbessert sich und damit die Kondition. *»Ich glaube, dass dies sogar besser ist, als mit dem Pulsmesser zu trainieren – weil man dann mehr Zeit hat, während des Laufens die Natur zu genießen, und damit wieder Stress abbauen kann.«* Eine asiatische Weisheit sagt: Wer tief atmet, hat den Mut und die Kraft eines Löwen!

Laufen, meditativ laufen – Sie suchen einen Grund, warum Sie heute damit anfangen? Hören Sie sich mal unter der Prominenz um, warum die das tun.

Es geht um Nichts! Das Nichts im Kopf. Marathon ist Meditation für Leute, die nicht stillsitzen können oder wollen.

Eckart von Hirschhausen

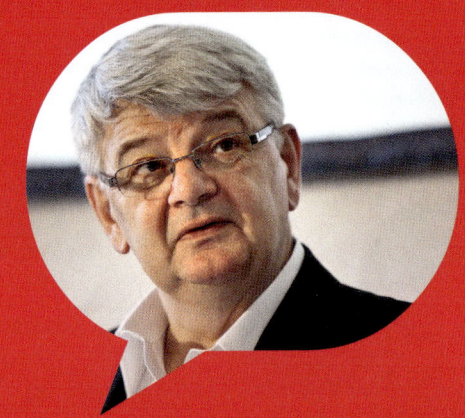

»Am Anfang war das Laufen eine reine Über-Ich-Leistung, das heißt, ich habe mich dazu gezwungen. (...) Dann kam die erste meditative Erfahrung hinzu, mit einer längeren Strecke ein gewisser ›Feel good‹-Effekt. (...) Ich finde eine innere Ruhe, die ich sonst nicht gefunden habe.« Joschka Fischer, 1997 Ex-Außenminister

»Das Großhirn hat dann Pause – juchu.«
Wigald Boning, Komiker und Moderator

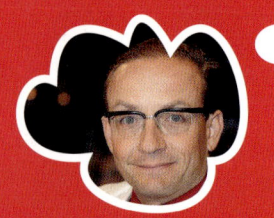

»Running is the greatest metaphor for life, because you get out of it what you put into it.«
Oprah Winfrey, US-amerikanischer Medienstar
(lief den Marine Corps Marathon in Washington, D.C. 1994 in 4:29:15 Stunden)

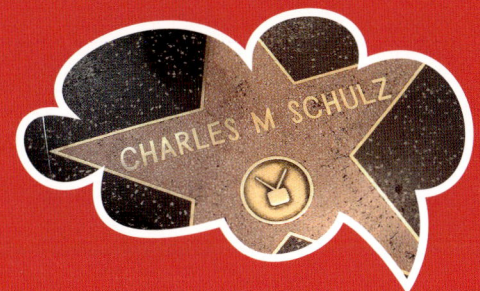

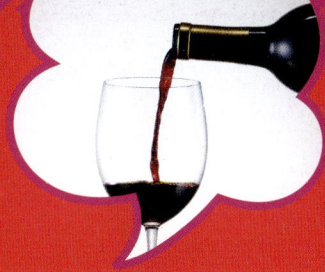

»Laufen ist mein Ablass für Wein.«
Achim Achilles

»Jogging is very beneficial. It's good for your legs and your feet. It's also very good for the ground. It makes it feel needed.«
Charles Schulz, Peanuts

»Ich besitze zehn Paar Laufschuhe. Eins für jeden Tag in der Woche.«
Samantha Fox, britische Popsängerin

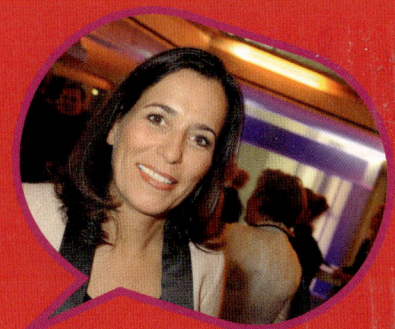

1x7 = 10

»Ich kann auch beim Laufen echt laut auf den Fingern pfeifen.«
Anne Will, Moderatorin des ARD-Polittalks »Anne Will«

»Laufen ist eine Art Therapie. Manche gehen zum Psychologen, andere streiten sich mit ihrem Partner, und ich gehe zum Ausgleich joggen.«
Cem Özdemir, Bundesvorsitzender der Grünen

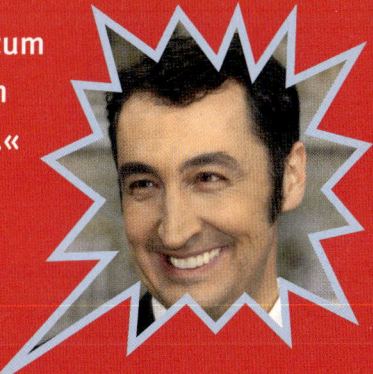

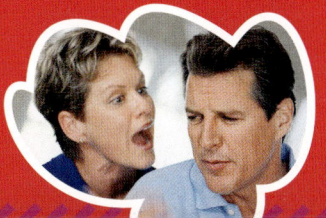

Laufend gesund: Die Haltung, die Atmung und der Puls

Auf den folgenden Seiten lernen Sie eine neue Lauftechnik – mit der können Sie Marathon laufen oder meditieren. Natürlich erfahren Sie neben der richtigen Haltung auch etwas über die optimale Atemtechnik und machen sich vertraut mit einem Wunder der Evolution: Ihrem Puls. Und als Erstes testen Sie mal, wie fit Sie sind.

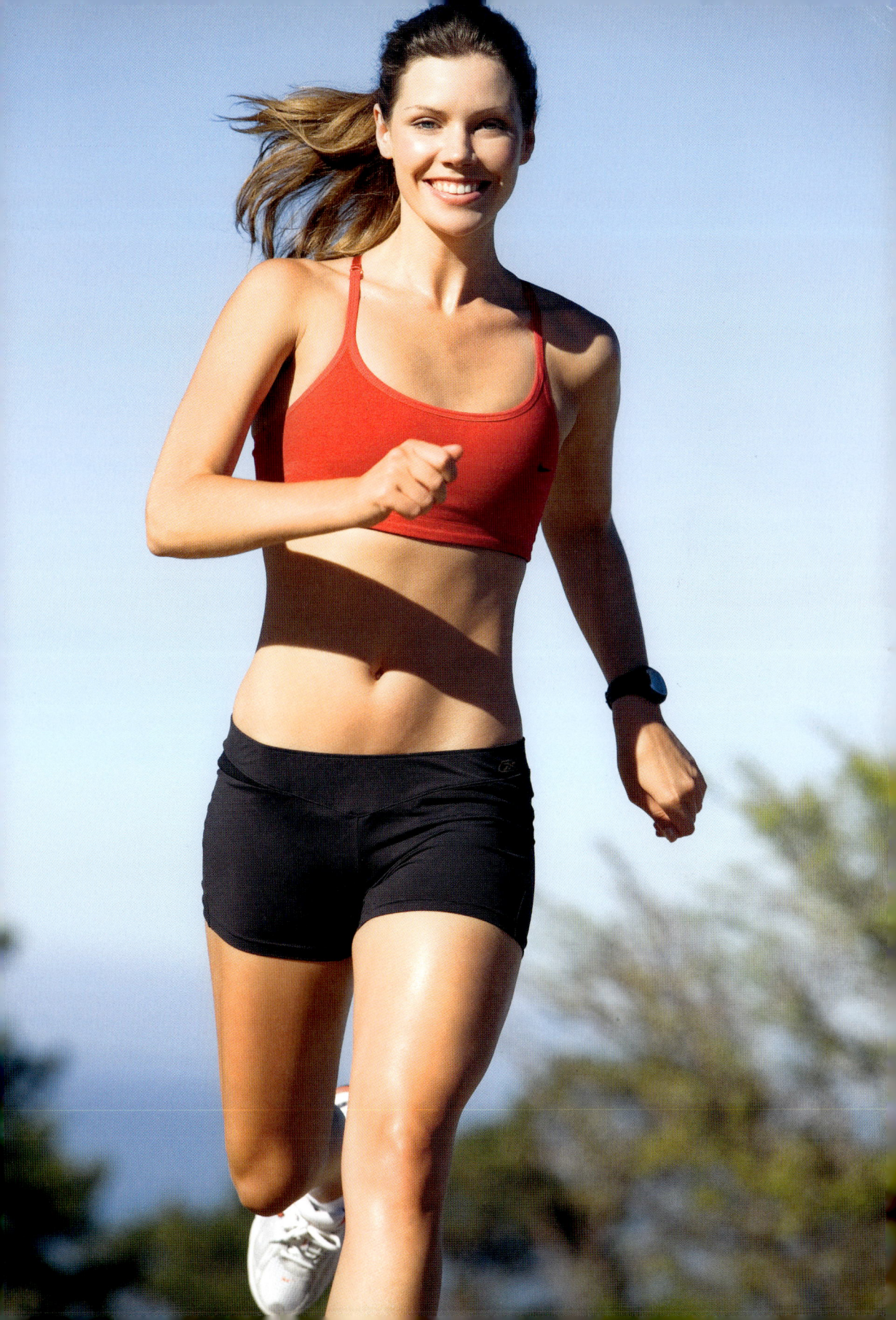

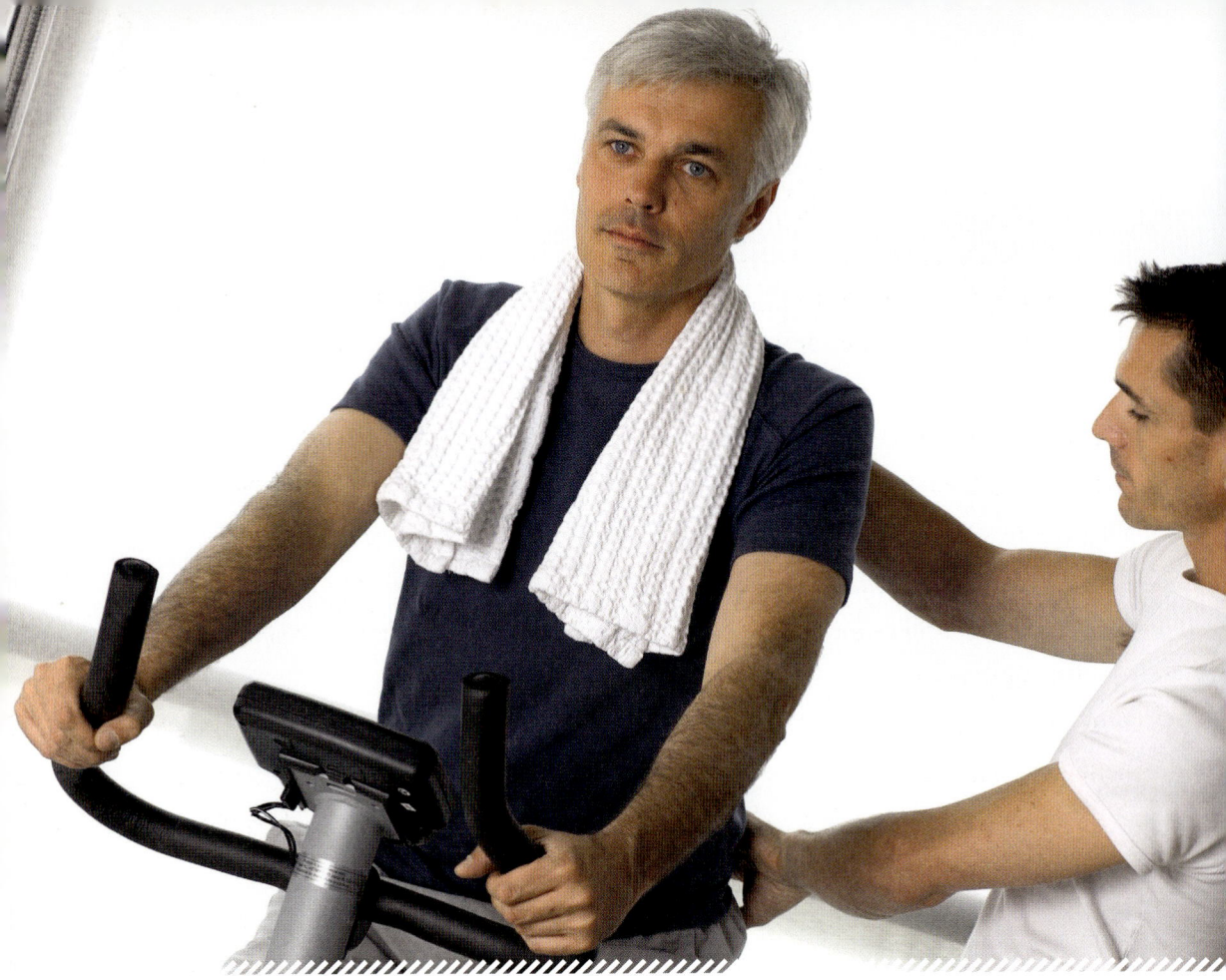

Achtung, fertig, los ...

Nun machen Sie sich ein wenig an die Praxis. Das heißt, Sie lernen Ihren Puls kennen. Sie gucken, wie der Atem am Puls hängt, erfahren etwas über den Laktatspiegel, schauen bei welchem Puls Sie am besten Fett verbrennen – und in welchem Tempo Sie den Kopf still kriegen und meditieren.

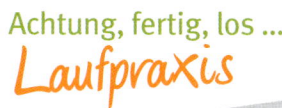

Ein kleiner Fitness-Schnelltest

Flugs geht die Fitnessprüfung mit den drei Übungen von Toni Mathis. Ein Bärentyp. Der Mann, der hat schon Formel-1-Fahrer trainiert. Bitte nur machen, wenn Sie gesund sind.

1. Kondition: Laufen Sie 100 Schritte einen steilen Hügel oder 100 Stufen auf einer Treppe zügig hinauf. Ruhen Sie sich ein paar Minuten aus. Dann machen Sie das Ganze noch einmal im gleichen Tempo. Wenn Sie das viermal schaffen: Okay.

2. Beweglichkeit: Stellen Sie sich gerade hin. Hinunterbeugen und mit beiden Händen die Fußknöchel umgreifen. Können Sie nun die Beine durchstrecken? Das sollte Ihnen auch noch gelingen, wenn Sie 45 sind.

3. Kraft: Legen Sie sich auf einer Matte oder einer Wiese bäuchlings auf den Boden. Hände schulterbreit abstützen, Knie und Zehen bleiben auf dem Boden. Nun heben Sie den Oberkörper 15-mal an. Schaffen Sie es, dann sind Sie fit. Aber vielleicht sollten Sie vorher Ihre Gesundheit abchecken.

Bevor Sie loslaufen, sollten Sie herausfinden, wie es um Ihre Gesundheit und um Ihre Fitness steht. Sind Sie über 35 und haben Sie sich lange Zeit nicht sportlich betätigt, sollten Sie auf alle Fälle zunächst einen Sportmediziner konsultieren. Oder bei Ihrem Hausarzt ein Belastungs-EKG machen lassen.

Der richtige Puls

Die einen bringen ihn auf dem Trampolin nicht hoch, die anderen bringen ihn im Job kaum runter. Wunderbar. Denn nur das Unregelmäßige ist lebendig. Alles Maschinenhafte, Starre hat mit dem Leben nichts zu tun.

So lernen Sie Ihren Puls kennen: Ihr Puls ist nicht regelmäßig. Er darf nicht regelmäßig sein, denn das gesunde Herz tanzt. Es passt sich an: an Gedanken, Atmung, Gefühle, Gesundheitszustand, Leistungskraft, Lebensfreude – und all das wechselt nun einmal. Machen Sie sich also ganz im Sinne des Embodiments mit Ihrem Puls vertraut. Erst mal mit dem Finger. Die Technik darf auch ran, aber erst später!

Glauben Sie mir: Ihr Puls ist das Wichtigste beim Laufen. An ihm hängt, ob Sie Energie tanken, Fett verbrennen, den Geist wecken, sich gesund laufen – und glücklich sind.

Sie haben

» einen Ruhepuls
» einen Erholungspuls
» einen Gefühlspuls
» einen Maximalpuls
» einen Fettpuls
» einen Grenzpuls
» einen täglich variierenden Wohlfühlpuls.

Jeder dieser verschiedenen Pulse ist wichtig. Jeden sollten Sie kennen.

Ertasten Sie den Schlag des Lebens am Hals oder am Handgelenk. Mit dem Zeige- oder Mittelfinger. Nicht mit dem Daumen, der hat einen eigenen Pulsschlag. Spüren Sie ihn? Das ist die Druckwelle, die sich im Blutgefäß ausbreitet, nachdem sich Ihr Herz zusammengezogen hat. Nun legen Sie eine Uhr mit Sekundenzeiger neben sich.

Erfühlen Sie Ihren Ruhepuls Es gibt eine wunderbar einfache Möglichkeit, sich einen Überblick über seine Fitness, seinen Trainingszustand, sein Herz-Kreislauf-System zu verschaffen: die Messung des Ruhepulses. Der Ruhepuls gibt nicht nur über Ihr Herz Auskunft, sondern auch über Ihr Immunsystem. Wenn eine Erkältung (oder was anderes Ungesundes) im Anmarsch ist, erhöht sich der Ruhepuls – bevor man überhaupt wahrnimmt, ob es kratzt, fiebert, schnupft oder zwickt.

So messen Sie: Messen Sie morgens, bevor Sie aufstehen, noch im Bett liegend. Entspannen Sie sich. Sobald der Sekundenzeiger auf 12 Uhr steht, zählen Sie Ihre Pulsschläge 15 Sekunden lang. Multiplizieren Sie die Zahl mit vier. Die Messung viermal wiederholen, zusammenzählen, durch vier teilen. Achtung: Blutdruck- oder Kreislaufmedikamente beeinflussen die Herzfrequenz genauso wie schlechter Schlaf oder wenn einen die Schwiegermutter aus dem Tiefschlaf holt.

Was der Ruhepuls erzählt:

Ziemlich ungut:	80 bis 90 Schläge und darüber. Das sollten Sie mit dem Arzt abklären
Normal:	70 Schläge
Gut, fit:	60 Schläge
Superfit:	50 Schläge
Turbofit und Altersgarant:	unter 50 Schläge

Die Ruhepulsmessung ist eine Grobbeurteilung der Herz-Kreislauf-Leistungsfähigkeit. Das Herz schlägt bei den meisten Menschen in Ruhe etwa 70-mal. Das Sportlerherz arbeitet viel langsamer – aber dafür kräftiger. Ein niedriger Ruhepuls verlängert das Leben.

Ihr Ruhepuls _____

Erfahren Sie Ihren Erholungspuls Der Erholungspuls zeigt, wie schnell sich der Puls nach sportlicher Belastung erholt. Je rascher er abfällt, umso trainierter sind Herz und Kreislauf. In der Praxis messen Sie unmittelbar nach einer hohen Trainingsbelastung den Puls (Belastungspuls) und nach einer Minute nochmals (Erholungspuls). Die Differenz zwischen Belastungspuls und Erholungspuls ist der Messparameter, wie schnell sich das Herz erholt.

Mäßig:	20 Schläge
Gut:	30 Schläge
Sehr gut:	40 Schläge
Super:	50 Schläge

Wenn Sie diese Messung regelmäßig im Rahmen der Trainingseinheiten durchführen, ist der Trainingsfortschritt deutlich messbar. Je besser der Trainingszustand ist, umso tiefer fällt der Wert ab, da sich das Herz schneller erholt.

Ihr Erholungspuls _____

Verstehen Sie Ihren Maximalpuls Je mehr man sich anstrengt, desto mehr Sauerstoff brauchen die Muskeln, desto mehr Blut muss fließen, desto schneller muss das Herz schlagen: Der Puls steigt. Leider tun viele Jogger so, als ob man ständig ganz schnell jemanden abhängen müsste. Bringt man den Puls unnötig lange auf ein hohes Niveau, erleidet das Herz Luftnot. Darum laufen manche Jogger direkt in den Herzinfarkt hinein.

So bestimmen Sie Ihren Maximalpuls:
Maximalpuls = 210 minus ½ Alter in Jahren minus 11 Prozent
Körpergewicht in Kilo plus 4 für Männer (plus 0 für Frauen)
Beispiel: Eine 38-jährige Frau mit 52 Kilo hat einen Maximalpuls von 210 minus 19 minus 5,72 plus 0 = 185

Ihr Maximalpuls _____

Das ist Ihr theoretischer Belastungspuls

Sie haben schon tausendmal gelesen: _»Laufen Sie mit einem Puls von 180 minus Lebensalter, dann laufen Sie richtig!«_ Achtung: Das tun Sie nicht! Das ist wieder so ein dummer Glaubenssatz, der sich in die Hirne eingebrannt hat. Diese Formel ist so maßgeschneidert auf den Menschen, als würde man nur noch Schuhgröße 35, 40, 45 und 50 verkaufen. Denn Sie können mit 30 Jahren im gemütlichen Trimm-Trab-Tempo bei Puls 130 mit einer knallroten Birne durch den Wald keuchen. Dann ist dieser Puls zu hoch für Sie. Sie können aber auch 70 Jahre alt sein und locker, lächelnd mit Puls 170 laufen. Würden Sie in diesem Fall mit Puls 110 schleichen, verschenkten Sie wertvolle Trainingseffekte.

Ihr Puls ist optimal, wenn Sie Ihren erhöhten Puls noch deutlich tasten, wenn Sie leicht schwitzen, schnell, aber noch gleichmäßig atmen, sich trotz der Anstrengung wohl fühlen und sich noch unterhalten können. Achtung: Wenn Sie übermäßig schwitzen, unter Schwere- oder Schwächegefühlen, gar Schwindel leiden, sind sie viel zu weit gegangen. Sportler erreichen eine Herzfrequenz von 200 Schlägen pro Minute, aber Untrainierte und Ältere sollten den Wert in der Tabelle nicht überschreiten. Aber Achtung: Diese Werte dienen nur als Anhaltspunkt. Ihr Optimum kann auch deutlich niedriger sein.

Alter (in Jahren)				
20–39	40–49	50–59	60–70	› 70
Ruhepuls **Trainingsfrequenz** pro Min.				
bis 50	140	135	130	125	120
50–59	140	135	130	125	120
60–69	145	140	135	130	125
70–79	145	140	135	130	125
80–89	145	140	135	130	125
90–100	150	145	140	135	130

Ihr theoretischer Belastungspuls _____

Der Grenzpuls und die Milchsäure

Meditation und Laufen geht nur im aeroben Bereich – im Sauerstoffüberschuss – zusammen. Da können Sie stundenlang joggen, ohne müde zu werden. Und sich dabei in Achtsamkeit üben, Mantras wiederholen .... Wenn Sie langsam laufen, läuft Ihre Batterie nicht aus, Sie tanken Energie. Kraft für den Alltag, für den Marathon, der Leben heißt.

Sie dürfen nur Ihren Puls nicht rasen lassen. Denn wenn Sie zu schnell laufen und schnaufen, erzeugen Sie eine Sauerstoffnot in Ihrem Körper. Die Milchsäure im Blut steigt an, Ihr Körper wird sauer – und alle Läufermühe war umsonst.

Der Grenzpuls steht in keiner Tabelle. Er ist etwas Individuelles und er tanzt, denn er ist der Takt des Lebens. Jeder Mensch hat seinen Grenzpuls. Und diesen Ihren persönlichen Puls müssen Sie messen – und im Laufe der Zeit werden Sie ihn fühlen.

Der Grenzpuls liegt unter dem Bereich, in dem der Körper mehr Milchsäure (Laktat) bildet, als er wegschaffen kann. Bei Laktat 4.

Bei Laktat über 4 zerstören Sie den Körper, zerstören Muskelzellen so, dass Enzyme aus der Muskelzelle im Blut zu finden sind. Sie zerstören Herzmuskelzellen so, dass Troponin, ein Enzym der Herzmuskelzelle, im Blut schwimmt. Sie zerstören Leberzellen so, dass Transaminasen, also Leberenzyme, im Blut zu finden sind. Sie zerstören das Immunsystem, unterdrücken die Killerzellen, die Freunde im Blut.

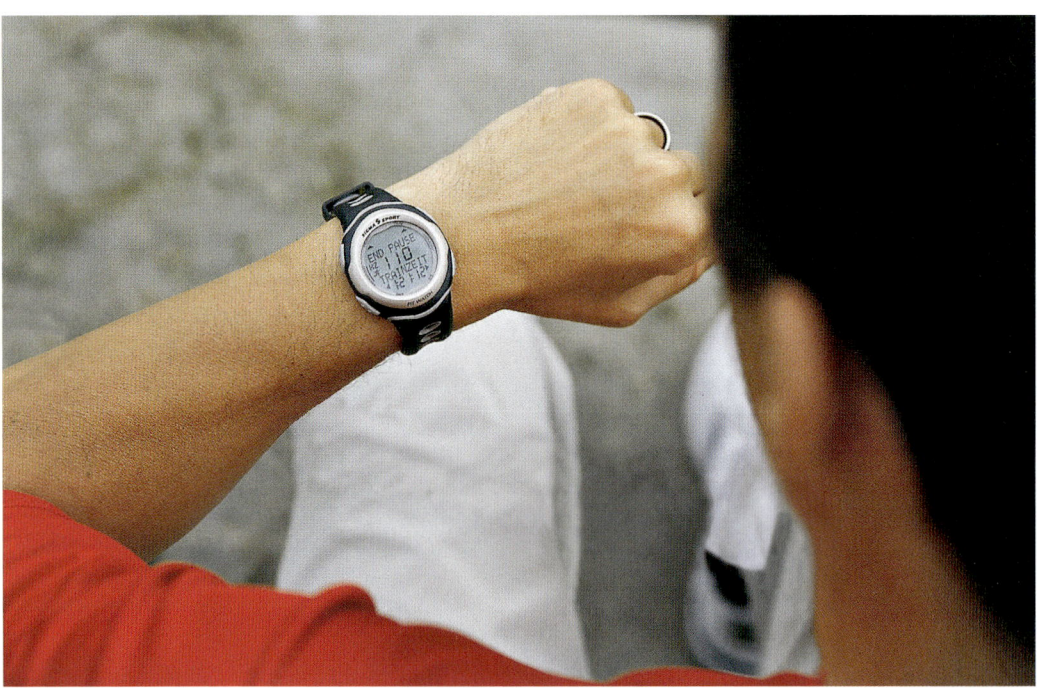

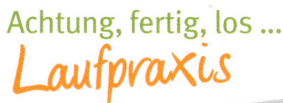

Wissenschaftler der Kölner Sporthochschule fingen einmal im Kölner Stadtpark 50 Jogger ein. Führungskräfte von Ford, die, statt in die Kantine zu gehen, lieber Fett verbrennen wollten. Sie rasten durch den Park, und nach 30 Minuten baten die Forscher um einen Blutstropfen. Darin stand: Milchsäure satt, kein Gramm Fett verbrannt.

Laktat 3 heißt: leicht, locker, lächelnd

Ziele und Leistung haben in den Laufschuhen im Alltag nix zu suchen. Ihr Körper reagiert sauer, wenn Sie hecheln, keuchen, stark schwitzen, sich anstrengen. Dann leidet der Muskel unter Sauerstoffnot und bedient sich aus dem falschen Energietank, er schaltet um von Fett auf Kohlenhydrate. Das wollen Sie nicht, Sie wollen ja lästiges Fett verbrennen und die Kohlenhydratvorräte dem Gehirn übrig lassen – damit es sich den ganzen Tag konzentrieren kann. Hinzu kommt: Wenn der Muskel in Sauerstoffnot Zucker verbrennt, dann entsteht Milchsäure. Ein bisschen Milchsäure macht nichts. Ist genug Sauerstoff da, schickt der Körper sie in die Wüste, baut so viel von dem Leistungskiller ab, wie ankommt.

Also laufen Sie mit der 3-L-Methode: leicht, locker, lächelnd, im Sauerstoffüberschuss, mit einem Laktatspiegel zwischen 3 und 4 mmol/l im Blut.

Über den Laktat-Spiegel den Grenzpuls erfahren

Wenn Sie älter als 35 sind oder Sport für Sie bisher nur in der Zeitung und im Fernsehen stattfand, dann sollten Sie zum Sportmediziner gehen und einen Vitalcheck machen lassen. Er findet auch Ihren Grenzpuls heraus. Und das geht so: Sie laufen auf dem Laufband oder strampeln auf dem Fahrrad. Dabei werden Sie zunehmend belastet. Je mehr Sie sich anstrengen, desto schneller schlägt Ihr Herz, desto höher ist Ihr Puls. In regelmäßigen Abständen raubt Ihnen der Arzt einen Tropfen Blut aus dem Ohrläppchen oder der Fingerkuppe und misst den Laktatspiegel. Der Arzt notiert sich beides: Laktatspiegel und Puls. Nach dem Belastungstest kann er ablesen, bei welchem Pulsschlag Ihr Laktatwert auf 4 mmol/l angestiegen ist. Und genau diesen Wert sollten Sie laufend nicht überschreiten.

Normallaufpuls: Findet der Arzt heraus, dass Sie bei Puls 140 Ihre 4 mmol/l Milchsäure produzieren, dann laufen Sie künftig unter 140. Laufen Sie zwischen 130 und 140. Je näher an 140, desto effektiver verbrennen Sie Kalorien – und zwar viel Fett und nur wenig Kohlenhydrate.

Meditationslaufpuls: Wenn Sie irgendwann Ein- oder Zwei-Stunden-Läufe machen, sollten Sie Ihren Puls bei Laktat 2 kennen. Denn diese langen Läufe laufen Sie ganz, ganz langsam. Sie können einige Schläge unter Ihrem Grenzpuls auch zwei oder drei oder vier Stunden laufen, halt sehr langsam, ohne dass Ihr Körper sauer reagiert.

Der stets neue Puls

Den Laktatwert sollten Sie nach drei Monaten wieder kontrollieren, weil Ihr Grenzpuls sich durch das Training stark verändert. Wenn Sie über zwölf Wochen unter Ihrem Grenzpuls laufen, dann produziert Ihr Körper weniger Laktat. Sie können schneller laufen – wenn Sie das wollen. Denn Ihr Grenzpuls, bei dem Ihr Körper mehr Milchsäure produziert, als er abbauen kann, steigt.

Ihr Grenzpuls bei Laktat 4 mmol/l _____

Ihr Langlaufpuls bei Laktat 2 mmol/l _____

Über Laktat wird viel Unterschiedliches geredet und viel geschrieben. In der Praxis genügen einige grobe Faustregeln. Die wichtigste: Beweg dich als Normalmensch zwischen Laktat 3 und 4 täglich 30 Minuten, dann hat man den maximalen Benefit.

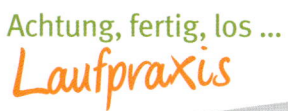

Laktat – ganz praktisch

Sie wissen also nun, wie wichtig es ist, so nah wie möglich hin an diesen Grenzpuls zu kommen, aber nicht darüber. Nur, Sie kennen den Puls nicht. Sie waren nicht beim Arzt. Sie haben keine Laktatkurve. Wie können Sie sich helfen?

Laufen Sie eine halbe Stunde. Laufen Sie leicht, locker, lächelnd. Freuen Sie sich Ihres Lebens. Freuen Sie sich über das Geschenk Gottes, zwei Beine zu besitzen, die Lunge, die Luft, das Herz, um laufen zu können. Das kann nicht jeder. Laufen Sie am nächsten Tag wieder eine halbe Stunde, aber steigern Sie Ihren Puls um fünf Schläge. Nach der Pulsuhr. Sie werden es wieder schaffen. Immer noch leicht und locker. Wiederholen Sie das Spiel. Laufen Sie täglich eine halbe Stunde, steigern Sie jeweils um fünf Pulsschläge. Tun Sie das so lange, bis die jetzt deutlich höhere Geschwindigkeit Sie stört, Ihnen weh tut, Sie die halbe Stunde nicht mit Genuss erleben. Und dann am Ende ziemlich fertig sind.

Der Tag davor. Also fünf Pulsschläge weniger, das dürfte Ihr Grenzpuls, der Puls des Adlers gewesen sein, an den Sie sich in Zukunft von unten heranpirschen. So gut das in der Praxis eben geht.

Überschreiten Sie diesen Puls nie. Werden Sie nie sauer. Nie! Das ist das Geheimnis des Erfolges im Sport wie auch am Schreibtisch. Auch am Schreibtisch sollten Sie nie sauer werden. Sollten nie glauben, man könnte eine berufliche Karriere auf biologischem Pump aufbauen. Könnten auch nur eine Sekunde über die Stränge schlagen – in der Hoffnung, sich am Abend oder am Wochenende zu erholen. Nein: Der Körper vergisst nichts. Sie schädigen ihn. Und sind mit 50 ausgebrannt. Bleiben Sie immer ausgeglichen, bleiben Sie immer im Lot, werden Sie Läufer, meditativer Läufer!

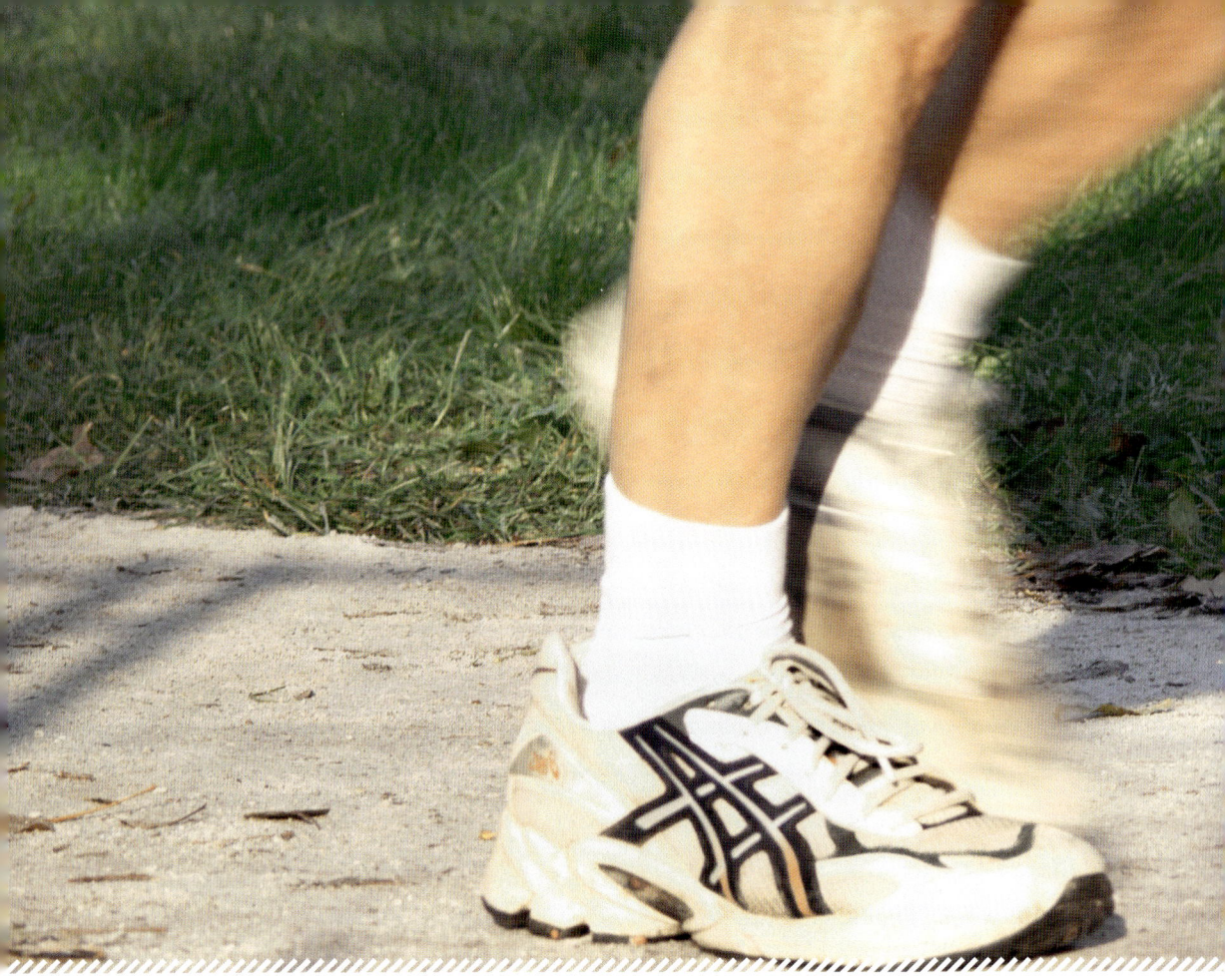

Lauftechnik: Welcher Fuß darf's denn sein?

Es gibt eine Laufform, die macht alle reich. Nur den Läufer nicht. Aber

den Orthopäden, den Chirurgen, die Laufschuhindustrie. Das ist

der Fersenlauf. Der Lauf, mit dem Sie sich ein künstliches Knie oder

Hüftgelenk einfangen.

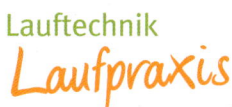

Der richtige Auftritt

Ich zitiere eine Joggerseite im Netz: *»Als Fersenläufer nutzen Sie optimal die Dämpfung über die Knie.«* Des Weiteren steht dort: *»Bei der Landung treten hohe Belastungen auf die Gelenke auf. Außerdem wird der Schritt schnell etwas unsicher, wenn das Gelände uneben wird. Dadurch erhöht sich das Verletzungsrisiko.«* Also kaputte Gelenke, hohes Verletzungsrisiko … Und trotzdem empfiehlt die Joggerseite: *»Der Fersenlaufstil ist der am weitesten verbreitete Laufstil und deutlich weniger anstrengend als der Vorfußlauf. Darum ist er besonders für Anfänger und lange Strecken geeignet. Gerade übergewichtige Läufer oder Läufer mit Problemen an der Achillessehne sollten den Fersenlaufstil bevorzugen.«* Und warum empfiehlt eine Joggingseite im Internet eine veraltete Laufmethode, die nachweislich immense Nachteile hat? *»Bei dem Fersenlaufstil ist es wichtig, gut gedämpfte Laufschuhe zu tragen, die den individuellen Ansprüchen des Läufers angepasst sind.«*

Jetzt wissen Sie, warum. Und: Indem man die Füße in Schuhe einsperrt, mit dicken Absätzen, zwingt man dem Menschen etwas völlig Unnatürliches auf: Das Mit-der-Ferse-Aufdonnern. Huhn, Ei. Ei, Huhn. Goldesel.

Laufen Sie dynamisch!

Natürlich habe ich mich gefreut über das Erste Deutsche Fernsehen. Über die Sendung ›Steinzeitrezept‹. In der auch dem letzten deutschen Sportmediziner vom Evolutionsbiologen Professor Daniel Lieberman vorgeführt und bewiesen wurde, dass der Mensch Vorfußläufer ist. Immer schon gewesen ist. Gar nicht anders kann.

Kurzer Exkurs: Es gibt eine Ferse, der folgt der Vorfuß. Und weil man auch im Sportbereich was Neues erfinden will, hat jemand den Vorfuß aufgeteilt – in Ballen und Mittelfuß. Was schon an und für sich ein ziemlicher Schmarrn ist. Denn liest man die Vorfußdefinition in Anatomiebüchern (z. B. Schiebler et al) ahnt man, warum: Vorfuß ist Mittelfuß plus Zehen.

Dieser ganze Unsinn macht dann Sinn, wenn Sie vom Fersenlauf ein bisschen abkommen und beim Bergauflaufen sich unwillkürlich dem Vorfuß zuwenden. Und dabei kommen Sie über den Mittelfuß auch zum Zehenballen. Halten Sie sich ruhig ein wenig auf dem Mittelfuß auf – und trainieren Sie sich langsam weiter vor. Irgendwann läuft alles wie von selbst.

Sie sehen, ich bin fürs dynamische Laufen. Veränderung ist Leben. Und der Körper dankt jede Abwechslung.

» Also bergab laufen Sie natürlicherweise auf den Fersen.

Laufschuhe schaden Ihnen …

… lautet das Fazit einer Studie an der University of Virginia. Dort hat Professor Daniel J. M. Keenan 68 gesunde Sportler aufs Laufband geschickt. Erst mit Schuhen, dann barfuß.

Ergebnis: Mit Schuhen traten höhere Belastungen auf am Hüftgelenk, am Kniegelenk, an den Fußgelenken. In Zahlen: Die Hüfte wird durch Laufschuhe 54 Prozent stärker belastet. Das Knie wird durch Laufschuhe 36 Prozent stärker belastet. Verglichen mit dem Barfußlauf. Also dem Vorfußlauf. Und da kommen wir ja auch gleich zur Erklärung dieser merkwürdigen Studie: Nicht die Schuhe schaden Ihnen. Sondern der Ihnen durch die Schuhe aufgezwungene unnatürliche Laufstil. Was die Wissenschaftler bis heute noch nicht wissen: Selbstverständlich kann man auch mit Laufschuhen richtig laufen. Natürlich laufen. Schlagwort heute ›natural running‹. Oder noch einmal ganz deutlich: Natürliches Vorfußlaufen ist federnd-gedämpftes Laufen ohne Belastung der Gelenke. Das kann man mit Schuhen genauso wie im Naturzustand, also barfuß. Kann man. Wenn man's kann. Das ist der springende Punkt. Technik siehe Seite 178.

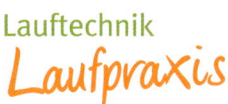

» Am besten entspannen Sie, wenn Sie kleine Schritte machen, mit dem Mittelfuß aufkommen. Mit der Technik, wie wir sie ab Seite 189 beschreiben.

» Und ein bisschen anstrengender, aber auch spaßiger wird's, je weiter man sich nach
vorne auf die Zehen wagt.

Laufen sollte nämlich Spaß machen. Und das übliche Dahinschlurfen, das Mit-
der-Ferse-Aufknallen hab ich nie als besonders fröhlich empfunden. Spaß haben
dagegen die kenianischen Wunderläufer. Die federnden Gazellen. Menschen, die sich
bei der Olympiade bei jedem einzelnen Schritt nach oben abdrücken, dem Himmel,
der Freiheit entgegen. Nennt man aktives Laufen.

Professor Daniel Lieberman überzeugt durch sein persönliches Beispiel. Er joggt morgens in sein Institut. Barfuß. Damit automatisch auf dem Vorfuß. Und prägt so goldene Sätze wie: *»Der Aufschlag mit der Ferse ist Gift für den Fuß.«*
Oder *»Schuhe sind zwar bequem, aber das heißt nicht, dass sie uns guttun.«*
Oder *»Schuhe sind deshalb bequem, weil der Muskel sich nicht mehr anstrengen
muss. Klar. Der Muskel verkümmert, weil er ruhig gestellt wird.«*
Wenn wir uns nach dieser Sendung 2011 also endlich, endlich alle einig sind,
dass vernünftiges Laufen Vorfußlaufen ist, kann man sich ja auch vernünftig unterhalten.

Vorfußlauf und alles drum herum

Wir wissen gar nicht mehr, was normal ist. Dass also tägliches Laufen normal ist. Dass
Vorfußlaufen normal ist. Dass Obst essen normal ist, nicht aber die Apfeltasche. Dass
tägliche Meditation normal ist, nicht aber 24-Stunden-Stress.
Gucken Sie Kindern beim Spielen zu, wenn sie barfuß toben. Dann beugen sie den
Oberkörper leicht nach vorne und man ahnt, dass der Mensch eigentlich fällt. Fallen
würde, würde er nicht den Fuß unter den Schwerpunkt des Körpers schieben. Und da
schiebt das Kind nicht die Ferse drunter. Sondern den Vorfuß. Der Vorfußlauf ist dem

Menschen angeboren. Ist seine natürliche Bewegungsart. Typisch, dass man mit solch banalen Tatsachen-Feststellungen Erdbeben auslösen kann. Gegen Mauern anrennt. Ganze Lehrgebäude erschüttert. Als unnormal gilt! Ich konnte vor zehn Jahren über Vorfußlauf kaum einen Satz sagen, ohne nicht von sogenannten Experten oder der Presse niedergebügelt zu werden. Es hat ein paar Jahre gedauert, bis 2008 endlich der erste Fast-Barfußschuh vom Fließband kam. Aus Finnland. ›Feelmax‹. Die Laufsohle dieses Schuhes ist einen Millimeter dünn, der Schuh 70 Gramm schwer. Hieß Panka.

Und welcher Schuh darf's denn sein?

In einer medizinischen Fachzeitschrift stand ein Interview mit Dr. Regauer von der Klinik für Sportorthopädie der TU München. Zum Sinn und Unsinn von Hightech-Joggingschuhen. Die seien Unsinn. Weil: *»Aktuelle Untersuchungen zeigen, dass viele moderne Laufschuhe, die mit zahlreichen technischen Raffinessen ausgestattet sind, dazu verleiten, unnatürlich zu laufen. … Dies kann viele Beschwerden auslösen, von der Achillessehne, über das Knie bis zur Wirbelsäule.«*

Der Experte: *»Ein guter Kompromiss sind Wettkampfschuhe. Sie sind leicht gebaut, kaum gedämpft und flexibel und ermöglichen am ehesten das Gefühl des Barfußlaufens.«* Und was bewirken solche möglichst leichten, ungedämpften Schuhe? Erneut Dr. Regauer: *»Dadurch werden die Bodenreaktionskräfte durch den Fuß und die Sprunggelenke harmonisch abgefangen. Das ist wesentlich effektiver als der abrupte Aufprall auf eine noch so gut gedämpfte Ferse.«*

Darf ich zusammenfassen?

Lebensfreude, Lebensglück, Fitness, Gesundheit schenkt Ihnen eher nicht die Industrie. Weder Pharmaindustrie noch Laufschuhindustrie. Sondern dort draußen die Natur.

Heißt das jetzt, dass auch Sie, lieber Mitmensch, ab sofort vorfußlaufen sollen? Nein. Heißt es nicht. Die Aussage dieses Interviews nämlich ist:

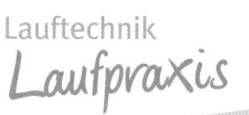

Vorfußlaufen müssen Sie erst wieder lernen.

Als Kind nämlich haben Sie's gekonnt. Sie sind automatisch auf dem Vorfuß gerannt. Und dann haben Sie sich Absatzschuhe gegönnt. Und wurden zum Lauf-Krüppel. Zum Fuß-Krüppel – mit degenerierter Fuß- und Wadenmuskulatur.

Naturvölkern ist das nie passiert. Tieren auch nicht. Der Weg zurück, zur Natur, ist oft mühsam. Werden Sie merken ... Aber es lohnt.

Vorfüßeln – nur mit Geduld!

Hautnah lasen Sie zum Thema kürzlich im Forum:

»Habe seit sechs Monaten den Vorfußlauf trainiert und war das eine ums andere Mal schon enttäuscht. Aber heute kam der Aha-Effekt. Es ging wirklich wie von selbst, Gänsehaut machte sich vor Freude breit und durchströmte meinen Körper, einfach genial. Da ich schon davor ein bisschen mit der Patellasehne zu kämpfen hatte, war dieses Mal absolut nichts davon zu spüren, genauso wie in der Wirbelsäule! ... 1000 Punkte an Dr. Strunz, er hat recht.«

Erst sechs Monate! Und war schon mal enttäuscht. Ich habe ein Jahr gebraucht. Ein Jahr fast täglich geübt. Bis meine Muskulatur entsprechend trainiert war. Bis meine Sehnen diesen ungewohnten Zug vertragen haben. Bis meine Rumpfmuskulatur sich aufgerichtet hatte. Zwölf Monate!

Na und? Das Leben ist länger. Was seid ihr immer so ungeduldig?

Sechs Monate, junger Mann, sind gar nichts. Im Übrigen: Kompliment. Für Sie, liebe Leser: Ab Seite 175 finden Sie eine Technik, die besser ist als der Fersenlauf, die Sie leicht und schnell lernen, die hervorragend zum meditativen Laufen passt. Und dann arbeiten Sie einfach immer mal wieder ein bisschen an Ihrem Vorfuß-Zehen-Lauf. An Ihrer Feder. An der Zukunft der unbeschreiblichen Leichtigkeit. Mit Gänsehautgarantie. Am echten Vorfußlauf.

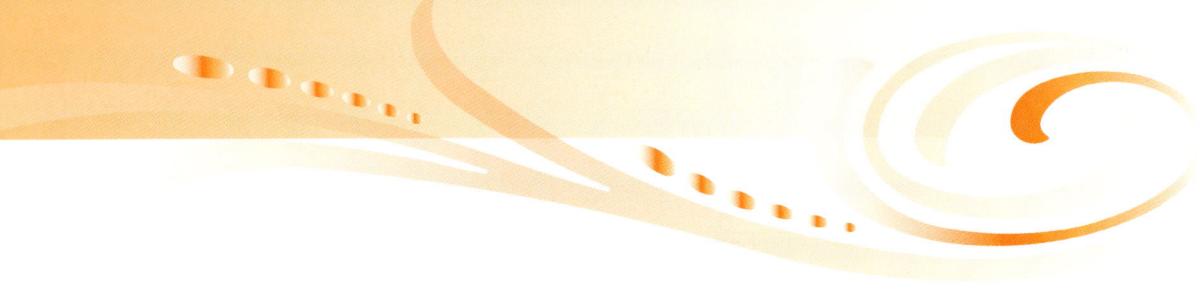

Die Geschichte der Laufschuhe
Back to Basic

Wenn Sie mich in den letzten 20 Jahren unter vier Augen nach den richtigen Schuhen gefragt haben, habe ich immer gleich geantwortet: Nach Gefühl! Nehmen Sie das Paar Schuhe, das Ihnen spontan am besten gefällt. Und darum geht es hier. Um das Körper-Gefühl. Nicht um kopflastige Analysen, Testberichte oder Fachsimpelei. Laufen ist etwas ganz Normales. Jedes Kind kann's in jedem beliebigen Paar Schlappen. Vertrauen Sie einfach Ihrem Gefühl. Natürlich gibt es Schuhe, die ich lieber mag. Ich. Olympia Sieger Emil Zatopek hat sich ja auch Armeestiefel angezogen, um sein Training zu erschweren.

Ja wie laufen sie denn ...?

In der Antike waren die Sportler noch barfuß unterwegs. Ein Halbschuh mit ein paar Stiften an der Fußspitze vereinfachte 1895 das Laufen. Erfunden von Joseph Foster, der das Vorläuferunternehmen der Marke *Reebok* gründete. In den Zwanzigern trugen Läufer einfache Straßenschuhe aus Leder an den Füßen – und tauschten die Ledersohle in eine Gummisohle um.
Anfang 1920 entwickelte der sportbegeisterte Adi Dassler den ersten Schuh speziell für Läufer. Der aus Leinen gefertigte Trainingsschuh kostete zwei Reichsmark, und war der Renner. Übrigens gab's zwei Dasslers. Die Brüder traten einen ganz anderen Wettkampf an, sie gründeten die Firmen *Adidas* und *Puma*.

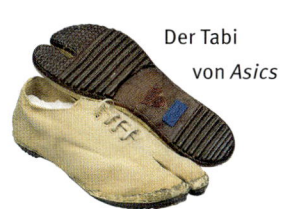

Der Tabi
von *Asics*

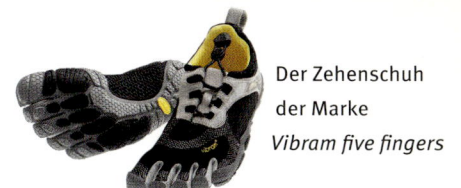

Der Zehenschuh
der Marke
Vibram five fingers

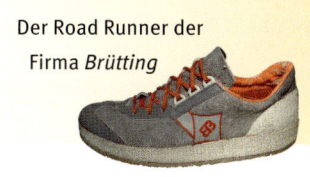

Der Road Runner der
Firma *Brütting*

Die Firma *Asics* entwickelte 1951 den »Tiger Marathon Tabi« mit separater Zehenbox. Der Schuh erinnert mehr an die Schwielensohlen eines Kamels als an einen Sportschuh. Drei Jahre später läuft Heinz Fütterer in Puma-Sprintschuhen den 100 Meter-Weltrekord (10,2 Sekunden) in Japan. Seinen ersten 100 m Sprint gewann er kurz nach Kriegsende noch mit nackten Füßen.

Der Damenschuhfabrikant Eugen Brütting entwickelte Anfang der 60iger Jahre einen Schuh mit Dämpfung. Den Brütting-Schuh mit Aufprall-Dämpfung – den trug eine ganze Läufergeneration. Das Modell »Roadrunner« wurde nur wenig modifiziert, und steht auch heute noch in den Sportgeschäften.

Immer mehr Sportartikelhersteller stiegen ins Laufschuh-Geschäft ein. Eine Innovation schlug die nächste: Dämpfendes EVA, Luftkissenprinzip, Dual Density Mittelsohle, Dämpfungssysteme mit GEL (Acics), TORSION (Adidas), CELL (Puma).

Es folgen Toning-Schuhe. Mit wandernden Luftkissen, die einen Knackpo modellieren sollen. Den man dann an Krücken schnell wieder los wird, wenn man mit dem instabilen Zeugs über die Wurzeln im Wald stolpert.

Schier utopisch sieht die nächste Generation aus: Die »Zig«-Schuhe sehen aus, als ob man auf einer Spur ausgedrückter giftgrüner Zahnpasta läuft. Die Zick-zack-Sohle verspricht mehr Energieeffizienz – und natürlich eine optimale Dämpfung.

Anfang des neuen Jahrtausends kam der Chip in den Schuh. Die Technik ins Laufen. Die Schuhe messen die Herzfrequenz, erstellen Trainingspläne und tragen via Verbindung zum i-Pod, zu einem neuen Lauferlebnis bei. Na ja. Ich höre lieber die Vögel zwitschern oder den Atem wandern …

Olympiagewinner Bikila hätte vielleicht die nach ihm benannten Fünf-Zehen-Barfuß-Schuhe getragen. Die vogelfreien Füßchen schlüpfen in eine zweite Haut, mit oder ohne abgeteilten Zehen. Trainiert Sensibilität, erhält Beweglichkeit. Sieht blöd aus. Ist aber leicht. Jede 50 eingesparten Gramm ergeben bei 30 000 Schritten im Marathon einen Gewichtsersparnis von 1,5 Tonnen. Da fliegt man eher!

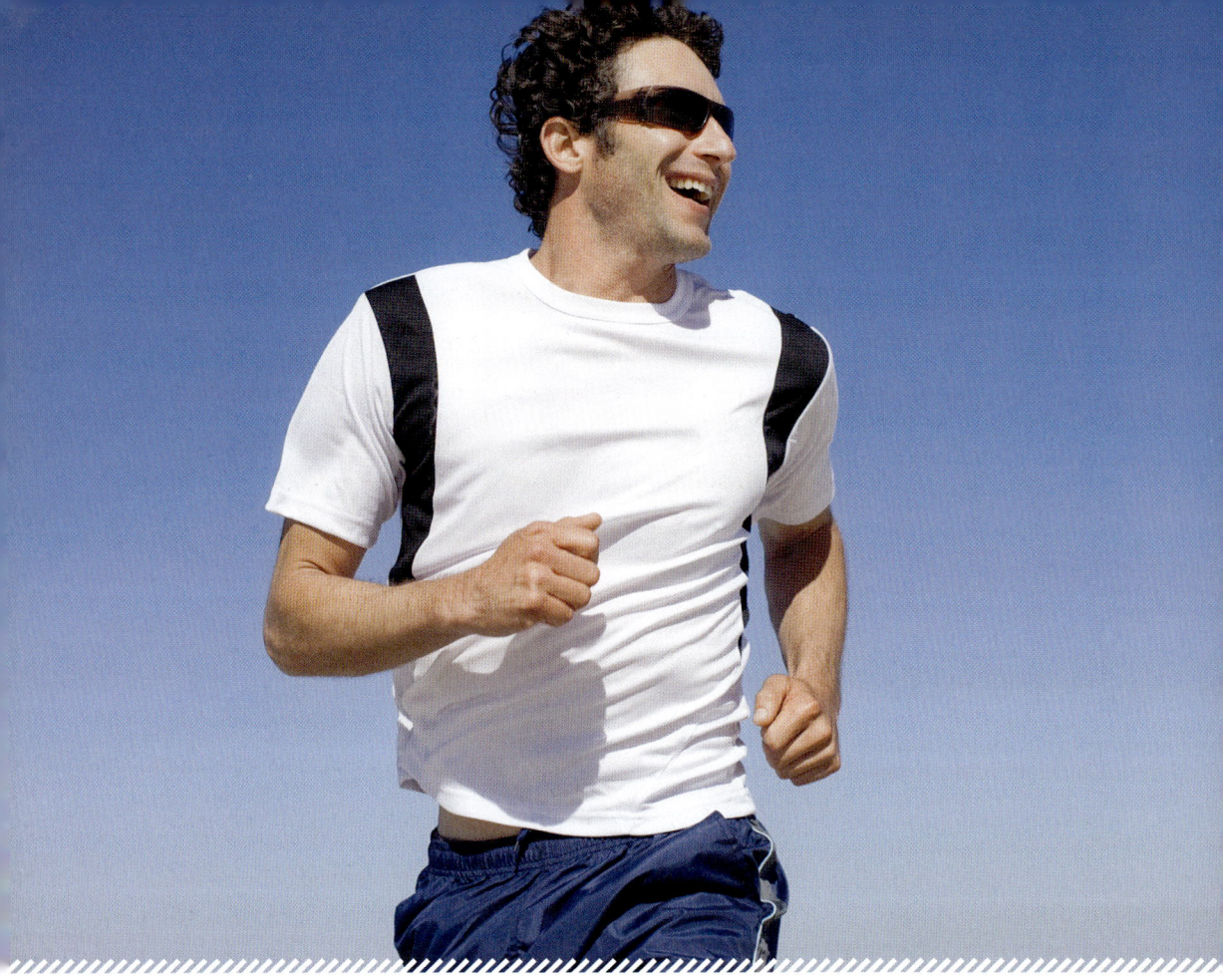

Das neue Laufen

Nun lehnen Sie sich kurz gemütlich zurück, schließen die Augen.

Spüren ein wenig in sich hinein. Atmen tief und regelmäßig.

Entspannen. Und machen sich innerlich bereit für die folgenden

Seiten. Für eine völlig neue Lauftechnik.

Eine meditative Lauftechnik. Für eine halbe Stunde, in der Ihr Körper nicht Träger Ihres Kopfes ist. Sklave des Alltags. Sondern Kopf und Körper sind eins. Wie das geht, erklärt Ihnen meine Kollegin und Freundin **Holle Bartosch.** Sportwissenschaftlerin, Yogalehrerin – und sie lässt sich gerade in Feldenkrais ausbilden. Ein neues Laufen … völlig unangestrengt.

Wichtig ist nur eines: Laufen Sie täglich. Am besten morgens. Mit einem Lächeln auf den Lippen. 30 Minuten. Und schaffen Sie keine 30 Minuten am Stück, dann beginnen Sie einfach mit einem kleinen Intervalltraining.

Immer läuft der Kopf mit

Dort wird entschieden, ob die Laufschuhe Frischluft tanken oder weiter im Schrank Hautgout verströmen. Warum nur fällt diese Entscheidung immer so schwer? Warum fällt vielen das regelmäßige Rausgehen und Laufen so schwer? Ganz einfach: Weil viele das Laufen schwer nehmen. Weil sie Laufen gedanklich und körperlich als anstrengend abstempeln. Nicht nur im Gehirn, in jeder Zelle des Körpers implantieren sie die Information: ›Laufen ist anstrengend‹. Und die meisten Menschen haben recht damit. Laufen kann nämlich anstrengend sein – muss aber nicht.

Während die Katze vorm Hund flüchtet, das Rennpferd über die Bahn galoppiert, hat der Mensch immer die Wahl. Auch Sie. Die Zeit, das Tempo, die Anstrengung bestimmt ganz alleine der Kopf. Nur: Die meisten Köpfe sind auf Leistung ausgelegt. Leistung ist sicherlich gut, wenn sie etwas hervorbringt. Nur, wenn uns diese Leistungsgedanken von etwas Gutem abhalten, dann könnte man sich zurücklehnen und darüber nachdenken. Oder man tut das gleich draußen, laufend an der frischen Luft.

›**Lauf so schnell du kannst!**‹ Diese Aufforderung kennen Sie aus Ihrer Kindheit und haben sie nie hinterfragt. Sie laufen und funktionieren. Versuchen immer noch der Erste zu sein. Stellen Sie sich vor, irgendwann ruft ein Trainer: »Lauf so langsam, wie du kannst.« Wie würde das aussehen? Wie würde es sich anfühlen? Würden Sie nicht erst einmal nachfragen, was das soll? Das passt nämlich nicht in Ihr Leistungskonzept. Der Körpertherapeut Moshe Feldenkrais sagt nämlich: *»Um Bewegung zu verstehen, braucht man Gefühl, nicht Anstrengung!«*

Probieren Sie das einfach mal aus. Laufen Sie so langsam, wie Sie können. Wahrscheinlich denken Sie: Das ist ja kein Laufen mehr. Vielleicht ist diese Langsamkeit wohltuend. Dämpft endlich einmal den ständig anspornenden Ehrgeiz.

> *Glücklich, wer die Leidenschaft vor dem Ehrgeiz gekannt hat.*
>
> Blaise Pascal

ÜBUNG

Gleich mal ausprobieren

Laufen ist ein stetes Verhindern des Fallens. Probieren Sie es gleich mal aus. Stehen Sie gerade, mit aufrechter Hüfte ohne Hohlkreuz, die Arme locker am Oberkörper und den Blick nach vorne gerichtet. Lehnen Sie sich leicht nach vorne, halten Sie den Körper gerade. Die Fersen bleiben am Boden, während sich die Sprunggelenke nach vorne beugen. Verlagern Sie Ihr Gewicht immer weiter nach vorne vor Ihre Füße, bis der Impuls kommt, der Ihren Fuß vom Boden löst und einen Schritt nach vorne machen lässt, um nicht vornüberzukippen. Die Schwerkraft hat Ihnen gerade geholfen.

Der Kopf und die Haltung

Die Körpersteuerung beginnt im Kopf, da wo die Augen sitzen. Was tun Sie während Ihres Laufes: Löcher in den Boden gucken oder den Blick Richtung Baumwipfel heben? Je nachdem, wo die Augen hinwandern, wandert der Kopf mit. Der Kopf ist über die Wirbelsäule mit der Hüfte verbunden. Das Gewicht Ihres Kopfes und wie Sie ihn halten hat also unweigerlich Auswirkung auf die ganze Körperhaltung.

Anstrengend: Geht der Blick nach unten und der Kopf hängt nach vorne, wird das Laufen anstrengend, genauso, wenn Sie den Kopf in den Nacken legen.

Unanstrengend: Wenn der Kopf gerade auf der Halswirbelsäule sitzt und der Blick ca. 20 Meter nach vorne in Laufrichtung geht, ist der Nacken gestreckt und das Kinn etwas Richtung Hals gezogen. Vielleicht spüren Sie, dass auch die Schultern durch diese Kopfhaltung etwas lockerer werden. So sitzt der Kopf ausbalanciert als stolz erhobenes Haupt auf der Wirbelsäule, und die Schultern hängen wie ein Kleiderbügel auf dem Brustkorb, ohne dass sie von den Nackenmuskeln gehalten werden müssen.

> ... das Unmögliche möglich machen,
> das Mögliche leicht und das Leichte elegant.
>
> Dr. Moshé Feldenkrais

Das Becken und die Haltung

Die Wirbelsäule ist stabil und doch beweglich wie eine Perlenkette. Sie leitet Bewegungsimpulse vom Fuß bis in die Fingerspitzen und hält uns doch im Gleichgewicht. Sie gibt ein verbindendes Element zwischen Armen und Beinen. Und holt sich die Kraft aus der Mitte. Aus der Hüfte. Die Hüfte will aufrecht über dem Boden schweben. Und so die Wirbelsäule tragen. Die Hüfte ist weder nach vorne noch nach hinten gekippt.

Spür-Übung Hüfte

Stellen Sie sich entspannt hin. Bitten Sie einen Bekannten, Ihre Schultern von hinten herunterzudrücken. Stehen Sie nicht in der Achse, ist das Becken also nicht aufgerichtet, werden Sie spüren, wie die Hüfte entweder nach vorne oder hinten wandert.

Jetzt stellen Sie sich gerade hin mit nach vorne zeigenden Zehen, hüftbreiten Füßen, aufrechter Hüfte und langem Oberkörper, so dass der Schultergürtel wie ein Kleiderbügel auf den obersten Rippen hängt. Nun soll Ihr Bekannter noch mal Hand anlegen. Sie werden einen erstaunlichen Unterschied feststellen. Sie stehen ausgerichtet. Ihre Knochen, Gelenke, Ihr Skelettsystem tragen Sie. Dazu ist es da. Nur wenn wir unser Skelett nicht gut nutzen, müssen die Muskeln ständig Überstunden machen. Und was Überstunden bedeuten, wissen Sie. Überlastung, Ärger ...

Die Bewegung und die Schwerkraft

Mit dieser aufrechten Haltung können Sie jetzt den Körperschwerpunkt, der kurz über Ihrem Bauchnabel sitzt, vor die Füße verlagern und aus dem Stand nach vorne in den Laufschritt fallen.

Stellen Sie sich vor, dass ein Faden an Ihrer Schädeldecke befestigt ist (wie bei einer Marionette). Dieser Faden, der Sie nach vorne-oben zieht, hilft Ihnen, langgestreckt zu bleiben, obwohl Sie sich nach vorne lehnen und Ihren Körper in Laufrichtung aus dem Gleichgewicht bringen. Nun kommt ein Fuß automatisch nach vorne, damit Sie nicht fallen. Wenn der Schritt nach vorne klein genug ist, bleibt der Vortrieb erhalten und

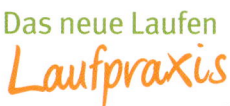
der nächste Schritt folgt. Sie kommen ins Laufen. Sie nutzen die **Schwerkraft für Ihre Laufkraft**.

Ist der erste Schritt jedoch zu groß, bremsen Sie ab und schieben automatisch den Po nach hinten, um nicht zu fallen. Sie sind nicht mehr langgezogen, denn die Hüfte ist gekippt. Der Vortrieb verpufft.

Haben Sie es gespürt? Wie leicht sich Laufschritte anfühlen können?

Das Geheimnis dahinter: Die Schritte nach vorne bleiben klein, um den Vortrieb zu erhalten, um den Körperschwerpunkt immer ein wenig vor den Füßen zu halten. Die Hüfte bleibt natürlich möglichst aufrecht, und so laufen Sie mit und nicht gegen die Schwerkraft.

Spür-Übung Körperschwerpunkt

Experimentieren Sie mit dem Körperschwerpunkt. Laufen Sie 30 Meter, und verlegen Sie dabei Ihren Körperschwerpunkt nach hinten. Also die Füße voran laufen lassen, während Sie sich mit dem Oberkörper ein wenig nach hinten lehnen und in Rücklage kommen. Spüren Sie in Ihre Knie, Füße und Fersen hinein. Merken Sie, wie Sie in jedem Schritt von der Ferse gebremst werden, wenn sie am Boden aufkommt? Merken Sie, wie hart sich Ihre Knie anfühlen? Dann laufen Sie 30 Meter gestreckt, langgezogen und verlagern Ihren Körperschwerpunkt so weit nach vorne, bis Sie spüren, dass Sie nach vorne gezogen werden. Die Füße laufen Ihrem Kopf, Ihrem Oberkörper jetzt hinterher. Und noch mal in die Füße, in die Knie hineinspüren. Unterschied bemerkbar? Die Landung am Boden könnte sich leichter und sanfter in Fuß und Knie anfühlen. Der Fuß kommt nicht mehr mit der Ferse am Boden auf.

ÜBUNG

Die Kraft der Mitte nutzen ...

... wir meistens nicht. Wir lassen unsere Mitte erstarren. Hüfte und Po dürfen nicht schwingen. Steht in den katholisch erzogenen Genen drin. Sonst würden wir ja zweideutige Signale aussenden ... Und in der Zeitschrift steht: Der Bauch muss flach sein. Ist er es nicht, ziehen wir ihn eben ein, und dafür rutschen die Schultern halt weiter nach vorne. So wandert die Hüfte, der Bauch, der Oberkörper immer mehr in den Hintergrund. Wir spüren jede Bewegung in Armen und Beinen, aber der Rumpf ist eine gefühlsmäßige Grauzone. Diese Grauzone machen Sie wieder bunt. Geht einfach, indem man sie mutig einsetzt, durchlässig macht für Bewegung. Das heißt: Die Kraft der Mitte wecken – und sie nutzen. Die Laufkraft kommt nämlich aus dem Becken. Aus dem aufgerichteten Becken.

Das richtige Drehmoment: Die Hüfte will nicht nur in Startposition bleiben, sondern sie will sich auch drehen. Durch die Drehung des Beckens werden die Beine, die Füße als Anhängsel mit nach vorne und hinten geschwungen. Diese Drehung aus dem Becken setzt sich auch nach oben über die Wirbelsäule fort. Und löst im Oberkörper eine Gegendrehung aus. Probieren Sie es im Gehen aus, dann wissen Sie gleich, was ich meine. Wenn das rechte Bein mit der Hüfte nach vorne schwingt, pendeln gleich linke Schulter und Arm nach vorne. Eine ganz natürliche Gegenbewegung, die Ihren Körper im Gleichgewicht hält.

Entspannte Läuferbeine

Sehen Sie Ihre Beine mal kurzfristig als lockeres Anhängsel Ihrer Hüfte an. Wenn die rechte Hüfte nach vorne dreht, schwingt das Beinpendel auch nach vorne. Wenn das Pendel kurz genug ist, kommt der Fuß entspannt am Boden unter Ihrem Körperschwerpunkt und gerade nicht vor ihm auf. So müssen sich Bein und Fuß nicht gegen die Laufrichtung stemmen und mühevolle Bremsarbeit leisten. Diese mühsame Art zu laufen steckt nämlich in unseren Köpfen. Wenn Sie im Gehen beschleunigen, setzen Sie Ihre Füße fast automatisch so weit wie möglich vor Ihrem Körper auf. So werden

Sie schneller, mit Schritten, die nach vorne lang werden. Nur: Beim Laufen machen Sie das automatisch auch. Das aber verbraucht unnötige Laufkraft, die man in den Vortrieb stecken könnte.

Wenn Sie Tempo machen wollen, verlängern Sie den Laufschritt ganz einfach nach hinten. Wie? Schauen Sie den Kindern zu. Die legen sich nach vorne, düsen los und werfen ihre Fersen Richtung Pobacken. Bis zu den Pobacken müssen Sie nicht, aber die Richtung ist gut.

Also: Lehnen Sie sich mehr nach vorne. Ihr Beinpendel verlagert sich automatisch mehr nach hinten, und die Unterschenkel schwingen nach hinten oben. Der Schritt verlängert sich nach hinten. So bekommen Sie Wind um die Ohren.

Spüren der Gegendrehung

Im Stehen strecken Sie die Arme auf Schulterhöhe zur Seite, dann heben Sie Ihr rechtes Bein ein wenig gestreckt vom Boden weg. Schwingen Sie Ihr Bein nach links (die Drehachse ist dabei Ihr linkes Bein), ohne die Arme zu bewegen. Ruhig ein paarmal. Und spüren Sie in Ihre Füße und Knie hinein. Ist es leicht, das Gleichgewicht zu halten?

Dann schwingen Sie Ihr Bein noch mal nach links und drehen Sie im Oberkörper und mit abgespreizten Armen gegen die Bewegung, also nach rechts. Fühlt sich das leichter an? Können Sie besser das Gleichgewicht halten?

Das Drehen in der Hüfte und damit in Wirbelsäule und Oberkörper balanciert Ihren Körper aus, entlastet die Knie, Beine und Füße.

ÜBUNG

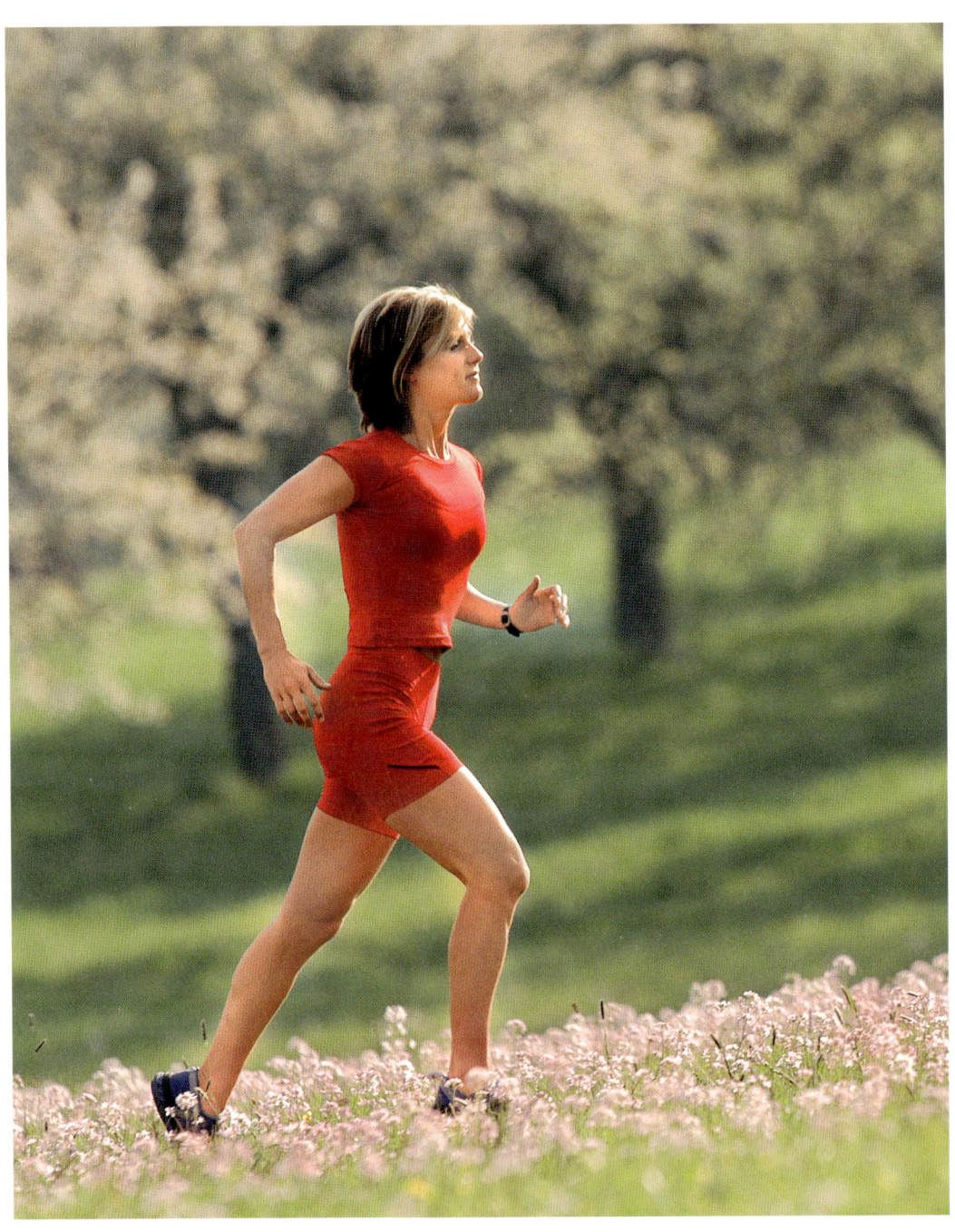

Holle Bartosch, Sportwissenschaftlerin, Lauftrainerin und Yoga-Lehrerin,
entwickelte für dieses Buch die Techniken des mediativen Laufens (Seiten 180 ff.).

Der richtige Fußaufsatz

Aus der Körperhaltung resultiert jeder Schritt. Schwingen die Beine zu weit nach vorne und ist das Becken nach vorne oder hinten gekippt, donnert man mit der Ferse auf. In dem Moment, wo man das Gewicht mit gestreckter Hüfte weiter nach vorne verlagert, verändert sich auch der Fußaufsatz. Sie kommen auf dem Mittelfuß auf. Ihre Füße geben Ihnen genaue Rückmeldung über Untergrund, Steigung und Körperhaltung. Bergauf verlagern Sie automatisch Ihr Gewicht Richtung Berg. Sie setzen die Füße dann mehr auf dem Vorfuß auf. Bergab, wenn es steil ist, bremsen Sie und legen sich nach hinten Richtung Berg. Resultat: Sie kommen mehr mit den Fersen auf. Bergab ist das vollkommen okay.

Doch wenn Sie die Wahl haben, dann schonen Sie Ihre Füße, schonen Sie vor allem Ihre Fersen. Ihre Schuhe tun das nicht für Sie, auch wenn die Fersen gut gepolstert sind. Das Fettpolster unter der Ferse ist nicht für einen großen Aufprall konstruiert.

Entspannung spart Energie

Der Fuß darf sich passiv und faul anfühlen. Er reagiert ganz von selbst, wenn er den Boden berührt. Sie brauchen die Zehen nicht anzuheben oder einzukrallen. Entspannen Sie Sprunggelenk und Zehen. Vertrauen Sie Ihren Füßen. Oft vollführen wir unbewusst unnötige Bewegungen. Sie sind nutzlos, sind Energieräuber und hindern uns am besseren Leben, am leichteren Laufen.

Noch so ein Energieräuber, die watschelnden Füße. Wenn Ihre Füße leicht nach außen gedreht aufkommen, überlasten Sie die Innenseite Ihres Fußes und Ihre Knie. Versuchen Sie die Füße in Laufrichtung auszurichten.

Wer anderen laufend die Füße küsst, zieht sich auf Dauer einen Haltungsschaden zu.
Jürgen Wilbert, Aphoristiker

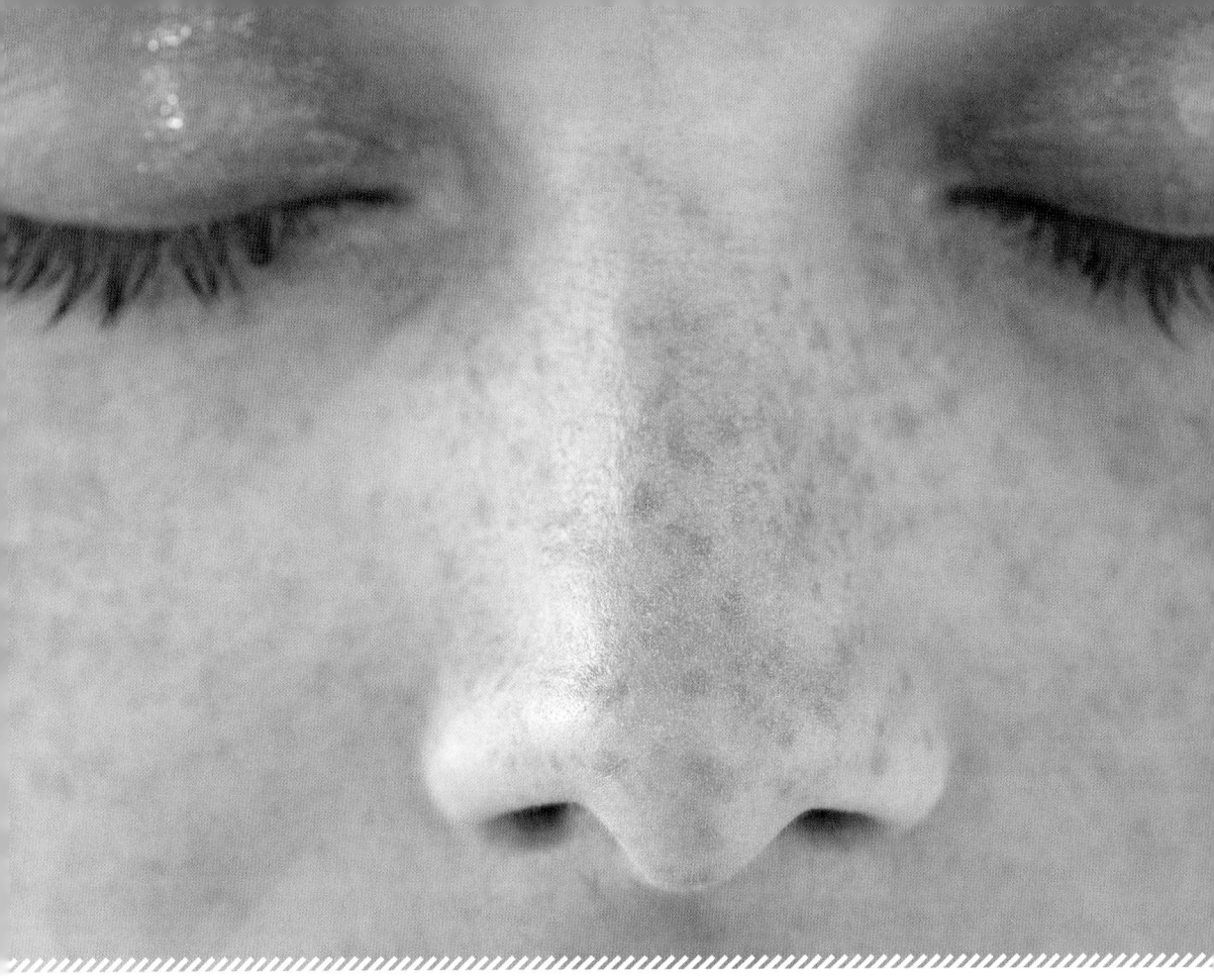

Das Atmen durch die Nase und die Energie

»Heilige Winde« fließen durch die Nase. Wer durch die Nase atmet,

tankt Gesundheit, Jugend und Energie. Nur: Das auch, wenn man

ein wenig angestrengter tut. Durch-die-Nase-atmen haben viele im

Laufe ihres Lebens verlernt. Macht nix. Eine Technik schenkt Ihnen die

Natur – und ein bisschen Übung.

Atem ist Lebensenergie

Unser Atem ist der Seismograf für unsere Lebensenergien. Wer falsch atmet, verliert an Lebensenergie – gerät außer Atem, lässt sich die Kehle zuschnüren, dem bleibt die Luft weg. ... Wer richtig atmet, kann Emotionen und Gefühle beeinflussen, einfach aufatmen, Stress und Angst wegatmen. Buddha riet unruhigen Mönchen: *»Gehe in deine Zelle und zähle deinen Atem.«* Und das Erste, was ein beginnender Yogi lernt, ist: Atme tief über die Nase.

Mit der Nase atmen und laufen? Geht das? Ja. Natürlich. Aber auch die Nase will trainiert werden. Sie braucht halt etwas Zeit, um sich ans laufende Geschehen anzupassen.

Und warum lohnt es, die Nase zu trainieren? Weil auch sie gefordert werden will, die Schleimhäute belüftet werden wollen – damit sie perfekt ihre Arbeit verrichten können. Die Luft, die Sie einatmen, muss gesäubert und angewärmt werden, die Bronchien, die Lunge gut durchlüftet werden. Das funktioniert nur über die Nase. Und wenn es gut funktioniert, sind Sie entspannter und ruhiger.

Die Nase präpariert unsere Atemluft, während wir einatmen. Sie filtert mit ihren Millionen von Flimmerhärchen Schmutzpartikelchen aus der Luft und feuchtet die Luft an, die so optimal aufbereitet die Lunge erreicht. Im Nasen-Rachen-Raum sitzen Schleimdrüsen, die wie eine Heizung wirken. Sie erwärmen die Luft in Bruchteilen einer Sekunde fast bis auf Körpertemperatur.

Die Mundatmung begünstigt Infektionen, vor allem auch Entzündungen im Hals-Kehlkopf-Bereich, in den Bronchien und in der Lunge sowie die Polypenbildung in der Nase.

Der Mund ist von Mutter Natur nur als Futterluke und Noteingang und -ausgang für den Atem vorgesehen. Mundatmung ist reine Notatmung. Das geht dem Untrainierten jäh auf nach einem schnellen Ausflug über die Treppe in den dritten Stock. Nach Luft schnappend versucht er Sauerstoffmolekülchen zu angeln. Mundatmung bedeutet Stress für den Körper. Der Atem ist flach und schnell, was die Lunge nur schlecht belüftet, die Sauerstoffversorgung drosselt, Sie atmen nur über den Brustkorb.

Langsam die Nasenatmung wieder lernen

Nicht jeder atmet durch die Nase. Vor allem dann nicht, wenn er läuft. Es gibt Menschen, denen fällt es sogar regelrecht schwer, über die Nase zu atmen. Sie sind es nicht gewohnt oder haben Probleme wie Nasenscheidewandverkrümmung oder Polypen. Doch auch solche Nasen kann man trainieren.

Atmen Sie, wann immer Sie können, über die Nase ein und aus. Entdecken Sie die Situationen, wann Sie auf Mundatmung umstellen. Wenn Sie nun mit Ihrem Lauftraining beginnen, dann atmen Sie bewusst durch die Nase ein und aus. Wenn das unangenehm ist, dann versuchen Sie zumindest über die Nase einzuatmen. Sie werden Ihr Tempo automatisch ein wenig drosseln müssen. Beobachten Sie, ob Nacken, Schultern, Brustkorb und Bauch entspannt sind. Nur so können Sie tief atmen.

Haben Sie Geduld mit Ihrer Nase, mit sich. Denken Sie nicht ans Tempo, und nehmen Sie sich bewusst zurück. Es ist nicht Laufzeit, sondern Atemzeit. Den Mund können Sie immer noch einsetzen, wenn Sie den Turbo beim Laufen einschalten wollen.

Fangen Sie bei niedrigem Tempo an, über die Nase zu atmen. Wenn Sie merken, dass Sie zu wenig Luft bekommen, atmen Sie so lange über den Mund, bis Sie wieder die Nase einschalten können – und verlangsamen Sie Ihr Tempo. Sie werden sehen, die nasenatmende Laufstrecke verlängert sich mit dem Training allmählich. Nasenatmend laufen Sie meditativ, stressfrei und schonend.

Und die Atemfrequenz? Drei ein, drei aus, vier ein, vier aus …. ? Eine wirkliche Regel gibt es nicht. Die Atemfrequenz ist abhängig von Ihrer Leistungsfähigkeit, Ihrer Schrittfrequenz, Ihrem Tempo. Das heißt für Sie: Probieren Sie es aus. Die Atemfrequenz passt sich nämlich automatisch an die Schrittfrequenz an. Herz, Lunge, Beine werden beim Laufen eingetaktet – und laufen in einem Rhythmus, ohne dass Sie auf irgendetwas achten müssten.

Die typische Ausnahme von der Regel: Legen Sie mehr Wert auf die Ausatmung. Je tiefer Sie ausatmen, desto leichter und tiefer ist die Einatmung. Denn die Lunge funktioniert wie ein Blasebalg. Nur wenn Sie den Blasebalg ganz leer machen, kann er sich wieder voll auffüllen. So ist es mit der Lunge auch.

7 Gebote des Atmens

1 Tief. Atmen Sie tief in den Bauch hinein. Das Zwerchfell massiert die Organe. Der Sauerstoff flutet jede Zelle.

2 Durch die Nase. Langsam. Es ist nicht Laufzeit, sondern Atemzeit. Binnen zwei Wochen brauchen Sie den Mund höchstens, um ein Mantra zu plappern :).

3 Ohne Gewalt. Der Atem darf sanft kommen, sanft gehen. Sie saugen ihn nicht ein, schnappen nicht nach Luft, halten ihn nicht fest, pressen ihn nicht aus.

4 Ent-sorgend. Tauchen während des Laufes belastende Gedanken, negative Gefühle auf, dann binden Sie diese an das Ausatmen. Atmen Sie Ballast weg, dann ist Platz für Neues, Schönes, Energiereiches ...

5 Fragend. Was raubt Ihnen die Luft? Spüren Sie nach. Lassen Sie sich von Ihrem Atem ruhig auch mal helfen, im Leben aufzuräumen.

6 Lockernd. Während Sie leicht ein- und leicht ausatmen, scannen Sie den Körper durch. Was ist angespannt? Die Stirn, die Gesichtsmuskeln, der Nacken, die Schulter, die Brust, die Arme, der Bauch, das Becken ... Alles geht leichter, lassen Sie locker.

7 Still – oder laut. Genießen Sie die Stille, oder machen Sie die Stimme zum Verbündeten des Atems. Sanft einatmen und beim Ausatmen laut ›Ha‹ rufen, so dass die Luft aus der Lunge fliegt.

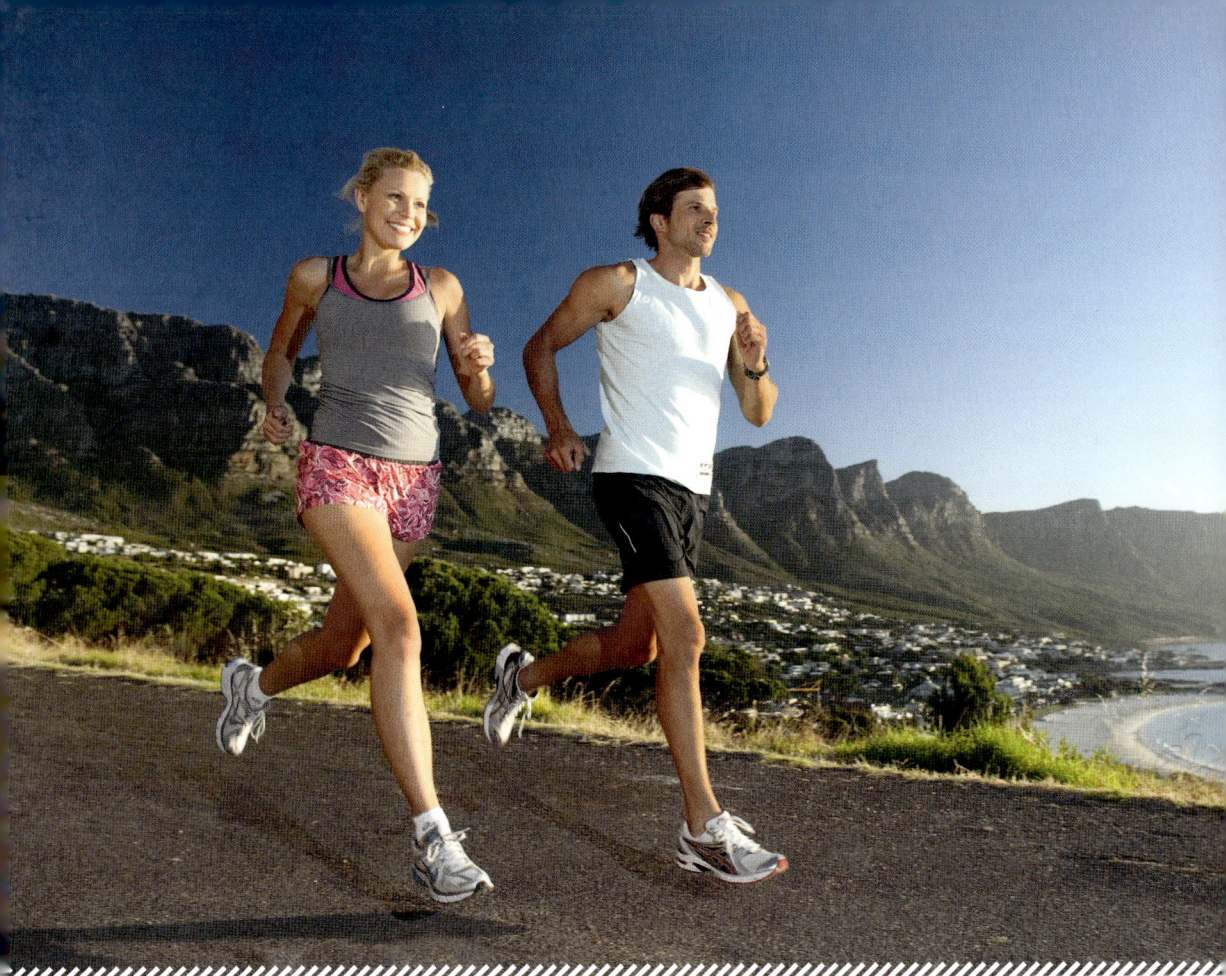

Die drei Gänge der Seele – und die Meditation

Der bewegte Mensch mixt sich jeden Tag einen Hormoncocktail. Ein

Cocktail aus Glücksbotenstoffen. Hormoncocktail?

Dafür brauchen Sie: Schuhe und frische Luft.

Und Sie ernten je nach Tempo alles – von Glück über Kreativität bis hin

zum Rausch.

Gute Laune im ersten Gang

Laufen Sie locker. Tippeln Sie im Gehtempo vor sich hin, so als ob Sie noch 40 Kilometer vor sich hätten. Das ist das Gute-Laune-Tempo: In Ihrem Körper steigt der Serotoninspiegel an. Das körpereigene Antidepressivum schenkt Ihnen Heiterkeit und Abstand zu Ihren Problemen. Die Welt wird bunt und ist plötzlich voll neuer Möglichkeiten. Nutzen Sie dieses Tempo zum Einlaufen auch an Tagen, an denen Sie eigentlich nicht mögen. Sie laufen sich Lust an, Lust auf eine zusätzliche Laufrunde oder einen höheren Gang.

Das Tempo für gute Laune: Laufen Sie bei 60 bis 70 Prozent des Maximalpulses. Siehe Berechnung Seite 163.

Probleme lösen im zweiten Gang

Sie haben Lust auf mehr bekommen? Dann schrauben Sie Ihr Tempo höher. Schalten Sie in den zweiten Gang. Ihre Wahrnehmung wird sich nach innen richten. Auf Ihre Gedanken, auf Probleme, die Sie schon lange mit sich herumtragen. Und plötzlich zerplatzt die Seifenblase, und die Lösung ist da. An manchen Tagen ist die Ideenflut so überwältigend, dass Sie gut daran tun, ein Diktiergerät mitzunehmen. Denn selbst mit getuntem Gehirn kann so manch genialer Ansatz auf der Strecke für immer verloren gehen. Mit solchen Erlebnissen müssen Sie im zweiten Gang rechnen. Denn bei diesem Tempo, bei 70 bis 80 Prozent des Maximalpulses, überflutet das Kreativitätshormon ACTH, auch als gutes Stresshormon bezeichnet, Ihren Körper. Es macht den Weg frei für innovative Ideen. Es senkt Ihren Blutdruck und senkt Puls, lässt Ihren Körper entspannen, während Ihr Geist hellwach und kristallklar wird.

Laufen Sie morgens. Vom Morgenlauf profitieren Sie den ganzen Tag: Die Denkschiene bleibt offen, macht sich auch Stunden nach dem Laufen am Schreibtisch noch bemerkbar. Übrigens brennt ACTH auch das ›Fett zwischen Ihren Gehirnzellen‹ weg und macht so den Gedankenfluss, die Kommunikation der Zellen untereinander, wieder möglich.

Berauschendes Glück im dritten Gang

Wenn Sie jetzt noch einen Gang höher schalten, spürt das Ihr Körper. Die Beine beginnen zu schmerzen, und trotzdem federn sie leicht über den Boden. Berühren ihn kaum. So fühlt sich Fliegen an. Ein berauschendes Gefühl zwischen Schmerz und Ekstase, zwischen Weinen und Lachen. Der Atem wird schnell und tief. Er durchflutet wohlig Ihren ganzen Körper. Das sind Endorphine pur. Endorphine stillen den Schmerz und lassen Sie eintauchen in einen Glücksrausch. Das ist das berühmte Runner's High. Vorsicht, Suchtgefahr! Nicht dass Sie, so wie ich täglich, immer länger Ihre Laufschuhe ausführen und zum Junkie werden. Das Tempo für den Glücksrausch: Laufen Sie bei 80 bis 90 Prozent des Maximalpulses.

Wie ist das mit der Meditation?

Ganz einfach: Sie funktioniert in allen drei Gängen.

Im ersten Gang erlaufen Sie sich mit der Zeit einen meditativen Zustand und können auch wunderbar die Techniken ab Seite 132 einsetzen. Mit einem Mantra laufen, mit dem Atem meditieren oder den Bodyscan durchführen. Im zweiten Gang ermeditieren Sie sich am besten ein Thema. Sie nehmen ein Problem mit, von dem Sie eine Lösung brauchen – machen einen Reflexionslauf, wie auf Seite 203 beschrieben. Im dritten Gang kommen Sie wie von alleine in einen meditativen Zustand. Sie sind ganz Körper. Probieren Sie es einfach mal aus.

Der Königsweg: Laufend meditieren

Wie verbindet man nun seinen Lauf mit einer Meditation? Dafür brauchen Sie keine große Vorbereitung – und es ist überall möglich. Im Park. Am Ufer des Flusses. Im Wald. Sogar auf dem Laufband oder dem Hometrainer. Jedenfalls inspirierte mich das Foto vom bewegten Dalai Lama (siehe Seite 102) zum Schreiben dieses Buches. Sie meditieren ganz einfach bewegt. Für die meisten von Ihnen einfacher, als dabei still zu sitzen.

Achtsam sein – mit sich und der Umwelt

Laufen Sie einfach langsam und locker los. Am besten alleine, in Ihrem Rhythmus, Ihrem Tempo, mit Ihrem Laufstil, mit Ihrer Atemtechnik – und lassen Sie mit jedem Schritt alle Gedanken aus der Vergangenheit und über die Zukunft hinter sich. Fühlen Sie mit Ihren Füßen den Boden, auf dem Sie laufen, lauschen Sie den Vögeln und dem Wind in den Bäumen. Riechen Sie den Wald, die Erde, den Schnee, die Blumenwiesen ... Lassen Sie los von Gestern und Morgen, von Belastendem. Nur wer loslässt, wird gelassen. Nur wenn Sie leer werden, ist Platz für Zufriedenheit und Glück. Und seien Sie mit all Ihren Sinnen im Hier und Jetzt. Seien Sie achtsam. Tun Sie das, was Sie tun, ganz. Mit den Wurzeln. Mit den Amseln. Mit der Stirnmuskulatur, mit dem Herzen ... Laufen Sie ohne Ziel, ohne Absicht, nur aus purer Freude am Tun.

Fühlen Sie nach innen in Ihren Körper. Lauschen Sie Ihrem Atem. Hören Sie auf Ihr Herz. Fühlen Sie die Muskeln von Kopf bis Fuß durch, ob sie angespannt sind – oder besser: leicht und locker. Anspannung zeigt Anstrengung. Gelassenheit ist locker. Wenn Sie wollen, dann beschäftigen Sie sich mit einem Thema – das Ihnen in den Kopf kommt, ohne es zu bewerten. Und irgendwann weiten Sie Ihre Wahrnehmung auf Ihre Umgebung aus – und fühlen sich eins mit ihr.

Das Wichtigste, um einen meditativen Zustand zu erreichen, ist, dass Sie sich nicht anstrengen. Denn Anstrengung lässt Ihren Geist nicht zur Ruhe kommen. Der Geist ist wie ein nörgelndes Kind, das bei jeder Gelegenheit versucht, Aufmerksamkeit auf sich zu ziehen. Schmerz oder Anstrengung sind eine wunderbare Gelegenheit zum Nörgeln und Jammern. Also gönnen Sie sich Langsamkeit. Das Laufen darf ruhig leichtfallen. Es gilt über das Laufen zu einer Balance von Körper, Geist und Seele zu finden – und einfach mal alle Gedanken über Zeit und Sieg, Hektik und Ärger hinter sich zu lassen. Dann entspannen sich die Muskeln von Kopf bis Fuß, lösen sich Energieblockaden auf – zieht Gelassenheit ein und Freude. Frieden. Sie werden feststellen, dass Sie das anfangs höchstens für ein paar Momente schaffen. Aber auch hier macht Übung den Meister. Und vor allem Geduld mit sich selber, denn Ihr Geist wird sich immer wieder ablenken lassen wollen. Mit der Zeit aber werden Sie immer sicherer und gefestigter werden und so diese kurzen Phasen verlängern und intensivieren können. Die Kunst zu meditieren wächst nämlich wunderbar mit dem Training.

> Eine halbe Stunde Meditation ist absolut notwendig, außer, wenn man sehr beschäftigt ist, dann braucht man eine ganze Stunde.
>
> Franz von Sales,
> Ordensgründer, Kirchenlehrer

Laufende Möglichkeiten zum Meditieren

Für einen Läufer, der das Meditative der sportlichen rhythmischen Bewegung entdecken will, empfiehlt sich ein ganz anderes ›Trainingsprogramm‹. Da geht es nicht um Zeit-, Tempo- oder Pulsvorgaben. Dieses Training besteht hauptsächlich aus Gedanken- und Fühlaufgaben.

Dazu kommt: Die eintönige und rhythmische Bewegung beim Laufen unterstützt Sie beim Meditieren. Ihre Füße am Boden sind wie die Hände auf einer Trommel. Immer im selben Takt. So kommen Sie in Trance.

Und haben Sie keine Angst, Sie müssen nicht nur langsam laufen. Wenn Sie sich verausgaben wollen, so tun Sie es ganz bewusst, immer in Einklang mit Ihrem Körper, wenn der sich danach fühlt. Bedenken Sie immer: Sie arbeiten mit Ihrem Körper – und nicht gegen ihn. Und der Atem muss fließen – das ist die Basis.

Bei schnellerem Tempo ist Ihr Gehirn gezwungen loszulassen, um sich auf die Schritte, die Atmung, den Weg zu konzentrieren.

Es kann auch sein, dass Sie durch die Meditation einen Motivationsschub bekommen. Dann lassen Sie sich doch einfach laufen, und gehen Sie im Rhythmus Ihrer Schritte ganz und gar auf. Hinterher werden Sie dann erleichtert auf Ihre Sorgen blicken und

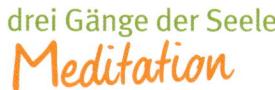

gewiss mehr Abstand zu ihnen haben. Und vielleicht auch ein paar von ihnen aufgelöst haben.

Der Bodyscan

bringt Sie ganz schnell und unglaublich einfach endlich mal dort hin, wo Sie viel öfter sein sollten: in Ihren Körper. Der Bodyscan tastet jede Körperregion atmend und sehr aufmerksam auf irgendwelche Verspannungen ab. Und schenkt Ruhe und Gelassenheit. Und so geht's:

1. Laufen Sie langsam und gemütlich los. Noch langsamer. Noch langsamer ... Atmen Sie tief in den Bauch hinein, und spüren Sie, wie sich mit jedem Atemzug die Bauchdecke leicht hebt und senkt.

2. Nun lenken Sie Ihre Aufmerksamkeit in den linken Fuß. Atmen Sie in den kleinen Zeh hinein. Weiter bis in den großen linken Zeh. Spüren Sie, was da vor sich geht in den Zehen. Fühlen sie den Boden? Sind sie kalt oder schön warm? Wird alles gut durchblutet? Kribbelt es ... oder spüren Sie gar nichts? Was auch immer auftaucht – jede Empfindung einfach nur wahrnehmen.

3. Wandern Sie weiter. Schicken Sie Ihren Atem und Ihre Aufmerksamkeit in den Vorfuß, die Ferse ... Fußrücken, Sprunggelenk, Wade ... Das Bein hoch bis zur Leiste. Spüren Sie Durchblutung, Wärme ... und vor allem, ob irgendwo eine Spannung auftaucht. Alles geht leichter. Machen Sie Ihr linkes Bein, Ihre Schritte leichter.

4. Durchscannen Sie so Ihren ganzen Körper: rechter Fuß bis Leiste, Becken und Bauchraum, Po, unterer Rücken und Wirbelsäule. Brustkorb und Schulterblätter, linke Schulter, linker Arm, rechte Schulter, rechter Arm .... Nacken, wie verspannt ist denn der? Dann den Kopf, das Gesicht. Sind die Gesichtsmuskeln angespannt, bohren Sie die

Augen in den Boden oder schenken dem Blick die Freiheit des Horizontes. Spüren Sie den höchsten Punkt des Körpers.

5. Zum Schluss fühlen Sie noch mal den ganzen Körper als Ganzes, schicken Sie ihm, jedem Muskel, jeder Zelle ein Dankeschön, dass er immer für Sie da ist.

Die kleine Wahrnehmungsschule

Ertasten Sie vor jedem Lauf sieben Punkte.

1. Augen entspannen, weg vom Boden auf den Horizont richten – ohne zu blicken. Entspannung wandert über die Stirn bis zu den Ohren.

2. Aufmerksamkeit auf Lippen, Kiefer, Zunge richten, alles lockern. Vor allem den angespannten Kiefer hängen lassen.

3. Wie ruht der Kopf auf der Wirbelsäule? Fühlen Sie dort hin. Und machen Sie einen Wackeldackel daraus.

4. Wo sind die Schulterblätter? Nach hinten unten sinken lassen. Fühlen, wie die Brust frei wird.

5. Klakk, klakk, klakk, jeder Wirbel lockert sich bis zum Steißbein herunter. Die Haltung öffnet sich.

6. Fühlen Sie den Kraftpunkt in Ihrer Körpermitte, drei Finger unter dem Bauchnabel. Dort entsteht Energie und treibt Sie an.

7. Nun spüren Sie noch, wie Sie Ihre Füße über den Boden federn lassen. Genießen Sie den Auftrieb.

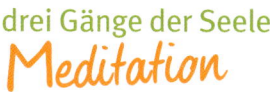
Die Atem-Laufmeditation

Beginnen Sie Ihren Lauf langsam und konzentriert. Bleiben Sie immer mit der Aufmerksamkeit hier und jetzt in diesem Moment. Sie können damit beginnen, sich auf Ihren Atem zu fokussieren. Laufen Sie dabei in einem Tempo, bei dem Sie ganz entspannt durch die Nase atmen können (der Mund bleibt also geschlossen).

Finden Sie einen gleichmäßigen Atemrhythmus – Sie können diesen auch zählen; zählen Sie zum Beispiel innerlich 1, 2, 3, 4 –, und atmen Sie dabei ein. Dann wieder 1, 2, 3, 4 – und atmen Sie dann aus. Stellen Sie sich vor, wie Sie Licht, Energie, Positives einatmen und Belastendes, Negatives aus. Sie können diese Art von Atemmeditation auch als Reinigungslauf nutzen.

Oder Sie wiederholen im Takt des Atems ein Mantra (Gebet). ›SO HAM‹ ist ein natürliches Mantra aus dem Yoga und heißt: ›ICH BIN DAS‹. Es hört sich an wie der Klang Ihres Atems. Wiederholen Sie während des Laufens beim Einatmen ›SO‹ und beim Ausatmen ›HAM‹. Während Sie Ihrem Atem zuhören, wandern Sie ganz in sich hinein. Achten Sie nicht auf Ihren Körper oder auf Gedanken, die Sie immer wieder ablenken wollen. Kehren Sie immer wieder zu Ihrem Mantra, zu Ihrem Atem zurück.

Sie können sich auch ein ganz persönliches einfaches Wort suchen, mit dem Sie bereits positive Gefühle verbinden. Besetzen Sie es mit anderen positiven Emotionen, und lassen Sie, während Sie dieses Wort Schritt für Schritt im Geiste wiederholen, keine negativen Gefühle aufkommen. Sobald sich etwas Negatives in Ihren Geist schleicht, lenken Sie Ihre Konzentration wieder zurück auf Ihr Wort. Wenn Ihnen das nicht gleich gelingt, ist das nicht schlimm – dann ist heute vielleicht nicht der Tag dafür. Sie können nichts erzwingen.

Irgendwann tritt dann der gewünschte Effekt ein: die Sensation des fehlenden Körpergefühls und ein Gefühl des Schwebens. Erst dann ist der Körper maximal entspannt, und der Kopf natürlich auch.

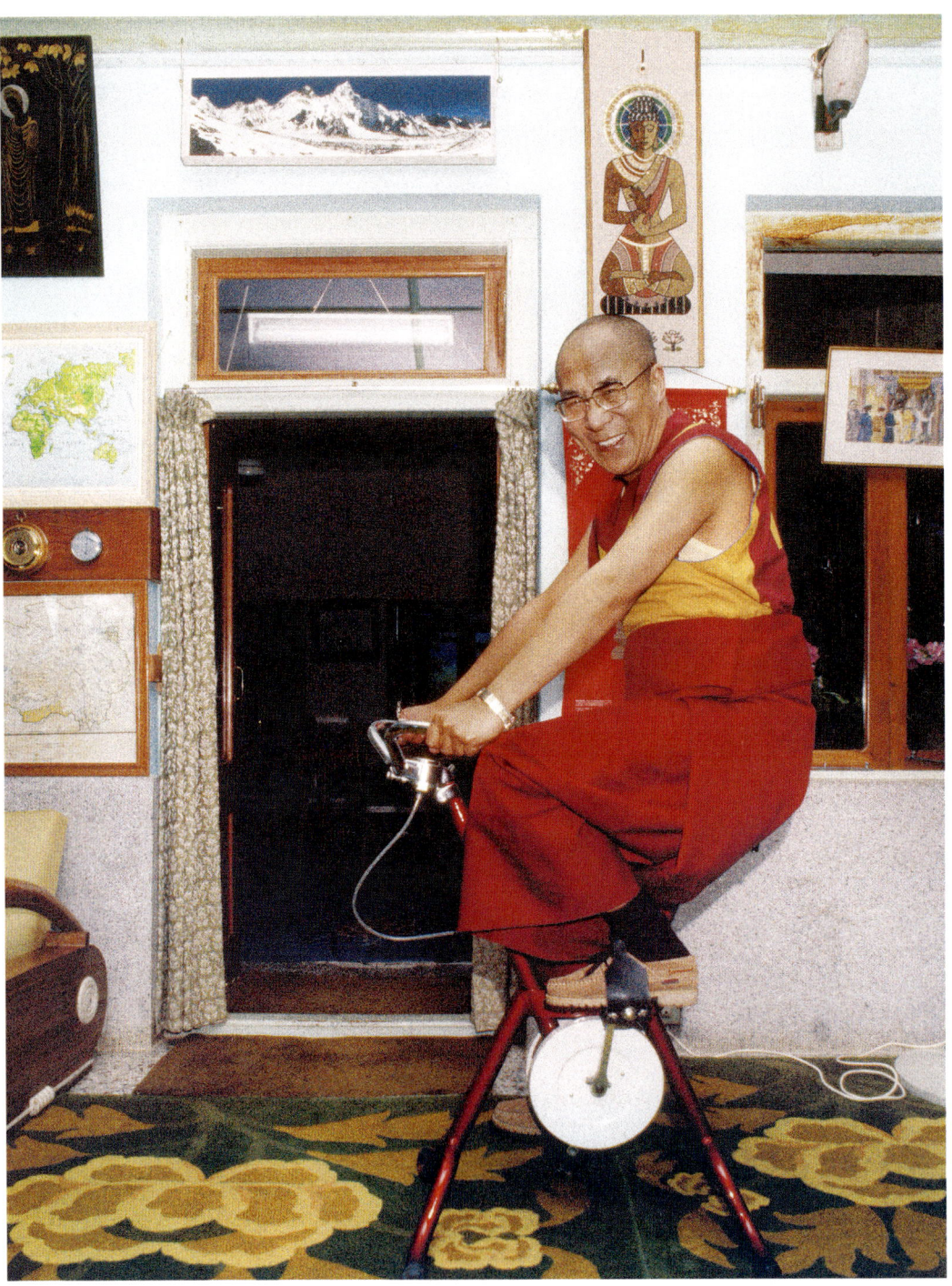

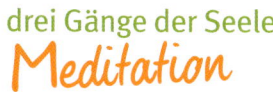

Der Reflexionslauf

Sie können dann auch laufenderweise umswitchen und sich dem zuwenden, was Sie gerade beschäftigt, was Sie gerade nicht loswerden können. Denn die körperliche Bewegung bietet geistiges Lösungspotenzial. Also nutzen Sie die Zeit zur Lösungsfindung. Wobei Sie nicht den Anspruch haben sollten, das Problem lückenlos zu lösen. Sie sind schon weit, wenn Sie Abstand finden können.

Beginnen Sie sich – im lockeren Tempo – auf Ihre Problemstellung zu konzentrieren. Lassen Sie sich nicht ablenken. Analysieren Sie ohne Emotionen, ohne Vorwürfe. Sehen Sie die Situation aus mehreren Perspektiven. Gelingt es Ihnen, längere Zeit bei der Sache zu bleiben, werden Sie merken, wie auch Ihre Gedanken sich zu bewegen beginnen, sich gegenseitig in Ihrem Gehirn finden. Ihnen werden Zusammenhänge klar, und der Nebel lichtet sich. Mit zunehmender Übung und Konzentration kommen Ihnen Ideen zugeflogen, und Ihre Kreativität nimmt zu.

> *Jede schwierige Situation, die du jetzt meisterst, bleibt dir in der Zukunft erspart.*
>
> Dalai Lama

Die Eigenschaftsmeditation

Diese Art der Meditation hilft Ihnen, eine Eigenschaft zu entwickeln. Wenn Sie geduldiger, verständnisvoller werden oder Mut und Toleranz entwickeln wollen. Suchen Sie sich eine positive Eigenschaft, von der Sie denken, dass Sie davon noch eine Portion vertragen könnten.

Im Laufen wiederholen Sie für sich zum Beispiel: ›Ich bin mutig ...‹ Ein paar Minuten lang.

Dann denken Sie über Mut nach. Was ist mutig für Sie? Wie definieren Sie Mut?

Holen Sie in sich Situationen aus der Vergangenheit hoch, in denen Sie mutig waren. Denken Sie über jemanden nach, der mutig ist oder war.

Spüren Sie die Emotionen, die Mut in Ihnen auslöst. Stellen Sie sich in Situationen vor, in denen Sie sich mutig verhalten haben und verhalten werden. Laufen Sie mutig. Wie könnte ein mutiger Läufer laufen?

Welche Eigenschaften wären Ihnen wichtig? Machen Sie mal einen Zettel ...

> Wir sollen nicht aus der Vita activa
> in die Vita contemplativa fliehen,
> noch umgekehrt, sondern zwischen
> beiden wechselnd unterwegs sein,
> in beiden zu Hause sein,
> an beiden teilhaben.
>
> Hermann Hesse,
> »Das Glasperlenspiel«

Die Energiemeditation

Von innen: Richten Sie Ihre Wahrnehmung nach innen. Erleben Sie beim Laufen Ihren Körper und seine Bewegungen ganz bewusst. Sich körperlich bewusst zu erleben, die eigene Kraft und Geschmeidigkeit zu erfahren, die Leistungsfähigkeit der Muskeln zu spüren, lässt Sie Energie schöpfen. Das Tempo kann schneller werden, ohne es zu forcieren. Lassen Sie Ihren Beinen freien Lauf, und genießen Sie den Rausch der Bewegung. Dabei entwickeln Sie Sicherheit und Selbstachtung. Machen Sie das zum Thema eines ganzen Laufes. Es lehrt Sie, Ihren Körper mehr zu lieben.

Von außen: Holen Sie sich bewusst Energie von außen. Sie sind nicht allein auf der Welt. Die Natur umgibt Sie, Sie stehen in Kontakt mit ihr. Sie laufen auf ihr, riechen sie, fühlen sie. Sie sind Natur. Holen Sie sich die Energie aus den Baumwipfeln, den dicken Stämmen, an denen Sie vorbeilaufen. Aus den hohen Gräsern. Stellen Sie sich

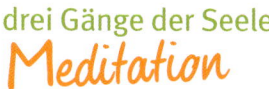

vor, wie diese Energie zu Ihnen fließt, Sie trägt. Spüren Sie die Energie des Bodens, der Sie trägt und Ihnen bei jedem Fußabdruck die nötige Energie fürs Fliegen verleiht. Bleiben Sie bei dieser Vorstellung. Kreieren Sie sich Ihr Bild von Energie, woher sie auch kommt. Sie wird Ihnen Rückenwind geben. Zapfen Sie die Energietanks der Natur an, und dabei sind Ihrer Kreativität keine Grenzen gesetzt.

Die Herzmeditation

Üben Sie sich in Mitgefühl, in Liebe, in Freude … und es ziehen mehr Spiegelneuronen in Ihr Gehirn ein. Sie werden dankbarer, zufriedener, gütiger … Und man wird Sie mehr lieben.

>> Laufen Sie los, leicht, locker, lächelnd. Spüren Sie Ihrem Atem nach, wie er durch den Körper zieht und ihn verlässt.

>> Nun konzentrieren Sie sich auf Ihr Herz. Fühlen Sie es? Wo sitzt es? Strahlt es? Wie fühlt es sich an? … Fühlen Sie den Herzschlag.

>> Nun denken Sie an Geschehen und Menschen in Ihrem Leben, für die Sie dankbar sind. Fühlen Sie eine tiefe Dankbarkeit. Laufen Sie und fühlen Sie diese unglaubliche tiefe Dankbarkeit. Wo sitzt sie im Körper?

>> Nun denken Sie an eine Situation, in der Sie starke Freude empfunden haben. Fühlen Sie sich in diese Situation hinein. Erleben Sie sie mit allen Fasern Ihres Herzens.

>> Nun denken Sie an einen Menschen, den Sie lieben. Spüren Sie das Gefühl? Lassen Sie es wandern – bis in die Fingerspitzen, in die Fußsohlen. Fühlen Sie die Liebe.

>> Nun denken Sie an einen Menschen, für den Sie Mitgefühl empfinden. Und fühlen Sie, wie Sie ihm helfen wollen.

>> Nehmen Sie Ihr Herz wieder wahr. Wenn Sie den Herzschlag spüren, gehen Sie mit der Aufmerksamkeit in Ihre Hände. Und achten Sie mal darauf, ob Sie Ihren Herzschlag in Ihren Fingern spüren.

>> Gleiten Sie ganz langsam wieder in die Gegenwart zurück.

Juttas kleine mallorquinische Laufmeditation

Jutta Christoph ist Journalistin und lebt auf Mallorca. Ihr Morgenlauf ist ein Meditationslauf. Lesen Sie, laufen Sie mit ...

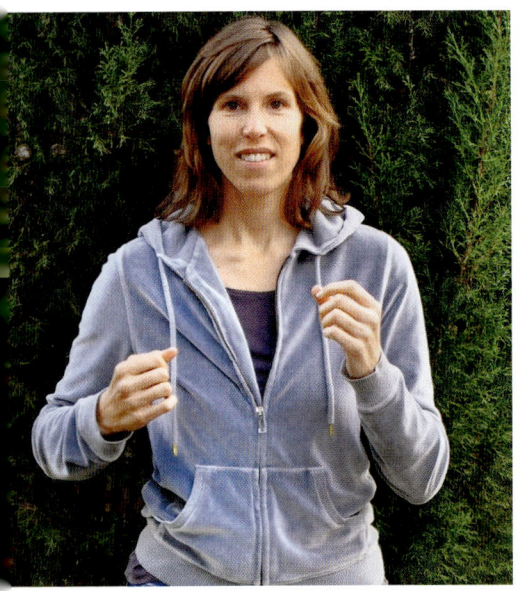

Auf Mallorca habe ich gelernt, morgens laufend zu meditieren.

Das ist auf Mallorca einfach, weil die Natur hier 365 Tage im Jahr lebt. Laufend zu beobachten, was um einen herum passiert, macht wach und schult die Sensibilität. Beides kann man gut gebrauchen, um das Gedankenkraftwerk Kopf mild und sanft zu stimmen. Die erste Stufe der Meditation.

Also beobachte ich blökende Schafe, die in Herden über die Felder getrieben werden.

Ich sehe Tautropfen, die auf Grashalmen balancieren, und laufe an Granatapfelbäumen vorbei, die am Wegesrand wachsen. Im Frühjahr blüht der Baum, im Sommer wachsen ihm Früchte, im Herbst färben sich die Äpfel dunkelrot und platzen im Winter einer nach dem anderen auf. In der Natur gibt es viel zu beobachten, man muss nur hinsehen.

Mit der Zeit habe ich zu jedem Meter meiner 4,5 Kilometer langen Joggingstrecke ein persönliches Verhältnis entwickelt.

Deshalb wird das Laufen auch nie langweilig. Da sind zum Beispiel die Mandelbaumfelder, die Blüten duften im Januar. Es gibt Alfons, ein großer Doggen-Rüde, der mir

jeden Morgen bellend Hallo sagt, wenn ich vorbeirenne. Und es gibt den Fußlehr-
pfad, der meine ganze Aufmerksamkeit auf meine Füße lenkt. Es handelt sich um
ein 500 Meter langes Sträßchen, das man kaum noch so bezeichnen kann, da es
von tiefen Schlaglöchern zerfurcht ist. Seit ich meine Physiotherapeutin Gitta kenne,
laufe ich auf diesem Stück 500 Meter Slalom – nicht um die Kuhlen herum, sondern
durch jedes einzelne Loch hindurch. Das trainiert die Trittsicherheit und stärkt die
Fußgelenke – und macht aufmerksam. Aufmerksam für meinen Körper, für meine
Empfindungen, für das, was ich laufend spüre. Das Kopf-Programm schnattert jetzt
ohne meine Achtsamkeit weiter. Stufe zwei der Meditation.

*Nun kommt der entscheidende dritte Teil, er funktioniert nur, wenn man wirklich läuft
und nicht spazieren geht.*

Denn beim Laufen müssen die Beine kräftig arbeiten, das Herz auch, es pumpt mit
jedem Meter mit immer größerer Effizienz das Blut durch die Adern. Mein ganzer
Körper wird warm, beginnt reibungslos zu funktionieren. Der Atem wird vielleicht
schneller, aber das stört nicht. Ich spüre die Energie, die vom kleinen Zeh bis zur
Nasenspitze strömt. An den vollen Terminkalender habe ich seit 20 Minuten nicht
mehr gedacht. Da oben wabern jetzt höchstens malerische Landschaftsbilder, die
langsam mit der Umgebung verschmelzen. Die Gedanken fließen ohne Rast durch
meinen Kopf hindurch, das Denken löst sich sacht auf, mein Kopf leert sich. Ich kon-
zentriere mich auf meinen Atem, der mich ganz ausfüllt. Die Beine spüre ich nicht
mehr als meine Beine, nur noch als ein sich mechanisch bewegendes Etwas, das
mich schwebend davonträgt. Stufe drei.

Kurz vor der Finca reißt mich Pica Pica aus der Meditation.

Pica Pica ist ein mallorquinischer Ratonero, ein Hund, der Haus und Hof frei von Nagern
hält und praktisch nie schläft. Etwas unsanft holt er mich in die Wirklichkeit zurück,
die letzten Meter laufe ich locker aus. Ich fühle mich leicht, der Kopf ist wach. Jetzt
kann der Arbeitstag kommen.

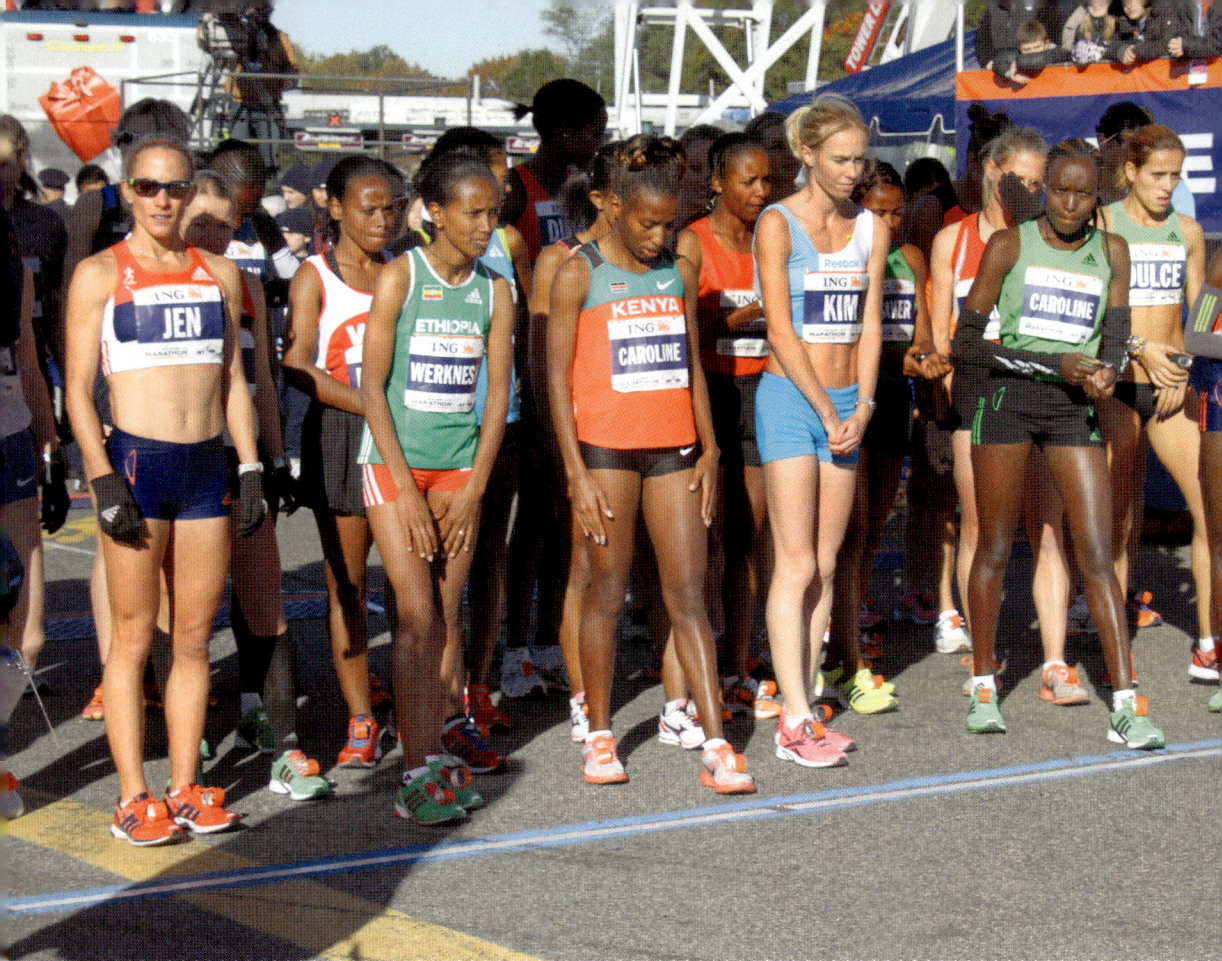

Vorbereitung auf den langen Lauf

Langsam und lange macht schnell und ausdauernd – und holt sie automatisch in den Zustand der Meditation. Nebenbei mutieren Sie zur Fettverbrennungsmaschine. Und manchmal, manchmal wächst der Wunsch auf mehr. Vielleicht doch ein Marathon ...

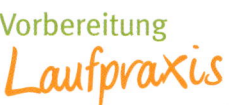

Sie brauchen keinen Trainingsplan

In drei Monaten zum Marathon. Heißt bei mir: Laufen Sie. Laufen Sie täglich. Laufen Sie mit Ihrem Grenzpuls. Das war's. Wer täglich 30 Minuten läuft, kann bereits Marathon laufen. Wissen Sie auch, warum? Dahinter steckt ein Geheimnis: weil Sie, lieber Leser, anders gelaufen sind als die anderen. Sie sind richtig gelaufen. Sie sind nicht sauer gelaufen. Sie haben Ihren Körper nicht zerstört. Sie haben den Körper nicht geschwächt, sondern gestärkt. Und deshalb brauchen Sie den Marathon auch nicht zu trainieren. Sie können ihn bereits laufen. Melden Sie sich an. In drei Monaten probehalber für einen Nur-mal-so-Marathon in Ihrer Nähe, bequem. Laufen Sie nur mal so mit. Nennen Sie ihn nicht Marathon, laufen Sie nur. Ein kleiner Trainingsplan für Unsichere: wenn Sie Sicherheit wollen. Wenn Sie sich noch nichts zutrauen. Dann halten Sie sich eben an den Sicherheits-Vorbereitungs-Marathon-Trainingsplan:

1. Laufen Sie täglich.
2. Täglich 30 bis 60 Minuten.
3. Laufen Sie am Grenzpuls.
4. Laufen Sie locker, leicht, lächelnd.
5. Und am Sonntag laufen Sie lang.

Lang laufen heißt: Am 1. Sonntag 1,5 Stunden, am 2. Sonntag 2 Stunden, am 3. Sonntag 2,5 Stunden und dann wieder von vorne. Drei Monate lang. Und die langen Läufe laufen Sie bei einem anderen Puls. Hier sollen Sie wirklich langsam laufen, im Serotoningang. Herrschaften im fortgeschrittenen Alter über 30 dürfen am Montag eine Laufpause einlegen. Müssen aber nicht.

Mentale Vorbereitung: Es ist leicht – ich schaffe es!

Jeder Mensch führt ständig Selbstgespräche, debattiert mit sich selbst über Vergangenes und Bevorstehendes, ein Vorgang, der nur selten zu einer sinnvollen Lösung der Probleme führt. Da der Mensch immer nur einen Gedanken zur gleichen Zeit denken kann, ersetzt man tunlichst diese lästigen und kontraproduktiven Debatten durch

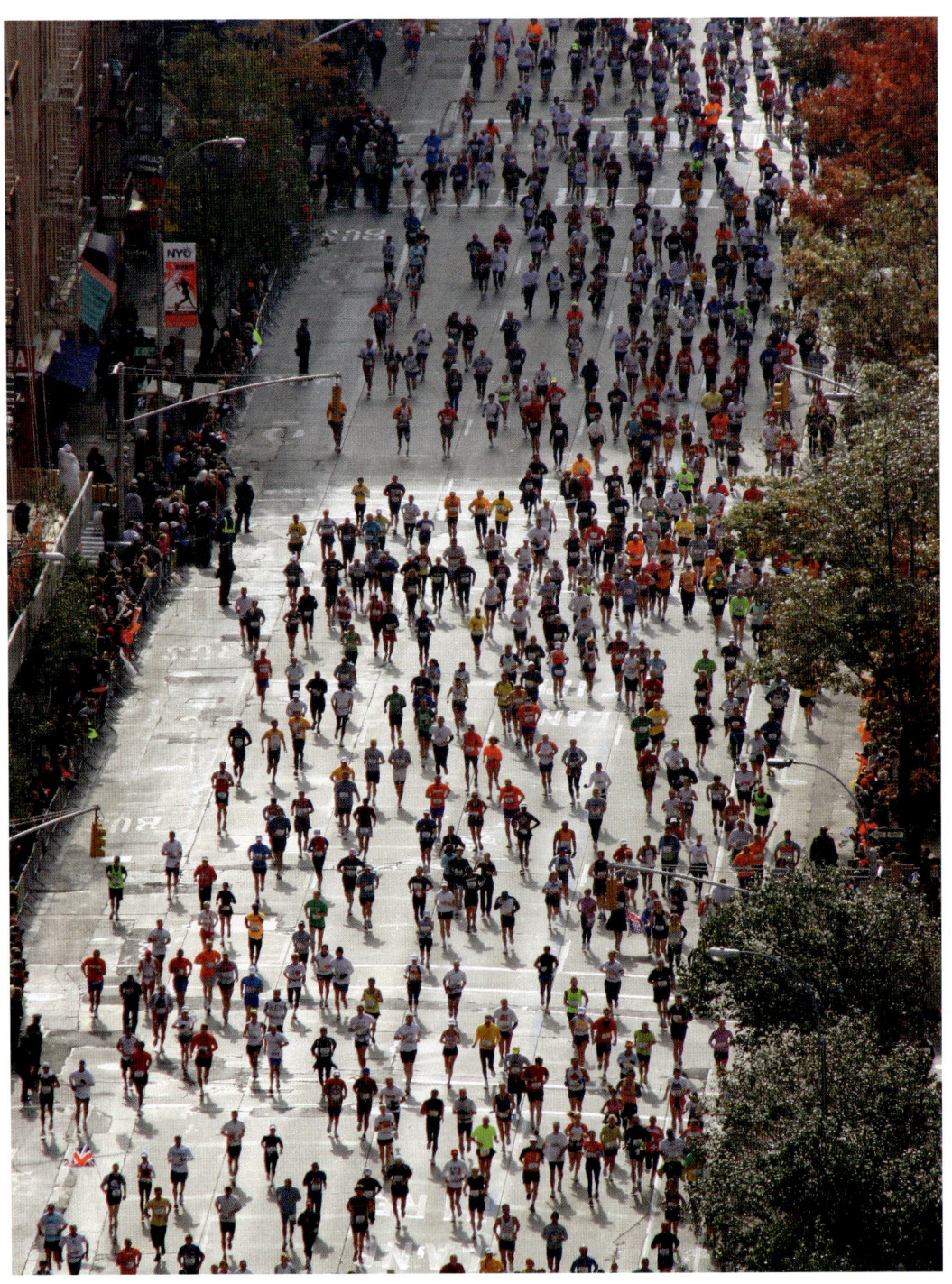

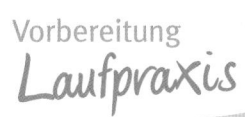

einen anderen, möglichst positiven Gedanken. Auf diese Weise gelingt es, die Selbstgespräche abzustellen und gleichzeitig dem Unterbewusstsein positive Impulse zu
geben. Einer dieser positiven Gedanken, die sowohl im Alltag als auch im Ausdauersport mit Erfolg angewendet werden können, ist der Satz: »Es ist leicht, ich schaffe
es!« Speziell für Schwimmer wird der Satz »Ich bin lang und dünn!«, für Bergradfahrer
»Ich bin klein und zäh!« und für Läufer »Ich fliege wie eine Feder!« empfohlen. Merken
Sie sich das für Ihren nächsten Triathlon.

Träume den Wettkampf im meditativen Zustand Die Visualisierung gehört unbedingt
zum mentalen Trainingsprogramm. Ein ›geträumtes Bildgespräch mit dem Unterbewusstsein, ein Träumen des Wettkampfes im meditativen Zustand‹. Man kann sich
zum Beispiel ein Zielfoto vom New-York-Marathon besorgen, auf dem der Sieger
fröhlich, gelöst und glücklich die Ziellinie überschreitet. In diesen Sieger darf man
sich nun getrost hineinträumen, an seiner Stelle die Ziellinie überschreiten. Natürlich
überzeugt uns das fest davon, selbst ins Ziel zu gelangen. Unser Unterbewusstsein
hat uns da ja schon gesehen.

Die Angst, nicht ins Ziel zu kommen – und die Lebensvision Wer beim Marathon nicht
ins Ziel kommt, der hat Angst, nicht ins Ziel zu kommen. Typisch für Ultra-Ausdauer-
sport. Kann man mit einer positiven Vision ändern. Die schickt unseren Körper nämlich über die Ziellinie.
Diese Technik beherrschen immer mehr. Erkennt man daran, dass die Ausdauernden
auch nach 20 Stunden Höchstleistung noch lächeln. Das Prinzip Zielvisualisation lässt
sich wunderbar auf das tägliche Leben übertragen. Wie sehen Sie sich denn mit 80,
90, 100? Sabbernd im Rollstuhl? Oder fit durch den Wald joggend? Überzeugen Sie Ihr
Unterbewusstsein mit dem richtigen Bild. Das nehmen Sie ruhig mit auf Ihren meditativen Lauf. Und plötzlich ändert sich das ganze Leben. Sie sehen Sorgen mit anderen
Augen – und weil Sie wissen, ›alles wird gut‹, beeinflusst das jede Ihrer Handlungen
und Ihre Einstellung zum Leben.

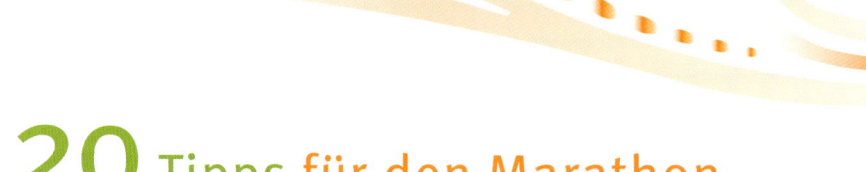

20 Tipps für den Marathon

1. *Die Schuhe müssen 50 Kilometer eingelaufen sein.* Eine Marathonstrecke erkunden Sie mit dem Fahrrad oder Auto. Prägen Sie sich alles genau ein – vor allem die letzten Kilometer.

2. *Halten Sie sich vorher fit* mit der Steini-Diät, siehe Seite 74.

3. *Trinken Sie drei Tage zuvor keinen Alkohol* – er bremst jede Leistung. Essen Sie nichts, was Ihr Magen nicht kennt oder was bläht.

4. *Feiern Sie keine Nudelparty.*

5. *Frühstücken Sie drei Stunden vor Startbeginn.* Nur das, was Sie gut vertragen. Leicht verdaulichen Kohlenhydratriegel oder Weißbrot mit Honig. Dann steigen Sie um auf ein Stück Banane, kurz bevor es losgeht – und dann auf Kohlenhydratgels … Trinken Sie viel Wasser, keinen Kaffee, keinen Tee.

6. *Kritische Stellen an den Füßen mit Blasenpflaster präparieren.* Vaseline in der Gesäßspalte und an den Oberschenkeln verhindern den brennenden ›Lauf-Wolf‹. Brustwarzen mit Pflaster vor Reibung schützen.

7. *Seien Sie früh am Startplatz* – um Hektik abzubauen, die Vorfreude zu genießen, mit Gleichgesinnten zu plaudern.

8. *Binden Sie Ihre Schnürsenkel mit doppeltem Knoten,* so dass sie nicht aufgehen.

9. *Besuchen Sie kurz vor dem Start noch einmal das Örtchen.*

10. *Trinken Sie einen Becher Wasser* – vor allem, wenn es heiß ist.

11. *Da Sie Anfänger sind, suchen Sie sich einen Startplatz in den hinteren Reihen.* Sie freuen sich, wenn Sie jemanden überholen, und sind nicht so frustriert, wenn Massen vorbeiziehen.

12. *Wichtig: Erst warm werden.* Laufen Sie langsam los. Zwei Kilometer im ersten, zweiten Gang. So dass Sie meinen, eine Spur zu langsam zu sein. Haushalten Sie mit Ihren Kraftreserven. Und spüren Sie Ihren optimalen Laufrhythmus für diesen Tag auf.

13. *Trinken Sie alle halbe Stunde, alle fünf Kilometer – bevor der Durst kommt.* Dickt Ihr Blut auch nur ein bisschen ein, mindert das die Leistung.

14. *Nach eineinhalb Stunden brauchen Sie Kohlenhydrate.* Laufexperten empfehlen 60 Gramm pro Stunde. In Form von Powergel. Das beugt Unterzucker (Müdigkeit, Benommenheit, Schwindel) vor. Wichtig: Immer mit Flüssigkeit einnehmen. Probieren Sie das bei Ihren langen Läufen vorher mal aus – das Wettkampfessen muss genauso trainiert werden wie die Muskeln.

15. *Wenn Sie oben am Hügel sind, sollten Sie schneller werden und lieber bergab langsamer laufen und neue Energie tanken.* Viele machen den Fehler, bergab schnell zu laufen, und verlieren dabei wichtige Reserven. Sie tun das nur kurz vor dem Ziel.

16. *Nutzen Sie ruhig ab und zu den Windschatten eines Läufers vor Ihnen.* Spart Kräfte.

17. *Ärgern Sie sich nie,* wenn jemand Sie überholt – das zehrt an den Kräften.

18. *Denken Sie nach oben:* Wenn Sie müde werden – nicht bremsen, dann hilft es, einen kleinen schnellen Spurt einzulegen.

19. *Nach Kilometer 30 wird's schwer.* Ihre Kohlenhydratvorräte neigen sich dem Ende zu. Nun brauchen Sie eine mentale Technik, siehe Seite 132. Sehen Sie sich lachend im Ziel. Und Sie werden sehen – dort laufen Sie locker, lächelnd ein.

20. *Oder Sie sprinten.* Nutzen Sie den Adrenalinstoß, die letzten Kraftreserven für einen Sprint ins Ziel. Nutzen Sie die Wärmefolie – Ihr Immunsystem ist im Gegensatz zu Ihrer Laune jetzt auf dem Nullpunkt. Lassen Sie sich Ihre Medaille um den Hals hängen, aber gehen Sie, gehen Sie ein paar Minuten – nicht hinsetzen. Und dann so bald wie möglich: in die warme Wanne.

Erste Hilfe von den besten Läufer-APPs bis zum Zwiebellook

Achillessehne Sehnen übertragen die Muskelbewegung auf die Knochen und bewegen so die Gelenke. Falsche Laufschuhe, falscher Laufuntergrund oder falsche Lauftechnik mögen Sehen nicht. Wer sie überfordert, reizt sie und sie reagieren mit Schmerzen. Erst nur beim Laufen, später auch im Ruhezustand. Am häufigsten sind Verletzungen der Achillessehne. Die kleine Stelle an der Ferse war nicht nur bei Achilles, dem schnellsten und stärksten aller Griechen, ein wunder Punkt. Auch beim Läufer. Leichtes Ziehen, etwa sechs Zentimeter oberhalb des Fersenbeins, zeigt bereits, dass die Sehne gereizt ist. Wer nun einfach weiterläuft, riskiert eine Sehnenscheidenentzündung und dann einen Abriss. Jede Verletzung der Achillessehne muss schnell behandelt werden, denn Sehnen heilen mit Narbenbildung. Und das schwächt sie für den Rest ihres Lebens. Was tun? Nicht immer gleich das Laufen einstellen: Schuhe wechseln, Technik ändern – und dehnen! Nach vier Wochen konsequenten morgendlichen Dehnens sind die Schmerzen weg. Ist es schlimmer, Pause einlegen. Stützende Verbände, Hydro- und Elektrotherapie. Wichtig: Oft schützen allein schon Ferseneinlagen und stützende Schuhe vor weiteren Beschwerden.

Aminosäuren, flüssige Flüssige Aminosäuren unterstützen sehr wirkungsvoll die Regeneration. Wenn man eine Ampulle direkt nach einem harten Training trinkt, dann bemerkt man schon nach einer Stunde, wie der Muskelschmerz nachlässt. Am nächsten Tag spürt man die anstrengende Einheit fast gar nicht mehr. Die freien Aminosäuren stehen dem Körper direkt zur Verfügung. Aminosäuren schmecken und riechen bestialisch. Eigentlich. Neue Produkte schmecken bei gleichem Nutzen viel, viel erträglicher. Achten Sie darauf, dass in diesem Produkt so viel wie möglich essenzielle Aminosäuren enthalten sind, die da heißen: Valin, Isoleucin, Leucin, Lysin, Methionin, Tryptophan, Threonin und Phenylalanin.

Apfelschorle Iso-Drinks braucht man nicht. Mixt die Industrie. Kann die Natur besser: Apfelschorle. Der Apfel liefert das Kalium für Nerven und Muskeln, das Mineralwasser liefert das Salz der Belastbarkeit Magnesium und das schnelle Stressalz Kalzium dazu. Gut, wenn auf dem Etikett steht: Kalzium mehr als 500 mg/l, Magnesium mehr als 100 mg/l. Laufen Sie nie los, ohne vorher einen halben Liter getrunken zu haben. Und trinken Sie, wenn Sie länger unterwegs sind, alle halbe Stunde. Aus dem *fuel belt*, der Läuferflasche vom Gurt oder dem ▸ *camel bak*.

APPS: DIE BESTEN FÜR LÄUFER

› **RUNTASTIC:** Der kostenlose GPS-Gesundheits-Coach und Fitnessassistent fürs Laufen, Joggen, Walking, Wandern, Biken und Fitnesstraining. Zeichnet alle sportlichen Aktivitäten auf sowie Distanz, Zeit und (Durchschnitts)Geschwindigkeit.

› **SPORTICS:** Diese App haben Sportler getestet! Sie ist für jeden, der gerne einen Überblick über sein Sportpensum haben und es in einer Art Tagebuch festhalten will. Sportics misst die Strecken- und Leistungsdaten während des Laufens und überträgt sie in Echtzeit auf die Website Sportics.net. Trainer und Betreuer können Ihre Sportler mit dieser App live begleiten, ohne selbst mitzulaufen. 4,99 Euro.

› **LAUFEN.DE:** Erfasst alle Leistungs- und Streckendaten sogar mit Höhenprofil, zeigt Zwischenergebnisse an und vielseitig einsetzbar für Marathon, Rennrad und auch Skifahren. Diese App ist kostenlos.

› **RUNKEEPER:** Die Gratis-App mit GPS-Tracking bietet digitale Trainingsprogramme, stellt die zurückgelegte Laufstrecke auf einer Karte und das Laufprofil als Leistungs-grafik dar. Freunde können die Laufrunde live im Netz mitverfolgen.

› **GEOCACHING:** Ein Muß für alle Schnitzeljäger! Die App zum aktuellen Trend. Keine reine Lauf-App, liefert dafür aber 1000 gute Gründe zum Laufen mit Spaß (7,99 Euro).

› **RUNNER'S WORLD LÄUFERCOACH:** Mit dieser kostenlosen App können Sie sich Trainingspläne zusammenstellen, die direkt auf Sie zugeschnitten sind und Ihrer aktuellen Kondition entsprechen.

Arginin Präparat mit einer Aminosäure, die im menschlichen Organismus in NO umge-wandelt wird. NO öffnet Blutgefäße, fördert Durchblutung – das mag der Kopfarbei-ter, der Leistungssportler, die Ehefrau.

Übrigens: Aus Arginin, Ornithin, Lysin und Glutamin baut sich Ihr Körper das Wachstumshormon, das Muskeln aufbaut und Fett wegschmilzt. Die vier Aminosäuren stecken in Haferflocken, Milchprodukten, Eiern, Geflügel und Meerestieren. Leistungs- und Kraftsportler holen sich die glorreichen Vier für eine Fünf-Wochen-Kur in der Apotheke. Tun Sie das aber nicht, ohne vorher mit Ihrem Arzt zu sprechen.

Bananen-Power fürs Training. Eine vollreife Banane mit schwarzen Pünktchen auf der Schale enthält 90 Prozent Fruchtzucker. Der sorgt für schnelle Energie. Die 10 Prozent langkettigen Kohlenhydrate der reifen Banane liefern langfristig Energie. Bei einer halbreifen, leicht grünen Banane ist das umgekehrt. Machen Sie es wie die Cracks: Reife und halbreife Bananen im Mixer zerkleinern. Mit etwas Mineralwasser verrühren. Und vor dem Training genießen.

Baby-Jogger Erspart Baby-Pause. Und erzieht die Kleinen schon mal zum Laufen. Es heißt, eine Marathonläuferin erfand ihn. Nach der Geburt ihres ersten Kindes hielt sie es nicht lange aus – sie wollte wieder laufen, aber nicht alleine. Sie zeichnete einen dreirädrigen Kinderwagen mit großen leichtlaufenden Rädern, einem Alurahmen und gab ihn bei einem Kinderwagenhersteller in Auftrag. Heute gibt's so gute Hightech-Modelle, dass sogar Papa damit läuft. Wichtig: Die Reifen nicht so hart aufpumpen, sonst rüttelt es das Kleine zu stark durch. Suchen Sie sich glatte Strecken mit wenig Verkehr. Und packen Sie Ihren Zögling gut ein. Er läuft nicht, wie Sie, sondern sitzt im Fahrtwind.

Bergtraining Hügel und Berge sollten Sie anfangs meiden, weil das die Achillessehne zu stark reizen kann. Sie können Ihren Puls nicht konstant halten. Bergauf rast er, es kann Sie leicht ermüden, dann verlieren Sie schnell die Lust. Kommt doch ein Hügel dazwischen: Je steiler die Strecke, desto kürzer die Schritte. Trippeln Sie einfach häufiger. Setzen Sie nur den Vorderfuß auf. Lehnen Sie den Oberkörper leicht nach vorne, dann schleppen Sie ihn leichter den Berg nach oben. Schwingen Sie die Arme mit, je steiler, desto höher. Bergab setzen Sie auch hier ihren körpereigenen

Stoßdämpfer ein: den Vor- oder Mittelfuß. Erst wenn es ganz steil bergab geht, dann berühren Sie sicherheitshalber mit der Ferse zuerst den Boden. Auch hier gilt: Je steiler desto häufiger trippeln. Das erspart Ihnen übrigens auch einen Muskelkater. Später, wenn Sie Läufer sind, dann ist das Bergtraining auf Ihren Vorfüßen nicht mehr aus dem Läuferleben wegzudenken. Bergtraining entwickelt laufspezifische Muskulatur, steigert Leistungsfähigkeit und Muskelfitness, Bergintervalle sorgen für Krafttraining und mehr Intensität. Die Sauerstoffaufnahmekapazität verbessert sich rapide. Wichtig: Kurze Bergstrecken einbauen, damit der Körper nicht über-säuert.

Blasenpflaster Am besten sagt man sich unter Läufern seien die Compeed Blasenpflas-ter. Blase vorher mit steriler Nadel aufstechen, Flüssigkeit rauslaufen lassen und Pflaster drauf. Damit kann man am nächsten Tag schon wieder laufen. Prophylaxe: Füße vor dem Laufen mit Hirschtalg oder Vaseline einschmieren. Für Wettkämpfe und lange Läufe keine frisch gewaschenen Socken anziehen. Empfindliche Stellen mit zwei Streifen Tape überkleben

Buff Die fröhlich-bunten Schlauchtücher von Buff sind unschlagbar praktisch. Im Som-mer schützen Sie den Kopf gegen Sonne und halten Schweißperlen von den Augen fern. Im Winter sind sie Mundschutz oder Halstuch. Es gibt sie in sämtlichen Farben und Stoffen. Für Winterläufe empfiehlt sich die Thermoaustattung: innen schön flau-schig kratzt das Thermo-Buff nicht auf der Haut und kann dank Gummizug als Mütze über den Kopf gezogen werden. Für Läufer gibt es spezielle Buffs mit Reflektoren oder besonders hohem UV-Schutz und integriertem Sonnenschirm.

CamelBak® Kamele überleben 40 Prozent Wasserverlust. Da ist der Läufer schon längst im Himmel. Tödlich sind zwölf Prozent. Darum gibt es für Langstreckenläufer eine praktische Alternative zum Trinkgürtel. Das CamelBak, ein Trinkrucksack mit Was-serbeutel und Schlauchsystem. Behindert nicht beim Laufen, die Arme können frei schwingen, und man kann seinen Durst mittels Trinkschlauch jederzeit löschen, ohne anhalten zu müssen. Das CamelBak gibt es in unterschiedlichen Größen ab 0,5 bis 3 Liter.

Carnitin Carnitin ist der Stoff, der die Fetttröpfchen in die Zelle transportiert, damit sie dort verbrannt werden und Energie liefern. Ohne Carnitin keine Fettverbrennung. Carnitin kann aber noch viel mehr: Verkürzt die Regenerationszeit, verbessert die Muskelfunktion und stimuliert das Immunsystem. Carnitin bremst Alzheimer aus und verhilft Spermien zu mehr Beweglichkeit. Ein sehr gutes Eiweißpulver enthält die zugelassene Höchstdosis Carnitin. Oder sie tanken Carnitin in einer Drei-Wochen-Kur mit kleinen Fläschen. Achten Sie auf hochwertiges L-Carnitin und eine Tagesdosis von 1,5–3 g.

Dehydrierung Schwäche, Schwindelgefühl und eventuell sogar Brechreiz zeigen: Sie gehen schludrig mit Ihrem Lebenselexier Flüssigkeit um. Sie tanken nicht regelmäßig das nach, was Sie laufend rausschwitzen. An heißen Tagen kann das sogar dazu führen, dass Sie Krämpfe und Schüttelfrost bekommen.

Was tun? Bremse anziehen. Einen schattigen Platz suchen, hinsetzen und reichlich trinken. Am besten Mineralwasser mit Apfelsaft.

Prophylaxe Nie loslaufen, ohne vorher 0,3 bis 0,4 Liter Wasser getrunken zu haben. Wenn es heiß ist oder Sie länger laufen als 60 Minuten, sollten Sie einen Nottank dabei haben. ▶ Camelbak

Eiweißpulver Ein gutes Eiweißpulver hilft, den Eiweißbedarf zu decken. Tut es nur, wenn die biologische Wertigkeit hoch ist. Sprich: Die enthaltenene Aminosäuren so zusammengesetzt sind, dass Sie unserem körpereigenem Muster sehr ähnlich sind. Kann dann gut vom Körper verwertet werden: für den Muskelaufbau, das Immunsystem, für gute-Laune-Hormone, für junge Haut ... – für einfach jede Körperzelle. Ein bewegter Durchschnittsmensch braucht ca. 200 g Eiweiß am Tag. Ein Becher (150 g)

Joghurt liefert 7 g. Mit Eiweißpulver hat's der Mensch einfach einfacher. Wichtig: Es dürfen keine Kohlenhydrate drin stecken – und dafür umso mehr ▸ Carnitin. In meinem steckt die erlaubte Höchstmenge – und was auch noch sehr wichtig ist, es schmeckt. Herrlich.

Enzyme Schnelle Hilfe, wissenschaftlich bewiesen: Enzyme helfen den Muskeln sich schnell zu erholen, lindern Schmerzen und beschleunigen Heilungsprozesse nach Sportverletzungen. Gibt's in Kapseln in der Apotheke.

Frost Den kleinen Experten hält nichts vom Laufen ab, nicht einmal das Argument, dass der Körper bei minus 10 Grad genug damit beschäftigt ist, einen Temperaturausgleich von 40 Grad zu bewerkstelligen. Damit ist der Stoffwechsel ganz schön beschäftigt. Hat keine Kraft mehr, sich auch noch um Haut, Sehen, Bindegewebe, Gelenke zu kümmern. Die werden schlechter durchblutet, sind deswegen steif, unelastisch – und ziemlich anfällig für Verletzung. Wenn Sie bei Minusgraden laufen, dann langsam. Ob es ein Zu-kalt gibt? Also minus 15 Grad? Seltsame Frage: Im Skiurlaub tummeln Sie sich acht Stunden auf dem Gletscher im Wind bei minus 15 Grad. Und da fragen Sie nicht. Komisch.

Gelatine Gelatine stoppt Gelenkschmerz. Die Gelatine wandert natürlich nicht in das Gelenk und wird dort zu Knorpel, aber unser Immunsystem hält sie für schmutzig. Sie ärgert den Knorpel, reizt ihn zur Abwehr, verursacht eine geringe immunologische Reaktion und lässt ihn dicker werden. Das habe ich bei bei mehr als 1000 Menschen erlebt, die wegen ihrer Gelenkschmerzen ein künstliches Hüftgelenk bekommen sollten. Und die keine Schmerzen mehr hatten nach einigen Wochen Blattgelatine.Ich empfehle dann drei Wochen lang Haushaltsgelatine plus Vitamin E. Mit einem Gramm Vitamin E täglich können Sie die Entzündung stoppen. Das kriegt übrigens heute jeder Rheumakranke – das spart Schmerzmittel. Dazu weichen Sie täglich ein 5 mal 5 Zentimeter großes Stück Blattgelatine fünf Minuten in kaltem Wasser ein. Und lösen Sie diese dann zum Trinken in etwas Tee auf.

Glühwürmchen Macht man aus dem Hund selbstverständlich. Und düst selbst als schwarzer Mann durch die Nacht. Reflektierende Zonen an den Schuhen reichen nicht aus, denn wenn Sie die Straße überqueren, sieht der Autofahrer die Füße viel zu spät. Nun gibt es Kleidung mit fluoreszierenden Paspeln oder Streifen, sie reflektieren das Scheinwerferlicht. Sie haben keinen Lebensretteranzug? Dann sollten sie sich in jedem Fall Leuchtbänder besorgen. Die gibt es im Sportfachhandel. Mit einem Klettverschluss ganz einfach um Arme oder/und Beine wickeln.

Hammer-Mann Der Mann mit dem Hammer steht irgendwo vor oder nach Kilometerstein 30. Nach Kilometer 30 wird's nämlich schwer. Ihre Kohlenhydratvorräte neigen sich dem Ende zu. Der Kopf glüht, die Schultern verkrampfen, die Oberschenkel fühlen sich an wie Bleikeulen. Jeder Schritt ein Messerstich. Krise. Nein – nur Ihr Kopf macht schlapp, nicht die Muskeln! Sie denken: *Ich habe erst ¾ geschaff und nun noch ¼.* Falsch. Nun auf Meditation schalten. Träumen Sie, holen Sie sich schöne Gedanken. Sehen Sie sich lachend im Ziel. Und Sie werden sehen – dort laufen Sie locker, lächelnd ein.

Handwärmer Hände eincremen. Eine leicht fettende Handcreme, dünn aufgetragen, regt die Durchblutung an. Darüber dünne Handschuhe aus schweißtransportierendem Material und dann in die Strickhandschuhe oder Fäustlinge schlüpfen. Wer zu enge Schuhe trägt, riskiert Frostbeulen.

Hitzefrei mit Baumwollshirt. Ist es Ihnen im Sommer immer zu heiß, dann nutzen Sie die Verdunstungskälte. Tragen Sie einfache Baumwoll-Shirts. Die saugen sich mit Feuchtigkeit voll und geben sie nur sehr langsam wieder ab. Dadurch entsteht Verdunstungskälte. Aber Vorsicht, das gilt nur für wirklich heiße Tage, denn sonst unterkühlen Ihre Nieren.

Hund, böser Augenkontakt vermeiden, er sieht das als Herausforderung, und er ist stärker als Sie Sie wollen sicher nicht zubeißen. Hände nicht hinstrecken, das hält er für Aggression. Langsam rückwärts gehen. Wenn der Hund dann immer noch angriffslustig erscheint: Mütze opfern und davonrennen.

Joggingleine für den Hund Ein Hund ist ein perfekter Trainingspartner, freut sich immer über Bewegung. Für eine Joggingrunde sollten sie eine spezielle Leine mit Laufgurt tragen, damit die Hände frei bleiben. Solche Leinen haben einen integrierten Expander, der einen plötzlichen Ruck des Hundes abpuffert. Achten Sie darauf, dass die Leine stufenlos einstellbar ist und Reflektorstreifen besitzt. Gute Modelle haben auch noch kleine Taschen am Bauchgurt in denen Leckerlis, Schlüssel Platz finden und einen Bolzenhaken, der ein leichtes Ableinen ermöglicht. (Joggingleine mit Bauchgurt ca. 30 Euro)

Kohlenhydrate »Wieso macht die Tomate dick?« heißt das Buch, das Ihnen alles erzählt, was Sie wissen müssen über gutes Läuferessen, den Wert von Nudelpartys, über Kohlenhydrate, Eiweiß und Fett – und all das, was bei Ihnen auf dem Teller liegen sollte, damit der Fettstoffwechsel reibungslos funktioniert – und Sie jeden Morgen fit & gesund in Ihre Laufschuhe schlüpfen. Mit großer Lebensmitteltabelle. Erschienen im Heyne-Verlag.

Kopfhörer Musik macht nicht nur das Leben leichter, sondern auch das Laufen. Das wissen auch die Hersteller und deshalb haben Sie eigens für Läufer ergonomische Ohrhörer entwickelt, die beim Joggen nicht dauernd aus der Ohrmuschel herausfallen. Manche werden mit einem kleinen Bügel an jedem Ohr befestigt, andere ähnlich wie Oropax (mit Aufsätzen unterschiedlicher Größe) in die Gehörgänge gedrückt. Sitzt.

Krampf beim Laufen? Stoppen Sie sofort und dehnen Sie nur ganz leicht die betroffene Muskelregion, um den Krampf etwas zu lösen. Aber nicht richtig dehnen. Sie wollen nur den Krampf lösen. Ist die Spannung durch die Dehnung zu groß, laufen Sie Gefahr den Muskel zu zerren. Und dann bitte schnurstracks in Richtung Heimat umdrehen – ob gehend oder noch laufend. Auf jeden Fall das Tempo und so die Belastung rausnehmen. Krämpfe treten auf bei einem gestörten Mineralien- und Elektrolythaushalt. Kurz und gut: Genügend trinken und bitte auf Ihren Magnesium-, Kalzium-, Kalium-, und Natriumhaushalt achten.

Sie wollen einen Marathon laufen? Dann nehmen Sie die letzten drei Tage vor dem Marathon täglich zwei Gramm Kalium-Brause. Bewahrt vor Muskelkrämpfen.

Kraft des Windes Das, was Sie sich im Alpha-Zustand, während ihres meditativen Laufes, bildhaft vorstellen, geht in Erfüllung: Erleben Sie bildlich wichtige Situationen vorweg, und fühlen Sie intensiv, wie gut es Ihnen dabei geht. Sie sind in der Rolle des Siegers. Künftig wird Ihr Unterbewusstsein Sie in diese Richtung lenken. Jedes Bild, das Sie im Alphazustand durch das geöffnete Türchen ins Unterbewusstsein hinein schubsen, wird im Alltag zu der Kraft, die Sie zum Adler macht. Die Kraft des Windes.

Kreatin Der Stoff der Gewinner: Kreatin. Diesen Eiweißstoff nehmen Sportler, wenn es auf Schnelligkeit und Kraft ankommt. Sie werden fixer, weil der Energiespeicher an Kreatin-Phosphat in der Muskelzelle erhöht wird. Kreatin steckt in Fleisch und Fisch, wir nehmen täglich etwa ein Gramm auf. Nötige Dosis: Fünf Gramm senken hohe Blutfettwerte und können den natürlichen Muskelschwund bremsen.

Läuferhanteln Laufen macht schlank und schöne Proportionen, das ist kein Geheimnis. Worüber aber besonders Läuferinnen immer wieder gerne klagen, ist dass Laufen vor allem die Beinmuskulatur und nicht den Oberkörper trainiert. Manchmal kann man Läufer beobachten, die daher mit kleinen Hanteln in den Händen laufen. Die leichten, handlichen Läuferhanteln schwingen beim Laufen mit den Armen mit und formen Muskeln im Oberkörper. Sie sind leichter als gewöhnliche Hanteln (0,5–1,5 kg) und sorgen für einen Rundum-Trainings-Effekt. Die Läuferhanteln sollten aber wohl dosiert und nicht bei jedem Lauf eingesetzt werden.

Laufband Mein Herz sagt: Ich bin mehr für Natur als für Technik. Ein Laufband im muffigen Hobbyraum ist kein Park, in dem das Leben tobt, kein Waldweg, an dem die Spechte klopfen, kein Flussufer, an dem sich die Wassermusik in die Seele blubbert. Im Hobbyraum scheint nicht die Sonne. Das Licht, das da funzelt, produziert weder Vitamin D in der Haut noch Serotonin, den Glücksboten, im Gehirn. Nur: Ich bin Arzt. Und deswegen auch offen für rationale Argumente. Und das rationalste Argument ist: Es ist besser, in seinen eigenen vier Wänden zu laufen, als gar nicht. Weil man draußen laufen kann, bin ich drinnen eher für den Ganzkörpertrainings-Ergomenter, den Crosstrainer.

Laufreflex Sie brauchen einen Automatismus. Einen Laufreflex. In etwa so, wie Sie einen Frühstücksreflex haben. Sie setzen sich völlig automatisiert hin, köpfen das Ei, müssen sich dazu weder aufraffen noch überreden. Genau so einen Reflex brauchen Sie für das Laufen. Und das geht ganz, ganz einfach: Laufen Sie vier Wochen lang jeden Morgen um die gleiche Zeit.

Praktisch geht das so: Sie kaufen sich ein paar Laufschuhe, stellen sie sich abends neben das Bett, rumpeln früh hoch, fallen in die Schuhe, erschrecken fürchterlich und laufen los. Wichtig: Sie dürfen sich nicht erst die Zähne putzen oder gar duschen. Denn das kostet zwölf Minuten. Und in dieser Zeit fallen Ihnen garantiert ein Dutzend Ausreden ein, warum Sie gerade heute zufällig ausnahmsweise keine Zeit zum Laufen haben. Also: Stellen Sie das Denken ab. Laufen Sie los. Vier Wochen lang.

Massage- und Badeöle Das ist Balsam für müde Muskeln und Läuferwaden nach langen Läufen! Massageöle und Badezusätze mit ätherischen Ölen und natürlichen Pflanzenextrakten aus Lavendel, Arnika, Kampfer, Minze, Rosmarin, Eukalyptus oder Kiefernnadeln eignen sich besonders gut. Sie schützen die durch Reibung beim Laufen beanspruchte Haut, fördern die Muskeldurchblutung und wärmen Sehnen und Bänder. Das lockert und schützt vor Verspannungen. Leichter geht Regeneration kaum.

Metronom Der Taktgeber erleichtert den Einstieg beim leichten Laufen. Nehmen Sie ihn mit auf die Strecke und lassen Sie sich eintakten bei 180 Schlägen pro Minute. So werden die Schritte kleiner und bremsen Ihren Vortrieb nicht mehr ab.

Muskelkater Wenn Sie Ihren Muskel nicht beanspruchen, entsteht kein Trainingseffekt. Ein leichtes Ziehen zeigt: Ihre Muskeln sind aufgewacht. Aber Muskelkater ist eindeutig ein Zeichen, dass Sie Ihrem Forever-Young-Organ zuviel zugemutet haben. Nach etwa zwölf Stunden muckt er schmerzend auf.

Ursache: Der Muskel reagiert auf kleinste Verletzungen, sogenannte Mikrotraumen, mit entzündlichen Prozessen. Sie spüren Schmerzen, Druckempfindlichkeit und können sich nicht mehr so bewegen, wie Sie wollen, denn der Muskel büßt Kraft ein. Was tun? Legen Sie sich in die warme Wanne, schwitzen Sie eine Runde in der Sauna. Reiben Sie ihre lädierten Muskeln mit Franzbranntwein ein. Massagen lindern den Schmerz, regen die Durchblutung an. Weiterlaufen erlaubt? Natürlich, wenn die Beine mitmachen. Schrauben Sie das Tempo runter. Und meditieren Sie ein bisschen …

Nasenbluten Lästig, bei Läufern häufiger, aber nur selten eine wahre Bedrohung. Taschentücher sollten deshalb immer im Bauchgurt stecken. Halten Sie an. Kopf in den Nacken legen. Ein Taschentuch, wenn irgend möglich, in kaltes Wasser tauchen und in den Nacken legen. Aus einem anderen Taschentuch ein Tampon formen und in das Nasenloch stecken, damit es den Blutfluss stillt. Bis alles vorbei ist: Durch den Mund atmen und nicht schneuzen.

Nierengurt Was Rollerfahrer schützt, kann Läufern nicht schaden. Die speziellen Nierengurte für Läufer werden mit einem Klettverschluss fixiert, sie sind winddicht und innen angeraut. Ideal für kälteempfindliche Läufer und diejenigen, die mit Hexenschuss, sensiblen Nieren und Problemen des unteren Rückens zu tun haben.

Notnagel Haben Sie gerade bei den längeren Läufen immer einen Notnagel namens Energieriegel oder -gel dabei. So können Sie immer häppchenweise Ihren Körper mit Zucker versorgen, falls er danach verlangt. Aber nicht gleich den ganzen Riegel essen, denn so bremsen Sie die Fettverbrennung ganz aus. Die Dosis macht's.

O-Beine Haben Sie an der Außenseite des Oberschenkels, ca. drei Zentimeter oberhalb des Knies zunehmende Schmerzen? Dann haben Sie O-Beine und trainieren zu viel. Beim Laufen scheuert dann nämlich der untere Teil der Muskelhülle des seitlichen Oberschenkelmuskels am Knochen. Was tun? Kälte tut gut. Und Abhilfe schafft ein Anheben des Laufschuh-Außenrandes um einige Millimeter.

Omega-3 Natürlich kommen Omega-3-Fettsäuren vor allem in Kaltwasserfischen wie Hering, Lachs oder Makrele und in Leinöl vor. Diese mehrfach ungesättigten Fettsäuren schützen Herz und Hirn vor Infarkt und beugen Krebs vor. Außerdem wirken sie entzündungshemmend, stärken das Immunsystem und lindern Symptome rheumatischer Arthritis, Migräne und Bronchialasthma. Wenn bei Ihnen dreimal in der Woche ein Kaltwasserfisch auf dem Teller liegt oder sie zur Gattung der Seehunde gehören, dann brauchen Sie keine Omega-3-Kapseln. Alle anderen brauchen welche. Am besten sind gehärtete Kapseln, die sich langsam im Verdauungstrakt auflösen und so das manchmal vorkommende Aufstoßen nach Kapseleinnahme verhindern.

Power-Riegel und -Gels Ich werde nie vergessen, wie ich in Japan, bei meinem dritten Triathlon, meinen ersten Energieriegel verzehrte. Kilometer 175, fünf Kilometer vor Ende der Radstrecke, hüllte ich ihn aus der Goldfolie und aß ihn. Dieses Wohlgefühl, dieses Einströmen von Kraft, diese innere Power... ein neuer Streckenrekord, bei den Gruftis. Der Wettkampf wird mit Zucker und Wasser gemacht. Heute gibt es moderne Gels aus lang- und kurzkettigen Kohlenhydraten, so bekommt der Körper einen kurzfristigen und dennoch lang anhaltenden Energieschub. Die Gels heute enthalten zusätzlich Aminosäuren, Vitamine sowie Mineralien und unterstützen bereits während der Belastung die Regeneration. Powerriegel sind nix für den Energieschub beim Wettkampf. Sie enthalten aber viel Eiweiß und wenig Kohlenhydrate, wunderbar für den Muskelaufbau, die Regeneration nach dem Training.

Runners Rache Wenn man länger läuft, durchblutet der Darm besser und Wasser sammelt sich an. Zuviel will Ihr Körper so schnell wie möglich loswerden. Dann legen Sie die Bremse ein: Gehen, bis das Gefühl vorbei ist, sonst passiert's. Wenn das nicht hilft, halten Sie nach einem großen trockenen Blatt Ausschau. Haben Sie einen längeren Lauf vor sich, sollten Sie ein paar Stunden vorher das letzte Mal Ballaststoffreiches wie Müsli, Nüsse, Rosinen, Bohnen gegessen haben. Im Übrigen: Na und? Läufer finden wieder zur Natur. Zum Natürlichen. Fragen Sie immer: Wie macht's das Reh? Das tröstet.

Schienbein-Schmerz Anfänger haben noch schwache Muskeln, deswegen schmerzt das Schienbein häufig. Im Laufe der Zeit verschwinden die Probleme mit dem Schienbein von selbst. Auch gute Läufer können Probleme mit dem Schienbein bekommen – meist durch übermäßige Pronation. Das heißt der Fuß knickt beim Laufen zu stark nach innen und das wiederum führt über kurz oder lang zu Muskel- oder Sehnenzerrung. Was tun? Der Fuß schreit nach flexiblen Schuhen. Fragen Sie im Fachgeschäft nach einem Kombinations-Leistenschuh.

Seitenstechen: Anfänger Seitenstechen signalisiert Sauerstoffmangel im Zwerchfell. Das Zwerchfell besteht aus einem dreigeteilten flächigen Muskel und einer flachen, wie ein Band geformten Sehne. Es schließt den Brustraum nach unten gegen den Bauchraum ab. Beim Ausatmen wölbt sich das schlaffe Zwerchfell nach oben in den Brustraum und verkleinert diesen. Beim Einatmen zieht sich der Muskel zusammen und vergrößert den Brustraum. Der entstehende Unterdruck saugt Luft in die Lunge. Das Zwechfell wird nur beim Ausatmen durchblutet. Wer falsch atmet oder zu schnell läuft, drosselt die Blut- und damit die Sauerstoffzufuhr ins Zwerchfell. Und dann sticht's. Auch wer vor dem Laufen isst, kann Seitenstechen provozieren. Das für die Verdauung benötigte Blut steht dem Zwerchfell nicht mehr zur Verfügung. Starten Sie erst drei Stunden nach der letzten Mahlzeit.

Prophylaxe: Achten Sie auf eine ruhige und gleichmäßige Atmung. Besonders auf die Ausatmung ¬– Einatmen tut man von selbst. Drosseln Sie das Tempo, wenn Sie nicht mehr genug Luft zum Ausatmen haben. Stellen Sie die Unterhaltung ein, sie verkürzt die Ausatemphase.

Seitenstechen Profis Auch Marathonläufer kennen das bremsende Stechen –allerdings setzt es erst nach zwei bis drei Stunden ein. Haben sie sich im Tempo verschätzt und mangels Sauerstoff statt Fett die Kohlehydratspeicher angezapft, entsteht Milchsäure. Die Übersäuerung kann zu Seitenstechen führen.

Was tun? Tempo drosseln, im Notfall anhalten, tief einatmen, mit der Faust fest auf die stechende Stelle drücken, lange ausatmen, wieder Luft holen und dreimal lange ausatmen. Oder: Zwerchfell dehnen. Haben Sie rechts Seitenstechen, heben Sie den rechten Arm und strecken ihn über dem Kopf ganz weit nach links. Und umgekehrt.

Seitenstechen beim Marathon? Atmen Sie einfach doppelt so lange aus. Wirklich doppelt so lange, sofort. Das machen Sie solange, bis das Seitenstechen weg ist. Funktioniert immer.

Sonnenbrille Für Läufer gibt es besonders leichte und stabile Modelle, die dank großer Gläser die Augen zusätzlich vor Wind und Wetter schützen. Für Brillenträger gibt's spezielle Sport-Sonnenbrillen mit optischer Korrektur. Manche tönen sich je nach Intensität der UV-Strahlung heller oder dunkler, das ist toll an wechselhaften Lauftagen. Empfehlenswert sind Sport-Sonnenbrillen mit ergonomisch gestalteten Nasenpolstern und gummierten Bügelspitzen, die gut sitzen und beim Laufen nicht rutschen.

Sportsocken Baumwollsocken lassen schnell frieren und Wollsocken reiben. Sportsocken wählen. Sportsocken heute sind ausgeklügelte kleine Funktionswunder. Sie haben keine Nähte, bestehen aus hochelastischen Garnen, die bis auf das Fünffache

ihrer eigentlichen Länge dehnbar sind, und auf diese Weise für eine optimale Pass-
form sorgen. Keine Falten, keine Blasen. Gute Sportsocken sind auf den rechten und
linken Fuß maßgeschneidert.

Sporty Spikes Wird's draußen eisig, wird's mitunter gefährlich. Für diese Witterungen
gibt es spezielle Überzieh-Spikes für Läufer. Sie haben eine Gummihalterung, lassen sich über den Laufschuh ziehen und sorgen so für sichereres Laufen auf eisigen
Winterböden.

Stirnband Mehr als ein hübsches Accessoire. Es verhindert, dass Schweißtropfen
in die Augen fließen, wärmt an kalten Tagen die Stirnhöhlen und kühlt an heißen
Tagen, wenn man es vorher in Wasser taucht. Für Herbst oder Winter gibt es Fleece-
Stirnbänder, die an den Seiten so breit sind, dass sie auch die Ohren schützen.
Wichtig: Bei Minusgraden ersetzt das Stirnband auf keinen Fall die Mütze. Und wenn
die Sonne runterprallt, nicht die Kappe. Wählen Sie Modelle mit dunklem Schild und
heller Kappe. Dunkel sorgt für besseren Lichtschutz, hell verhindert ein Aufheizen
des Kopfes.

Stirnlampe Highlights für die Stirn bringen Licht ins Dunkel. Stirnlampen für Läufer
sorgen für Sehen und Gesehen-Werden und damit für mehr Sicherheit beim Laufen
im Dunkeln. Es existieren viele unterschiedliche Modelle: Stirnlampen mit einer
oder mehreren LEDs, mit schwenkbarem Lichtkegel, separatem Batteriefach und
auch mit verschiedenen Gurtsystemen. Besonders praktisch sind Licht-Clips, die
ohne Stirngurt auskommen und die man einfach an seiner Kappe befestigen kann.
Wichtig ist, dass Lampe und Batteriefach möglichst nah und fest am Kopf sitzen,
und nicht bei jedem Schritt wackeln oder verrutschen. Außerdem sollten Sie darauf
achten, dass Ihnen kein Streulicht direkt ins Auge fällt.

Trail-Run Wenn ihnen der tägliche Jogging-Pfad zu langweilig wird –, wagen Sie sich
doch einfach auf Abwege. Voll im Läufer-Trend: Trail-Running. Slalom durch Bäume,
hüpfen über Pfützen und Wurzeln, klettern über Hügel, langsam durchs Dickicht,

schnell über die Wiesen. Das kräftigt die Muskeln, trainiert die Kondition, verbessert die Koordination, stärkt die Gelenke – und macht unglaublich viel Spaß.

Wünschen Der Alphazustand ist ein Füllhorn. Dann, wenn Sie träumen, wenn Sie im Alphazustand laufen, teilen Sie Ihrem Unterbewusstsein einfach Ihre Wünsche mit. Sie müssen nicht bescheiden sein, denn diese Wünsche erfüllen Sie sich ja selbst. Das Unterbewusststein wird dafür sorgen, dass Sie Ihre Ziele erreichen, Ihre Wünsche in Erfüllung gehen. Sie müssen nur gedanklich von dem beseelt sein, was Sie in dem tiefen See Ihrer Gefühle und Erinnerungen versenken wollen. Schicken Sie Ihrem Unterbewusstsein Bilder, die Sie sich ausdenken, in Ihrem Geist malen und mit positiven Gefühlen anreichern.

Schritt für Schritt wird ein Wunsch zur Wirklichkeit: Sehen Sie sich in einem neuen Auto, in einer flotten Jeans, wenn Sie abnehmen wollen. Sehen Sie sich als erste durchs Ziel laufen, wenn Sie einen Marathon gewinnen wollen. Erträumen und erleben Sie sich in Ihrem Wunsch, fühlen Sie ihn, malen Sie aus Ihrem Wunsch ein Bild, und verwandeln Sie das Bild in ein Gefühl. So überzeugen Sie auch Ihr Unterbewusstsein: Es lässt Sie fortan so handeln, dass dieser Wunsch in Erfüllung geht.

Zwiebellook Wenn's kalt ist: Mehrere Kleidungs-Schichten übereinander isolieren durch die dazwischenliegenden Luftschichten optimal. Aber Achtung: Die unterste Schicht muss den Schweiß sofort an die weiteren Schichten weitergeben – das tut Baumwolle nicht. Sie brauchen funktionelle Sportunterwäsche. Schweiß lässt den Körper zwanzigmal schneller auskühlen als wenn Sie im Tockenen stehen.

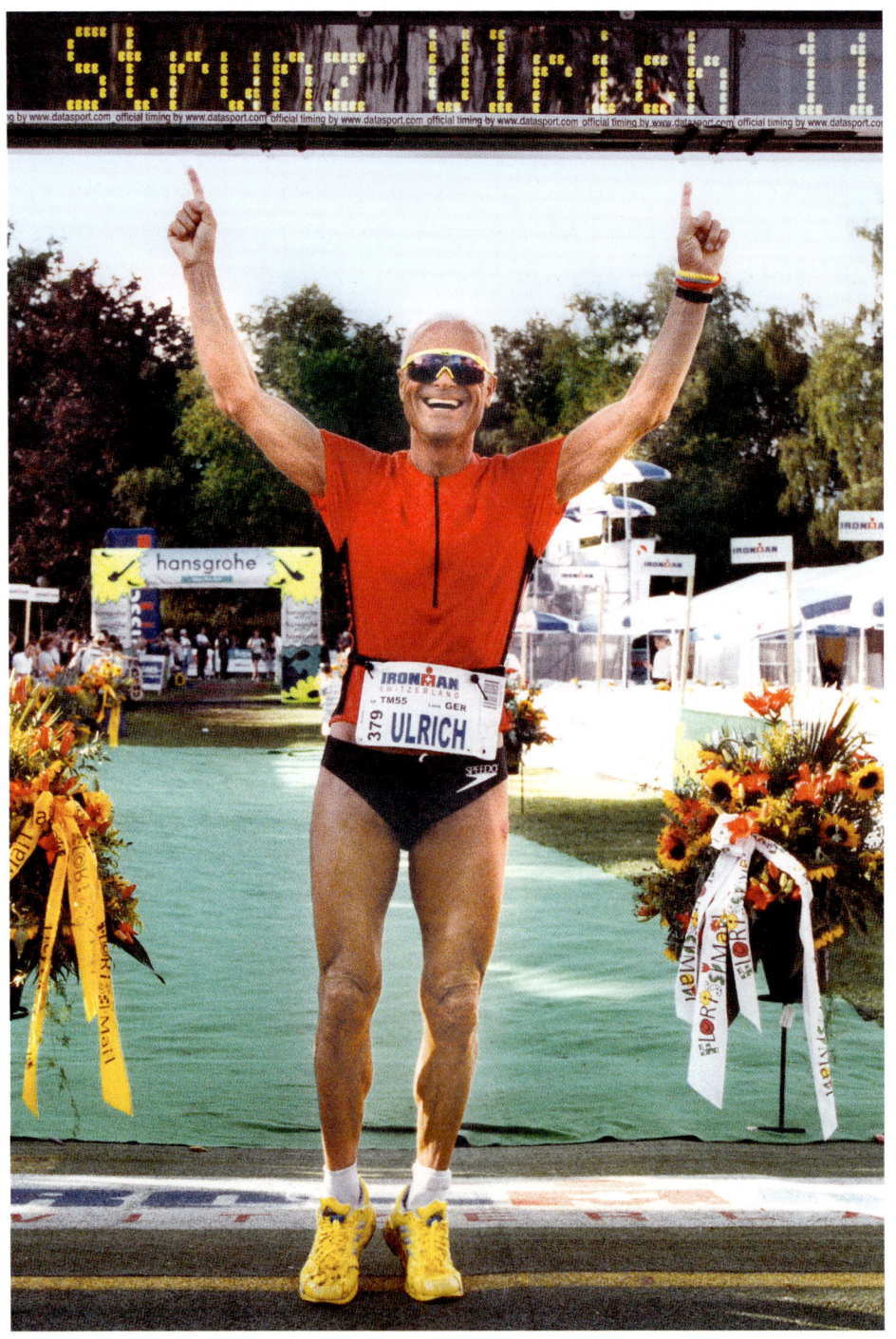

Statt eines Schlussworts: Mein erster großer Meditationslauf

Mit etwas Wissen und Glück kommen andere gesünder an, als sie gestartet sind. Weil sie schon mal was von Fettverbrennung gehört haben, ein bekanntes Leichtlaufprogramm inhaliert haben, eine Pulsuhr tragen, die sie piepsend warnt – oder noch besser: den richtigen Puls füüüühhhleeeeennnn … Sie verlassen den aeroben Bereich nicht. Genug Sauerstoff kommt zu den Muskeln. Ins Gehirn. In jede Körperzelle. Nenn ich Ultra-Leichtlauf. Sagen andere therapeutisches Laufen dazu. Oder Gesundheitslauf. Und diese Menschen kommen nach ihrem Lauf jünger und gesünder an. Haben ein besseres Herz, saubere Blutgefäße, gute Blutzucker- und Blutfettwerte, keinen Bluthochdruck, ein stärkeres Immunsystem und ein niedrigeres Risiko für Alzheimer und Krebs. Ach ja: Auch Depressionen und Panikattacken laufen die ultraleicht davon. Freilich ist das nicht unbedingt das Spannendste, was man vom Leben erwarten kann. Aber immerhin ist das für die Gesundheit schon sehr optimal. Freilich, auch hier hat der Mensch noch ein Ziel im Kopf. Abnehmen, Stress abbauen, 30 Minuten durchhalten … Und vielleicht kommt ihm ja irgendwann noch mal die Idee, einen Marathon zu laufen. Einen Genuss-Marathon selbstverständlich.

Die Krone des Triathlon heißt …

… 3,8 Kilometer Schwimmen, 180 Kilometer Radfahren, 42,2 Kilometer Laufen. Und das Ganze so schnell man kann. »So etwas Idiotisches, das ist doch Wahnsinn, Quälerei, grenzt an Selbstmord«, sagen die, die es nie gemacht haben. Ich weiß noch ganz genau: Mein erster Triathlon auf Neuseeland war eine reine Freude. War Glück pur. Fünf Tage vorher haben wir uns alles angeguckt, sind die Strecke Tag für Tag schon mal abgefahren, zum Teil abgelaufen. Und haben den linken Fuß in das Meerwasser gesteckt. Immerhin. Jedenfalls hab ich mir alles sehr genau eingeprägt. Habe es nachts mit in den Traum genommen. Mein Unterbewusstsein vorbereitet. Und als der Startschuss fiel ... war ich im Ziel. Buchstäblich. Ich hatte tief in mir beschlossen, an diesem Tag als Ironman ins Bett zu gehen – und nur deswegen hat es auch funktioniert. Denn tatsächlich hatte ich mir, typisch blutiger Anfänger, viel zu wenig Gedanken über den technischen Ablauf gemacht. Mich nicht um mein Rad gekümmert, nicht ausprobiert, wie eng man im Meerwasser eigentlich eine Schwimmbrille schnallen darf oder was man wo isst ...

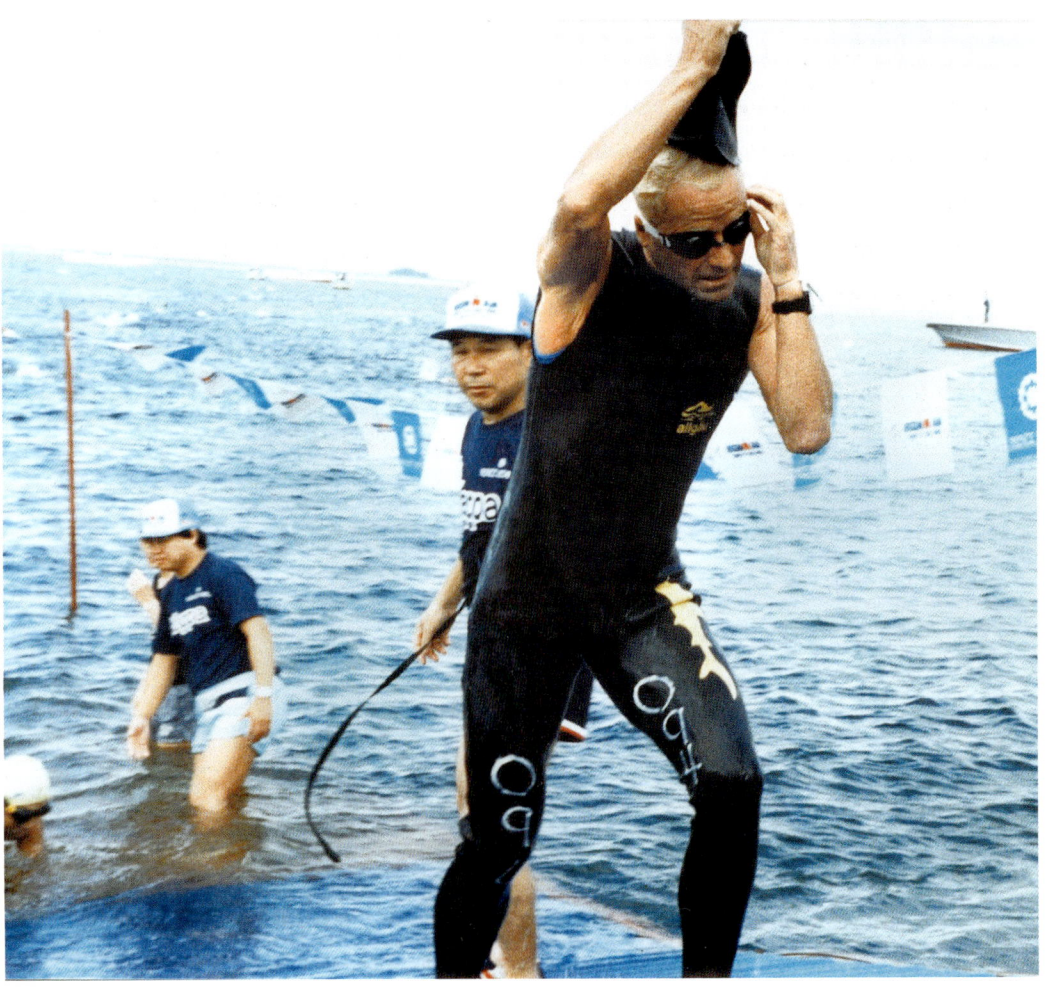

3,8 Kilometer Schwimmen ...

Deshalb bin ich 100 Meter nach dem Startschuss bereits abgesoffen. Ich hatte dummerweise versucht mitzuhalten. Mit all den jungen, athletischen Traumkörpern vor mir. Ich, der unbeholfene Freischwimmer, der ich war. Nach kurzer Zeit war der ganze Körper übersäuert, jeder Muskel brannte wie Feuer, ich bekam keine Luft mehr, habe sicher hyperventiliert und dachte: Jetzt stirbste! Wollte das – preußisch höflich erzogen – möglichst ohne großen Aufwand hinter mich bringen. Niemanden belästigen. Jedenfalls gab ich auf und paddelte nur noch so vor mich hin. Das war mein Glück. So kam das überhöhte Laktat langsam wieder herunter, und ich trödelte den Schwimmern weit vor mir einfach nach.

Geriet ins Träumen. War gar nicht mehr bei der Sache und wachte nach zwei Kilometern jäh auf, weil ich dachte: Der Schädel platzt mir. Da ich Angst vor Salzwasser habe – heute noch –, hatte ich die Brille viel zu fest umgeschnallt. Die schnitt mir jetzt in die Kopfhaut. War in meinen Träumen freilich nicht vorgesehen. Ich hab's also nicht korrigiert und ... versank wieder in Gedanken. Paddelte in einer Gruppe von Japanern mit gleicher Schwimmtechnik geschützt bis ans Land und stieg nach 3,8 Kilometern aus dem Wasser direkt unter die Dusche.

Und dort blieb ich. Und blieb ich. Und seifte mich gedankenverloren ein. Versteh ich heut noch nicht. Ich war immer noch ganz im Traum versunken – aber sonst hätte ich die Schwimmstrecke wohl nicht überlebt. Hatte völlig vergessen, dass es sich um einen Wettkampf handelt, dass man vielleicht weitermachen muss – und wenn man beim Wettkampf für irgendetwas keine Zeit hat, dann ist es sicherlich: sich gemütlich einzuseifen.

... 180 Kilometer Radfahren

Das Radfahren war reines Glück. So, wie wenn man die Schweiz bei schönem Wetter durchquert. Das Herz jauchzte: Kühe, saftige Weiden, grüne vorbeirollende Hügel. Ich kann mich an jeden einzelnen Meter erinnern. An den Meilenstein, an dem ich meinen

Marsriegel weggeworfen habe, weil mein Körper mir sagte: Den kannste nicht gebrauchen! Aus welchen Gründen auch immer. Oder die Kreuzung, an der ich haarscharf mit einem goldenen Rolls-Royce zusammengestoßen wäre. Im Tran hatte ich völlig vergessen, dass in Neuseeland Linksverkehr herrscht. Ich fuhr auf der verkehrten Seite – aber eben im Flow, in dieser fünften Dimension des Daseins, wenn Geist und Körper völlig aufgehen in dem, was sie gemeinsam tun. Im Flow passiert einem nichts. Geht nicht. Ich bin wohl einfach irgendwie ausgewichen.

Dann verirrte sich die Radhalterung wegen einer gelockerten Schraube im Kettenblatt, und ich stürzte. Gespürt hab ich nichts. Ich war im Flow. Und riss einfach mit bloßen Händen den Radflaschenkäfig samt Stahlschrauben aus dem Rahmen. Typischer Anfängerfehler. Heute ziehe ich vor jedem Wettkampf jede einzelne Schraube nach.

...und dann noch 42,2 Kilometer Laufen

Nach 180 Kilometern weiß ich noch ganz genau: Wie neugeboren. Ich stieg vom Rad, rannte durchs Zelt auf einen Trog von Eiswürfeln zu und begann zu lutschen. Genüsslich langsam zu lutschen. Noch heute greif ich mich an den Kopf: Das soll ein Wettkampf sein? Tut mir leid: Für mich war's ein Traum. Beim Losrennen spüre ich den Stein im Schuh. Erbsengroß, wie ich nachher feststellte. Wusste zwar, dass ich den jetzt besser entfernen sollte, hatte aber in meinem Unterbewusstsein verankert: Man darf nie stehen bleiben. Ich darf nicht stehen bleiben, weil ich ja Ironman werden wollte. Bleibe ich stehen, habe ich verloren. Davon war ich tief drinnen fest überzeugt. Also lief ich mit Stein langsam los. Langsam. Im Serotoningang. Streng nach der Pulsuhr. Nahm also meine Umgebung wahr und freute mich an ihr. Los ging's am Meeresufer, und dann gleich bergauf durch ein Vorstädtchen mit grünen Parks. Das Wetter war warm, die Sonne versteckte sich hinter den Wolken, die Menschen feierten Gartenfeste und winkten mit weißen Handschuhen. Unvergesslich.

Und so ging's dahin, langsam, gemütlich dahingleitend, auf und ab. Ich genoss jeden Meter, sehe noch genau den Strich, den Querstrich auf der Straße: Die Hälfte ist geschafft. Die letzten vier Kilometer bin ich juchzend dahingerast, durch all die Sonntagabendspaziergänger am Kai hindurch, habe rechts und links gegrüßt. Die letzten 200 Meter dann im Sprint – und ich stürmte mit einem Lachen ins Ziel. Mein schönstes Zielfoto, völlig entspannt, das reine Glück. Sie werden es nicht glauben, aber ich fühlte mich unterfordert. Ich spürte nicht einmal das ein Zentimeter tiefe Loch im Fuß: Der Stein hatte sich bis auf den Knochen durchgearbeitet. Man konnte die Sehnen sehen. Hubert Schwarz, meinen Betreuer, hat es am Tag drauf geschüttelt.

Beim nächsten Ultratriathlon lief ich genauso im Flow 1,5 Stunden schneller. Und im gleichen Jahr nahm ich mir noch ein paarmal vor, mich diesen Abend als Ironman schlafen zu legen. Ich war der erste Mensch der Welt, der alle sechs möglichen Ultratriathlons (Ironman, Ultraman Hawaii) in einem Jahr geschafft hat. Natürlich bin ich stolz. Aber genauso natürlich können Sie das auch. Das kann jeder, wirklich jeder, der sich das tief drinnen wünscht, der also meditiert.

Register

metabolic power
das grundlagenbuch

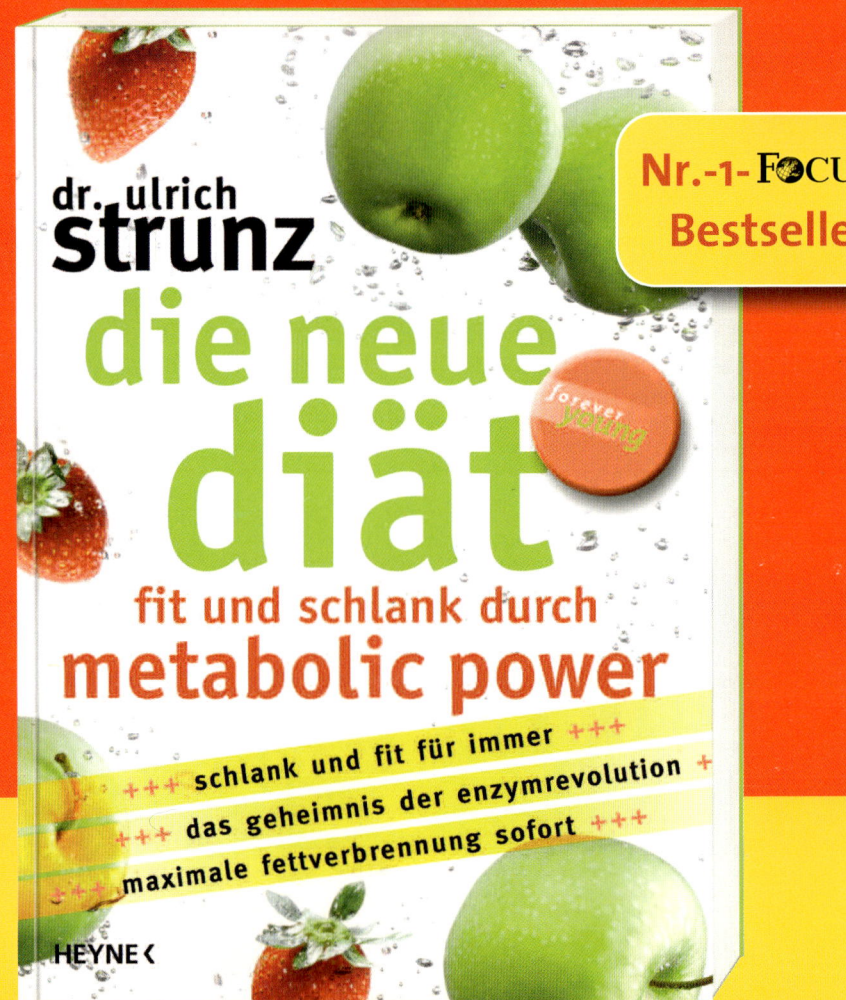

dr. ulrich
strunz

die neue
diät

fit und schlank durch
metabolic power

forever young

+++ schlank und fit für immer +++
+++ das geheimnis der enzymrevolution +
+++ maximale fettverbrennung sofort +++

HEYNE ‹

ISBN 978-3-453-12093-8

HEYNE